国家中医药管理局
民族医药文献整理丛书

土家医方剂学

主　编　彭芳胜
副主编　田华咏　滕建卓

中医古籍出版社

图书在版编目（CIP）数据

土家医方剂学/彭芳胜著．-北京：中医古籍出版社，2007.4
ISBN 978-7-80174-489-0

Ⅰ．土…　Ⅱ．彭…　Ⅲ．土家族-民族医学-方剂学
Ⅳ．R297.3

中国版本图书馆 CIP 数据核字（2007）第 020876 号

土家医方剂学

主　　编　彭芳胜

责任编辑　伊广谦
封面设计　于天水
出版发行　中医古籍出版社
社　　址　北京东直门内南小街 16 号（100700）
印　　刷　北京金信诺印刷有限公司
开　　本　850mm×1168mm　1/32
印　　张　17.25
字　　数　430 千字
版　　次　2007 年 4 月第一版　2007 年 4 月第一次印刷
印　　数　0001~2000 册
ISBN 978-7-80174-489-0
定　　价　28.00 元

国家中医药管理局
民族医药文献整理丛书
指导委员会

《土家医方剂学》编辑委员会

顾　问　王承荣　张　旭

主　编　彭芳胜

副主编　田华咏　滕建卓

委　员　（以姓氏笔画为序）

田华咏　李治国　彭芳贤

彭芳胜　滕建卓　潘永华

作者简介

彭芳胜，男，土家族，大专学历，湖南省永顺县人。

1968 年跟土家医名师学习 2 年，后在基层医院从事中医药及民族医药临床 20 余年。1992 年调入湖南湘西土家族苗族自治州民族医药研究所，从事临床及科研工作。现任研究所副所长，中医内科副主任医师。主要社会兼职有：中国民族医药学会土家族医药专家委员会委员，湖南省中医药学会民族医药专业委员会秘书，吉首大学生物与环境学副教授。

近 10 年来，在专业学术刊物上发表学术论文 20 余篇，承担和参与完成省部级、地厅级科研课题 6 项，获得省部级、地厅级科技进步奖 4 项。是国家中医药管理局全国第一批专科专病项目“慢性结肠炎”项目负责人。

主要研究方向：土家医药临床研究；结肠病、肿瘤康复、再障等。

前言

我国是一个多民族的文明古国，在漫长的历史长河中，由于地理环境、自然因素、生活方式等不同，加之哲学、宗教等影响，各民族在防治疾病以及应用药物等方面逐渐形成了具有本民族特色的民族医药，为本民族的繁衍和社会进步做出了巨大的贡献。民族医药是民族地区重要的医药卫生资源，是中国卫生事业的组成部分，是人类共享的宝贵财富。

国家中医药管理局在《中医药在西部大开发战略研究》软课题研究的基础上，于2001、2002年重点支持了一批西部地区民族医药文献整理课题。该项目的主要目标是，通过民族医药文献的抢救与整理，编纂出版代表各民族医药发展史、基础理论、临床医学、药物方剂的专著，为我民族地区开展科研、教育、临床、药品研制与开发奠定基础。

《国家中医药管理局民族医药文献整理丛书》共计60册，涵盖了藏、蒙、维、傣、彝、壮、瑶、回、朝、苗、布依、仡佬、土家、羌、侗等民族医药文献。她的出版将为我国中医药宝库注入活力，是后人继承与发展中医药事业的基础。

国家中医药管理局

民族医药文献整理丛书指导委员会

2004年2月

编写说明

《土家医方剂学》是阐明和研究方剂配伍及临床应用的学科，是土家医的基础学科之一。本书分上、下两篇及附录三部分。上篇总论，主要介绍土家医方剂的起源和发展，土家医常用方剂与治法，药物鲜用方剂的分类原则，方剂的组成与变化，方剂的剂型和用法等内容。下篇各论，按治法分为表出剂、清败剂、松祛剂、撒开剂、攻杀剂、通泄剂、赶熄剂、震拔剂、消拨剂、提敛剂、控停剂、调和剂、固涩剂、补益剂、接续剂、利窍剂等16章，收入常用代表方335首，附方193首，单验方253首。附录包括检方索引、参考书目，以利读者检索。

每类方剂分概述、正方、附方、常用单验方、小结五部分。在论述每类方剂前，针对该类方剂适应证所涉及的主要病因病机及证候特点，提出方剂的组成配伍原则，目的在于了解土家医辨证施治及组方的原理和方法。概述的内容包括每类方剂的定义、治法、功用、适应范围、注意事项，以及这类方剂的适应证、证候特点、常用药物、配伍方法、代表方等。正方内容有组成、用法、禁忌、功效、主治、方析、加减、应用、注意事项、注解、备考、附方等项，常用单验方主要为功能主治相近的方剂。小结内容，是将一个大类方剂进行简要综合、对比、分别各方异同。此外，尚有几点必须说明。

1. 由于历史的原因，土家族没有自己的文字，只有语言，在传承上多为“口耳相授”，使大多数方剂只有药物组成，或由于“保密”需要，而省去方名。因此，编者只能根据土家医口述来命名，译或注释成汉文，对原有方名加“*”标注。

2. 每首方剂组成药物的用量，参照原方用量比例，结合临床常用量权衡拟定。为了使剂量规范，故把原方中的“把”、“握”、“撒”、“根”、“钱”、“分”，以现代常用量为依据，换算成公制单位，一律用国际通用符号表示，如kg、g、mg等。每方的用法以现代用法为主，吸取原方用法的合理成分。

3. 每首方剂的功效，为编者根据药物性能及组方原则给予增补；主治病证为土家医病证名；解析部分除“土家医方剂理论整理研究”外，余为作者根据部分土家医口述整理，补充完善；加减、应用项下为知名土家医及作者本人经验；附方、常用单验方一般只写功效、主治，对个别有特点的方剂则加简要说明。

编　者

2006年5月

序

土家族人民长期生活在武陵山脉为中心的祖国腹地。历史上这里交通不便，地域封闭，民族聚居相对稳定，药草资源非常丰富，具有发展传统医药的优越条件。土家族自称“毕兹卡”，乃“本地人”的意思。从文化传承而言，除了显著的民族文化特征以外，这里是中原文化、荆楚文化和巴蜀文化的交汇之地，民族医药同样带有多元文化的色彩。

土家族医药的发掘整理是从20世纪80年代全面展开的。此前，当地有些药匠或医药爱好者总结、收集了不少土家族医疗经验和草药验方，也从外地传入了少量中医、针灸、推拿的方书手抄本。1985年以后，湖南湘西州民族医药研究所对土家族医药进行了系统的发掘整理，调查了湘、鄂、川（渝）、黔四省边区27个土家族居住较为集中的县市，特别是对土家族聚集的酉水流域和清江流域作了重点考察。湖北恩施地区、重庆黔江地区、贵州铜仁地区也做了不少类似的工作。后来编写出版的《土家族医药学》、《土家族医药史》、《土家族医药学概论》等著作，都是在调查研究的基础上产生的。我强调指出这一点有三层意思：第一，20世纪80年代开展的全国民族医药发掘整理工作是由上级号召、地方承办，由下而上从广泛的田野调查开始的，它们收集的资料具有原创性、真实性和原生态特点。第二，这件工作大多是本民族具有一定汉文水平的研究人员和当地干部操作的，他们热爱民族医药，没有语言障碍，工作认真细致，直接问道于“药匠”和老农，完全属于自主研究。大家知道，国际上人类学、民族学形成的早期，带有相当浓厚的殖民色彩。虽然其中不乏真正的学者，但确有一些人带着殖民者对野蛮人的猎奇心情，以探险家对异国宝藏的窥探眼光从事掠夺性的发掘。直到今天，我们还须提醒大家，发掘整理民族传统医药首先要尊重民族文化，依靠少数民族人民和民族医生包括民间医生，承认它们是民族医药文化的创造者、拥有者和继承者，是保护、利用、研究、开发民族医药的主角。第三，要总结并接受现代中医药发展和中西医结合的历史经验与教训，分清“中医研究”和“研究中医”、“自我研究”和“他者研究”的区别，防止主体错位，喧宾夺主，支解整体，丢失特色。

土家族医药发掘整理工作的深入发展和临床能力的逐步恢复，必然引发对药物学和方剂学的研究。土家“药匠”把单方验方都叫“方子”，方子好比零散的砖瓦，方剂学可是构架谨严的房子。从民间单方验方的收集、归类到方剂学的出现，是一个理性思维和理论构架的过程。近20年来，湘、鄂、渝、黔地区收集了近万首土家医的方子。彭芳胜等在前人工作的基础上编成了《土家医方剂学》一书。《土家医方剂学》的编著是一项总结性加创造性的工作，土家医匠把药物作用分为败毒药、表药、赶气药、赶风药、赶火药、赶食药、消水药、下药、止咳药、喜药、隔喜药、打伤药、打虫药、火疤药、蛇药等20多类，或分“三十六血”、“三十六蜈蚣”、“七十二七”、“七十二还阳”、“七十二参”、“七十二莲”、“七十二风”若干大类，总结了20多种用药方法和10多种药物剂型，把治法概括为“表、散、清、败、赶、攻、止、调、提、补”10法（也有归纳为汗、泻、赶、止、补、温、清7法的），从众多的方剂中提炼出组成方子的四大要素即“主、帮、客、信”，略同于中医方剂学的君臣佐使，主药为君，帮药如臣，客药有两种意义，一是克制主药的过火，二是治疗与主病无关的兼病。信药如使，包括药引子在内，于是，药分成类，对应于症（与西医的病和中医的证均有所不同)，治症有法，最后疏理出组方原则和各类方剂，形成一条环环紧扣的学术之链。

《土家医方剂学》的编著是相当严谨的，例如每方均有出处，言之有据，便于溯源查检。功效和主治的表述切实具体，较有民族医药的特色，“解析”是编者的着力之处，其中有很多土家医医理的概括和临证经验的发挥，这一点应与编者丰富的临床经验有关，也反映了这些方剂现实的生命力。主编彭芳胜认为：“在编著过程中最大难点是大多数方剂无方名、无功效、无解析，有些方子难以用汉文表述，只好采用中医术语加以记载，其编写体例，也参照现行的《中医方剂学》进行编纂。”彭芳胜无奈地说：“这也是没有办法的办法，也是编者的最大苦衷。”这实际上反映了编者做学问的认真和艰辛，也反映了编者清醒谦和的自我品评，说明民族医药的发展越往前行，会碰到许多新的、更高层次的困难和问题，更需要有一种驾驶学术发展全局的能力，坚持原旨，埋头苦干；高瞻远瞩，不断创新。

现在，土家医药学既有医学史和医学概论，又有了方剂学，无疑是学术发展的一大进步，为临床和教学提供了更好的基础，标志着土家医药学的继承发展登上了一个新的台阶。但时代继续前进，学问未有尽期，同道仍需努力，土家族医药学的发掘整理只能说初具规模，辉煌的学术殿堂尚待我们精心建设。

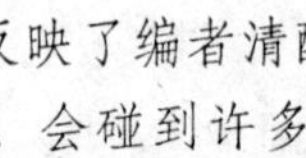

2007年2月1日

自　序

土家族医药学是祖国传统医学的重要组成部分。土家族是我国人口较多的少数民族，人口800余万，是唯一不在边疆，深居内陆高原与平川结合部的少数民族。土家族是有语言，而无文字的少数民族。其医药文化沉积丰厚，医药理论体系较为完整，药物资源丰富，临床活力显著，是我国重要的卫生资源之一。

新中国成立后，特别是党的十一届三中全会以来，在国家"挖掘、整理、总结、提高"的民族医药八字方针指引下，土家族医药得到较快发展。近十几年来，相继出版了《土家族医药学》、《土家族医学史》、《土家族研究新论》、《土家医疗法》、《土家族医药学概论》等学术著作，待出版的有《土家族药志》等；获得了省部级科技成果奖4项，地厅级科技成果奖9项；承担全国第一批民族医药专科专病建设项目"结肠炎专病"、"风湿病专科"，已通过国家中医药管理局组织验收，显示了土家医临床活力。

为了丰富土家族医药学基础学科，继承和发展这一医学遗产，自1985年以来，我们对土家族医药进行系统的挖掘和整理。2002年来，重点对其中的土家医方剂从理论到方药，在民间实地调研和文献调研，搜集到药方近万首，发现了大量的方药理论文化，这些资料为本书的编写积累了大量素材，其内容基本构建了《土家族方剂学》的框架。2004年申报国家中医药管理局文献整理课题批准立项后，课题组同志对药方进行筛选，理论进行归类，对不完善的内容和初选方又再次到土家医民间调研和走访部分名老土家医，进一步核实文献资料，然后进行系统整理。初稿完成后，召开部分土家医座谈会，征求名老土家医、土家医老药匠的意见，把资料补充完善，三易其稿，最后完成《土家医方剂学》一书的编写。

本书所采用的方剂大多源于《土家族医药学》、《土家医方剂整理研究》、《鄂西药物志》、秀山县《单验方选编》、保靖县《单验方选》、永顺县《群方集》、湘西州民族医药研究所《土家族奇效良方》、《中国民族药炮制集成》及湘西自治州《中草药资源普查集》等公开出版或内部刊物，部分摘录土家医手抄本《寿世得效方》，个别为土家医家藏秘方。书中所选方剂部分为名老土家医推荐，部分为课题组选，部分为作者本人多年应用有效方剂，所以在组成药物上保留原有名称和文字，没作修改。个别文字错误和不常用药名，在备注中酌予注释，对主治症证大多数沿用土家医病症名。

在编著过程中最大难点是大多数方剂无方名、无功效、无解析，只有近期杨德泉同志整理的《土家医方剂理论整理研究》70方内容较完整，其它书及手抄本所选方剂只好由编者命名，根据药物性味及配伍原则补充功效，根据主治病症、证候特点、病因病机、配伍原理进行组方分析。因此，在用词上、语言上、专业术语上难免有个人观点，可能没有完全反映出创方者原意和学术思想，有些土家族语言无法用汉字表述，只好采用中医术语，这也是没有办法的办法，也是编者的最大苦衷。

在编写体例上，我们参照现行的《中医方剂学》进行编纂。全书按方剂基础和方剂组成顺序展开。基础部分介绍了土家医方剂学的形成和发展，重点介绍了方剂与治法、药物鲜用与分类原则、方剂的组成与变化等具有土家医特色的方剂基础理论；组方按土家医方剂分类原则进行分类和阐述。全书共分16类，即表出剂、清败剂、松祛剂、撒开剂、攻杀剂、通泄剂等每类方剂后作出小结。

对有学术争鸣的组方原则及分类，既保留大多数土家医的意见，又考虑到个别原生态内容。如组方原则大多数土家医只有“主”、“帮”（配）、“引”三要素，而在湘西酉水河流域及土司王宫医后裔传有“主”、“帮”、“客”、“信”四要素。因此，湘西部分老“药匠”建议把“客”的内容编入《土家医方剂学》中，编者采纳了老“药匠”的建议，出现在部分方剂解析中，能否作为组成原则一部分，有待今后探讨。对于“引”和“信”，在土家语中属同义复词。在方剂分类上，土家医文字传承有两种体例：一是按病症分类，即某病某症方，如乌鸦症方、泥鳅症方；二是按方剂的功效分类，和《中医方剂学》分类相似，如表出剂、清败剂等。本书采用第二种分类方法，便于把同类方剂编在一起，以克服按病症分类的缺点，利于今后方剂同类比较研究和临床使用。

《土家医方剂学》一书初稿完成后，参加编写的顾问和编写组同志，都感到压力之大，把散在土家族民间的方药理论，在没有前车可鉴的情况下公开出版发行，怕留下诸多遗憾，怕对本书的编写体例有失原貌，怕对材料的取舍有遗珠之嫌，怕对部分土家语译成汉语，在专业术语上不能完整表达，有失原意。《土家医方剂学》历经若干个春秋，花了若干代土家医心血，才得以形成和发展，才有今天的《土家医方剂学》的问世。在急需“留根”传承的时代，把口碑和文传等原生态文献整理出来，是“老药匠”的心愿，也是历史赋予我们的责任。在整理的过程中，任何过多的顾忌，而一味求全，不利于土家族医药的传承和发展。为了民族医药事业事业的发展和民族医药资源的开发利用而把本书公开出版，其瑕疵纰缪之处待今后科学来证实纠正，其本书的价值让历史来评说。限于编者的学识水平，对土家族医学精髓的理解和掌握，本书不妥之处在所难免，希望有关专家学者、名老土家医、名老药匠和致力于土家医方剂研究工作者与临床医师提出宝贵意见，以便今后完善和再版。

彭芳胜

丙戌年闰七月初七

2006年8月30日

绪 言

一

土家族方药文化历史悠久，可追溯到“神农尝百草”以及土家族先民之一的古代巴子国和巴人所创的巴文化时代。祖国传统医药学术的“三世医学”之一的《神农本草经》，开创了祖国传统医学“经方”之先河。故《汉书·艺文志》曰：“经方者，本草石之寒温，量疾病之深浅，假药味之滋，因气感之宜，辨五苦六辛，致水火之齐，以通闭解结，反之于平。”《神农本草经》以四气五味概括药物的性能和作用，按药物作用分为益气、补虚、除邪上中下三类。创立了方剂的君臣佐使，七情合和等配伍方法，对药物炮制和贮藏方法也有论述。该书汇集了远古到汉代以前的本草学知识，为我国药物学的发展奠定了基础。土家族方药文化与神农尝百草而创立的神农药文化有渊源关系，深究其因要从神农氏的出生之地及神农氏活动之域谈起。神农氏是我国古代神性英雄之一。神农氏之名，始见于《周易·系辞下》云：“古者包牺氏之王天下也……包牺氏没，神农氏作，斫木为耜，揉木为耒，耒耨之利，以教天下。”历史上的神农氏，典籍称之为远古帝王之中的“三皇之一”，他始创华夏农耕、医药、交换（贸易）三大发明。神农氏为华夏文明贡献最为辉煌者，要数“尝百草，识药效，定经方，始创医学”。神农氏是何许人士？《汉书·律历志》曰：“又曰连山氏，又曰列山氏。”列山，又名圣人山，在当今沅陵县西南。列山即烈山，放火烧山之意，是原始的刀耕火种的农耕文化。《世说新语》引晋朝《伏滔集》载“习凿齿论清梦人物”曰：“神农生于黔中。”习凿齿所说“黔中，是指西部地区的黔中郡。按秦时的黔中郡治，遗址在今日的湖南省沅陵县城西20公里的太常乡窑头村，属怀化市管辖，是苗族、土家族、侗族、瑶族、白族等少数民族居住区。据新近考古发现，在沅陵县盘古乡有古人类居室“盘古洞”，佐证了《后汉书》、《水经注》、《三王历记》、《述异记》等历代古籍记载的真实性，揭示了沅陵盘古文化久远厚重的历史源流。在沅陵县盘古乡境内有神农洞，沅陵县与湘西自治州泸溪县交界地三角坪附近的神农庙，至今犹存。在沅水流域各地还建有先农坛、神农庙，其意为祭祀神农。神农氏，又称连山氏。今怀化市会同县连山乡有八座庙与连山八卦方位基本相对应。连山附近还发现众多的古地名、古遗迹，如药王洞、仙人洞等。在距连山不远的洪江高庙，有一处新石器早期文化遗址，距今7800~7400年，出土大量纹饰陶器文物，其中有神农氏族图腾的太阳和凤鸟图案，神农氏族首领神像，镶嵌在地上的神犬图像，在文化陶器上绘有祭祀塔及傩祭场面。“这些都是全国迄今发现崇拜神农的物证。因此说神农氏族源于黔中的沅水流域并非空穴来风和凭空臆造。”“盘古在沅陵”，“神农生于黔中，故乡在沅陵”的论述，得到专家的认同。黔中郡在秦汉时为武陵郡，中原人称武陵郡人为“武陵蛮”或“五溪蛮”。五溪蛮因雄、　、揬、辰、酉五大溪流贯穿全境，由西南向东北依次汇沅江入洞庭。其中酉水是武陵土家的母亲河，出鄂西，经湘渝边界下沅陵注沅水。世代生活在酉水流域的土家族先民，历史上也被称为“蛮子”，是武陵诸蛮中的成员。神农氏生活在黔中的沅水流域一带，后因水灾向北方迁徙，先后到长江、黄河中下游一带生活。相传神农氏在三峡一带尝百草，采百药，治百病，被后人称为药王。当地人民为了纪念神农氏，将神农氏采药的地方命名为“神农溪”、“神农架”等。神农氏生活和尝百草的地方沅江中上游、三峡地区都是土家族先民的生息繁衍之地。神农氏尝百草留下的足迹和创立的医药文化也深深地影响着当地土著先民，土家族医药文化、苗族医药文化等民族医药，特别是方药文化无不烙上神农药文化的深深印记。

巴文化是土家族方药文化的重要孕育温床。巴人是土家族古代先民之一，生活在今长江三峡一带。古代巴人在这里建立了巴子国，并创立了巴文化。巴文化中与医药文化关联最密切的有盐巴文化。巴子国因盛产井盐而闻名天下，故称盐巴或巴盐。古代巴人及其后裔凭借“魚盐之利”，自汉代以来，三峡地区的巴盐就“咸”遍周边。近年来，三峡地区考古发现了一口口废弃的古盐井遗迹，大量的制盐工具和运输栈道，证实了早在2000多年前，巴人就用盐巴铺就了一条盐巴文化长廊。盐巴，是巴人或土家族先民最早应用于临床治疗的药物之一。盐巴，兼具食与疗的作用。盐巴性寒，味咸，具有清热解毒、凉血、涌吐等功效。在土家族民间，盐巴多用于单方或验方治病，如食盐冲水，含漱治疗齿龈出血、咽喉肿痛、牙痛、龋齿，创伤清洗，毒虫蜇伤，消毒，温盐水洗目翳，热盐熨腰腿寒疾，热盐水内服，主治食停中脘、心腹胀痛等疾病。盐巴的单用或配伍应用，是土家族方药文化的早期缩影。在土家族方药文化历史上，留有巴文化遗迹的还有巴戟天等带有“巴”字的古代巴人所用药物。古代巴子国境内还有许多传统药材，如产于川东、鄂西一带的黄连、“板党”（恩施市板桥党参）、“窑归”（恩施市石窑当归）、赤箭（天麻）等地道药材，是土家族常用药物，在民间多作单味药物应用，一病一药或一病一方。

通过探寻神农药文化和巴文化以破解土家族方药文化之谜，是研究土家族“方子”历史途径之一。土家医“方子”历史悠久，内容丰富多彩，得益于神农药文化和巴文化的影响。应该说土家族方药与神农药文化和巴文化有着千丝万缕的联系，土家族方药文化染有巴文化之渍，又有神农药文化的“经方”之意，是地地道道的土家族方药文化。

二

土家医“方子”，是土家族民间千百年来在应用单味药物治病、多药一方治病的医疗践活动中而总结出来的药方。土家族药匠将治病的单方、验方统称为“方子”，相当于祖国传统医学中的“方剂”。为便于土家族医药文化的对外交流，也将“方子”称为方剂。方剂是土家族医学中理、法、方、药的重要组成部分。方剂是根据临床症候，在辨析病因，确立病证，确定治疗原则的基础上制定出来的。土家族医学的治疗原则有汗法、泻法、赶法、止法、补法、温法和清法等七种方法。土家医方剂组方较为灵活，随着临床的变化而变化。土家族医将一味药物组成的方子，称为“独子方”或单方，二味药物以上的方子，一般按“主、帮、引”的原则组成。其中主药，是指在方子中起主导作用的药；帮药，也称配药，是指在方子中起次要治疗作用或者可以帮助治疗主病的辅助药物；引药，也称引子药或信药，是指能引导主药、配药的药性直达病所的“药引子”。关于土家医方子的组方原则，有的老药匠在主、帮、引的前提下，有时也增加一点能“客”的药物，意在克制主药的“过火”作用，或者是于治疗主病无关重要或兼治其它疾病的“客气”药。在这本《土家医方剂学》中，主编彭芳胜先生就采纳老药匠建议，将“客”药作为方子次要组成部分，出现在部分方剂中，其旨意就是保持土家族方药文化的原创生、真实性，以便解释土家医方剂中的“原生态”方药文化现象。这一点值得探讨。土家医方子的应用是随着临床疾病的变化而变化的。一是药味的加减变化，即随症加减。二是药量增减变化。三是剂型的变化。“方子”的变化，在理解配伍原理和治疗方法的前提下，临床医生灵活应用“方子”达到治疗疾病的目的。

土家医“方子”的类型较多，临床上较常用的，有汤剂、散剂、丸剂、膏剂、酒剂、泥剂、包裹剂、灸剂、条剂等。对某些鲜药用新鲜汁剂，或药材直接磨汁的称磨汁剂。膏剂有内服煎膏和外用膏剂。在剂型的选择上，根据疾病的需要，一般急症用汤剂、鲜汁剂。慢性病用丸散剂、膏剂、包裹剂。对劳损性疾病、风湿性疾病多用酒剂。“方子”分类，一般按症疾分类或按功效治法分类。《土家族医药学》一书中，将土家医临床症疾分成十八类，其“方子”也相应称为土家医方剂十八类。如七十二症方剂、七十二风方剂、二十四气病方剂、十二走胎方剂、一百单八症方剂等。《土家医方剂学》考虑到医生临床应用方便，按功效分为16类方剂：表出剂、清败剂、松祛剂、撒开剂、攻杀剂、通泄剂、赶熄剂、震拔剂、提敛剂、控停剂、调和剂、固涩剂、补益剂、接续剂、利窍剂。

《土家医方剂学》对“方子”，从方子来源、组成、用法、禁忌、主治、解析、加减、应用、注意事项、考证及附方等10多个方面进行系统的论述，使土家族方药文化从单方、验方、秘方的民间方药文化的基础上，整理出土家医方剂理论体系，构建了土家医方剂学，丰富了土家族医学理论体系。

三

研究土家族方药文化，应用土家族方药文化，主旨在于恢复和提高土家医临床能力，丰富和完善土家族医药学理论体系。土家医方药文化研究兴起于上世纪70年代的“一根针，一把草”时期。武陵土家各地广收民间单方、验方、秘方，为贫下中农防病治病，确实解决了农民的一些疾苦，功不可没。二十多年来，湘、鄂、渝、黔土家族地区收集汇编了近万首土家族方药，有的被收入公开出版的著作中，如《中国民族药志》、《中国民族药食疗大全》、《中国民族医药外治大全》等。还有的在杂志公开发表，如《中国民族民间医药杂志》发表的《土家族民间蛇伤方药及常用蛇药介绍》、《痒症的分类与治疗》、《川东石柱土家族民间急救医药简释》等，介绍方药百余首。较为系统地介绍土家族方药的要数《土家族医药学》，该书中介绍了土家族医十八类方药，共计2010首，以及《土家族医药学概要》，收载方药约1900首。这些"方子"出现在公开出版物中，是对土家医方药文化的系统总结。对土家医方子进行理论整理首推杨德泉先生，上世纪末，他对土家族方剂进行整理，从方剂与治法的关系，方剂的分类、组成、剂型、用法等方面进行了研究，整理出土家医常用方剂70首。该项研究成果获湖南省中医药科技进步三等奖。

《土家医方剂学》是国家中医药管理局批准立项的全国第二批民族医药文献整理项目，由湘西土家族苗族自治州民族医药研究所副所长彭芳胜副主任医师领衔。经过课题组近3年的实地调研、文献资料收集和系统整理，编著完成了我国土家族医药史上的第一部方剂学《土家医方剂学》，同时，也是《国家中医药管理局民族医药文献整理丛书》之一。该项目的研究完成和《土家医方剂学》著作成功，是土家族医药发展的必然，也是千百年土家族药匠医方之集，更是参与该项研究的科研人中数十年辛勤劳动的结晶。

我国民族医药文献整理工作，经各地民族医药工作者努力，到2005年底，公开出版了汉文版民族医药图书112种，其中土家族医药文献图书4种，占3.57%，排在18个少数民族出版汉文字民族医药文献图书的11位。土家族民族医药文献整理及出版工作仍需努力。无文字的少数民族医学遗产存世量最大的莫过于民间单方、验方为主体的方药文化，通过发掘整理方药文化这个窗口，来探寻各民族医药的精髓。有关方药文化的研究，在公开出版的汉文字民族医药图书中可见朝医的《乡药集成方》校释本，回医的《回回药方考释》，尚未见到公开出版的有关民族医药方剂学专著。在《土家医方剂学》编写时，实无经验借鉴，可谓“摸着石头过河”。好在彭芳胜先生有20多年师承和民间、基层医疗工作经验，又有15年的民族医药科研和临床工作经验，还得益于健在老药匠的悉心指导，解开了编著者的一些困惑，才将《土家医方剂学》编写完成。这本《土家医方剂学》虽然有点“粗糙”，也有点“原始”，尚需“精雕细刻”，但它毕竟是土家族医药学中第一部公开出版的《土家医方剂学》，也是国内为数不多的少数民族医学中的方剂学专著。土家医的“方子”能为人民群众提供一点防病治病的作用，这就是我们研究和编著《土家医方剂学》的初衷。

田华咏

丙戌年六月六日（公元2006年7月1日）

于湘西吉首

目　录

上篇　总论

第一章　土家医方剂学发展概况 ………………………… (1)

第一节　土家族医药发展简史 ………………………… (2)

第二节　土家族医药学术特点 ………………………… (5)

一、土家族医学基础理论 ………………………… (5)

（一）天人合一的认识观 ………………………… (5)

（二）人体结构和生理功能特点 ………………………… (5)

（三）病因学特点 ………………………… (6)

（四）病理学特点 ………………………… (6)

（五）诊断学特点 ………………………… (6)

（六）临床治疗学特点 ………………………… (7)

（七）养生学特点 ………………………… (7)

二、土家医临床医学 ………………………… (7)

（一）疾病命名的特点 ………………………… (7)

（二）疾病分类的特点 ………………………… (8)

（三）临床证候与证治特点 ………………………… (8)

（四）“服侍”技术特点 ………………………… (8)

三、土家医药物学 ………………………… (8)

（一）药物性味功能 ………………………… (8)

（二）药物分类方法 ………………………… (9)

（三）用药方法及特点 ………………………… (9)

（四）医方的学术特点 ………………………… (10)

（五）临床药物反畏与禁忌的学术特点…………（10）
（六）药物炮制特点……………………………（10）
四、土家族人文医学…………………………………（11）
（一）人文医学的传承特点………………………（11）
（二）人文医学的基础——人文关怀…………（11）
（三）人文医学模式——集医药护于一家………（12）
第三节　土家医方剂学的形成与发展……………（12）
一、地下考古文献资料中的方药文化……………（13）
二、土家族传统地道药物与方药文化……………（13）
三、土家族民俗文化中的方药文化现象…………（14）
四、历代文献资料中有关土家族方药文化………（15）
五、土家族民间流传的方药文化…………………（18）
六、当代土家族医方剂学研究……………………（20）
（一）对土家族药物进行筛选和临床验证………（20）
（二）方剂研究……………………………………（21）
（三）方药的研究与开发…………………………（22）
第二章　方子与治法…………………………………（24）
第一节　方子与治法的关系…………………………（24）
第二节　治疗方法……………………………………（25）
第三章　药物鲜用与方剂分类原则…………………（28）
第一节　鲜药鲜用的原则……………………………（28）
第二节　方剂分类的原则……………………………（29）
第四章　方剂的组成与变化…………………………（30）
第一节　方剂组成原则………………………………（30）
第二节　配伍类型与引药应用………………………（31）
一、配伍类型和作用………………………………（31）
二、引药应用方法和原则…………………………（32）
第三节　组成变化……………………………………（33）

一、药味的加减变化 …………………………………………… (33)
二、药量增减变化 ……………………………………………… (33)
三、剂型的变化 ………………………………………………… (34)
第五章　剂型与用法 …………………………………………… (35)
第一节　剂型 ………………………………………………… (35)
一、常用剂型 ………………………………………………… (35)
第二节　煎服法与禁口 ……………………………………… (37)
一、汤剂煎法 ………………………………………………… (37)
二、服药方法 ………………………………………………… (39)
三、服药禁口 ………………………………………………… (39)

下篇　各论

第一章　表出剂 ………………………………………………… (41)
第一节　散寒发表 …………………………………………… (42)
1. 散寒发表汤………………………………………………… (42)
2. 姜粱汤……………………………………………………… (43)
3. 伤寒症汤…………………………………………………… (44)
4. 闭毛眼汤…………………………………………………… (45)
5. 鼻塞汤……………………………………………………… (46)
6. 常用单验方………………………………………………… (47)
第二节　疏风发表 …………………………………………… (48)
1. 荆荷汤……………………………………………………… (48)
第三节　散热发表 …………………………………………… (49)
1. 表热方……………………………………………………… (49)
2. 黄竺汤……………………………………………………… (50)
3. 常用单验方………………………………………………… (51)
第四节　发表透疹 …………………………………………… (52)
1. 升浮汤……………………………………………………… (52)

2. 透疹汤 …………………………………………………… (53)
3. 风疹汤 …………………………………………………… (54)
4. 常用单验方 ……………………………………………… (55)
第五节　补虚发表 ………………………………………… (56)
1. 益气解表汤 ……………………………………………… (56)
2. 补血解表汤 ……………………………………………… (57)
第二章　清败剂 …………………………………………… (61)
第一节　清分肉热 ………………………………………… (61)
1. 克马风汤 ………………………………………………… (62)
2. 乌鸦风汤 ………………………………………………… (63)
3. 鲤鱼风汤 ………………………………………………… (63)
第二节　退火败毒 ………………………………………… (64)
1. 散热开咽汤 ……………………………………………… (65)
2. 锁喉风散 ………………………………………………… (66)
3. 败毒熄风汤 ……………………………………………… (66)
4. 功劳珠子汤 ……………………………………………… (67)
5. 梅毒烟熏方 ……………………………………………… (68)
6. 七味丹毒饮 ……………………………………………… (69)
第二节　清血分热 ………………………………………… (70)
1. 牛角清血汤 ……………………………………………… (71)
2. 羊角凉血方 ……………………………………………… (72)
3. 饿蚕惊药汁 ……………………………………………… (72)
第三节　消痈排脓剂 ……………………………………… (73)
一、肺痈 …………………………………………………… (74)
1. 肺疱汤 …………………………………………………… (74)
2. 黄萱肺痈汤 ……………………………………………… (75)
二、肠痈 …………………………………………………… (76)
1. 败毒排脓丸 ……………………………………………… (76)

2. 左转肠痈汤……………………………………………… (76)
3. 肠痈解毒汤……………………………………………… (77)
第四节　退内脏火……………………………………………… (78)
1. 爪莲黑参泻心汤……………………………………… (79)
2. 镇狂汤……………………………………………………… (80)
3. 包金泻肺汤……………………………………………… (80)
4. 赶火泻肺汤……………………………………………… (81)
5. 蒿桐清胆汤……………………………………………… (82)
6. 五爪酸米汤……………………………………………… (83)
7. 蛤蟆症汤………………………………………………… (84)
8. 火气汤……………………………………………………… (85)
9. 灯龙照胃汤……………………………………………… (86)
10. 肚热麦解汤 …………………………………………… (87)
11. 下元湿热汤 …………………………………………… (87)
12. 化气散结通淋汤 …………………………………… (88)
13. 铁马赶赤汤 …………………………………………… (89)
第三章　松祛剂……………………………………………………… (93)
第一节　祛风胜湿 …………………………………………… (93)
1. 五藤汤……………………………………………………… (94)
2. 风湿关节痛方…………………………………………… (95)
3. 三加除风汤……………………………………………… (96)
4. 风湿止痛散瘀汤……………………………………… (97)
5. 风湿骨痛酒……………………………………………… (98)
第二节　化湿和中 …………………………………………… (99)
1. 乌鸦症汤 ……………………………………………… (100)
2. 霍乱缓筋汤 …………………………………………… (101)
3. 枣树舒筋汤 …………………………………………… (102)
第三节　清热撒湿 …………………………………………… (103)

一、湿热外感 ……………………………………………（103）
1. 拦救风汤 ……………………………………………（103）
2. 慢痧饮 ………………………………………………（104）
二、清热退黄 ……………………………………………（105）
1. 珠胆退黄汤 …………………………………………（105）
2. 泡桐茵陈汤 …………………………………………（106）
三、清热利肠 ……………………………………………（107）
1. 叶珠翻白地锦汤 ……………………………………（107）
2. 马齿八月大蒜饮 ……………………………………（108）
3. 火痢汁 ………………………………………………（109）
4. 龟龙汤 ………………………………………………（110）
5. 慢痢停散 ……………………………………………（111）
四、通利尿路 ……………………………………………（112）
1. 雪丝汤 ………………………………………………（112）
第四节　温化水湿 ………………………………………（113）
1. 急痧阴阳水 …………………………………………（114）
2. 健肚壮腰消肿汤 ……………………………………（114）
第五节　化浊溶膏 ………………………………………（115）
1. 摆白猪腰花 …………………………………………（116）
2. 茴香二浆化浊汤 ……………………………………（117）
3. 二猫搬正汤 …………………………………………（118）
4. 温阳止白方 …………………………………………（119）
第四章　撒开剂 …………………………………………（122）
第一节　散血 ……………………………………………（123）
一、活血散瘀 ……………………………………………（123）
1. 散瘀活筋挺伤劳汤 …………………………………（124）
2. 内伤挡血酒 …………………………………………（124）
3. 腰杆痛饮 ……………………………………………（125）

4. 打劳酒 …………………………………………… (127)
5. 转节劳酒 ………………………………………… (128)
6. 活络心痛饮 ……………………………………… (129)
7. 紫檀心痛汤 ……………………………………… (130)
8. 四藤通经汤 ……………………………………… (130)
9. 叶下红汤 ………………………………………… (132)
10. 痛经散 ………………………………………… (133)
11. 产后血通汤 …………………………………… (133)
12. 产后腰痛汤 …………………………………… (134)
二、温通散血 ………………………………………… (135)
1. 赶血暖宫汤 ……………………………………… (135)
2. 刺芪还原汤 ……………………………………… (136)
3. 中风纠偏丸 ……………………………………… (137)
第二节　散寒 ………………………………………… (138)
一、温中散寒 ………………………………………… (139)
1. 冷气饮 …………………………………………… (139)
2. 阴蛇症汤 ………………………………………… (140)
3. 十八症散 ………………………………………… (141)
4. 茗辛鸽子丸 ……………………………………… (142)
5. 冷痢煎 …………………………………………… (143)
二、补火散寒 ………………………………………… (144)
1. 硫磺胡椒散 ……………………………………… (144)
2. 补火回阳汤 ……………………………………… (145)
3. 壮阳起阴汤 ……………………………………… (145)
三、散寒温经 ………………………………………… (146)
1. 身痛透寒汤 ……………………………………… (147)
2. 赶寒健腰汤 ……………………………………… (148)
3. 冷骨风汤 ………………………………………… (148)

第五章　攻杀剂 …………………………………………… (152)
第一节　逐水剂 ……………………………………… (153)
一、赶实水 ………………………………………… (153)
1. 白药瓜金消臌汤 ………………………………… (153)
2. 隔山消满汤 …………………………………… (154)
3. 刮金消蛊汤 …………………………………… (156)
4. 参白消水汤 …………………………………… (156)
二、控涎逐青 ……………………………………… (157)
1. 泽漆化饮煎 …………………………………… (158)
2. 葫芦消满汤 …………………………………… (158)
三、赶皮水 ………………………………………… (159)
1. 金巴消肿汤 …………………………………… (160)
2. 糯米狗崽消肿汤 ………………………………… (161)
3. 脚气散 ………………………………………… (162)
4. 缩囊酒 ………………………………………… (162)
第二节　赶食导滞 …………………………………… (163)
一、消谷类 ………………………………………… (164)
1. 花胎汤 ………………………………………… (164)
2. 猴胎散 ………………………………………… (165)
二、消杂食类 ……………………………………… (166)
1. 赶食消积汤 …………………………………… (166)
2. 山攥通胃汤 …………………………………… (167)
3. 地蜂消痞汤 …………………………………… (168)
4. 饿蚂消胀散 …………………………………… (169)
第三节　驱赶杀虫 …………………………………… (170)
一、赶肠内虫 ……………………………………… (170)
1. 酸枣安虫汤 …………………………………… (171)
2. 长蛇症汤 ……………………………………… (172)

3. 二梨安蛔汤 …………………………………………… (173)
4. 天青地白汤 …………………………………………… (174)
5. 龙牙草汤 ……………………………………………… (175)
二、杀体表虫 ……………………………………………… (175)
1. 疥疮散 ………………………………………………… (176)
2. 白头霉汤 ……………………………………………… (177)
3. 肥疮散 ………………………………………………… (177)
4. 铜钱癣外擦剂 ………………………………………… (178)
5. 落地霉油 ……………………………………………… (179)
6. 沙虫脚擦剂 …………………………………………… (180)
第六章 通泄剂 …………………………………………… (183)
第一节 败火通下 ………………………………………… (183)
1. 肚肠腑实汤 …………………………………………… (184)
2. 大黄通便汤 …………………………………………… (185)
3. 退火通便汤 …………………………………………… (185)
第二节 温里通便 ………………………………………… (186)
1. 脚黄乌茺攻积汤 ……………………………………… (187)
2. 肚虚冷积汤 …………………………………………… (187)
第三节 润燥通便 ………………………………………… (188)
1. 润肠通便丸 …………………………………………… (189)
第四节 通闭畅尿 ………………………………………… (190)
1. 二车送尿汤 …………………………………………… (190)
2. 利尿排污汤 …………………………………………… (191)
3. 通下窍汤 ……………………………………………… (192)
4. 蚯蚓木虫散 …………………………………………… (193)
5. 麝灸粒 ………………………………………………… (194)
第七章 赶熄剂 …………………………………………… (197)
第一节 动气 ……………………………………………… (198)

一、赶气 …………………………………………………… (198)
1. 臭檀化肝顺气汤 ………………………………… (199)
2. 疏肝行气散 ………………………………………… (200)
3. 气结汤 ……………………………………………… (200)
4. 宽胸散痹汤 ………………………………………… (201)
5. 文王止痛散 ………………………………………… (202)
6. 岔气外擦汁 ………………………………………… (203)
7. 山消木香散 ………………………………………… (204)
8. 肚肠气药汁 ………………………………………… (205)
9. 二香理气止痛汤 ………………………………… (206)
10. 胡椒树油散 ……………………………………… (207)
11. 气瘤汤 …………………………………………… (207)
二、降气 …………………………………………………… (208)
1. 肺胀降气汤 ………………………………………… (209)
2. 白果定喘汤 ………………………………………… (209)
4. 胡豆止呃散 ………………………………………… (210)
5. 毛葵止呃汤 ………………………………………… (211)
第二节 熄风剂 ……………………………………………… (212)
一、散肉络风 ……………………………………………… (213)
1. 头风汤 ……………………………………………… (213)
2. 鬼摸脸汤 …………………………………………… (214)
3. 祛风活络汤 ………………………………………… (215)
二、赶皮风 ………………………………………………… (216)
1. 消风平疹汤 ………………………………………… (217)
2. 风坨水 ……………………………………………… (218)
三、平熄内风 ……………………………………………… (219)
1. 双草化痰止眩汤 ………………………………… (219)
2. 脑呆偏颤饮 ………………………………………… (220)

3. 赶痰醒神汤 ………………………………… (221)
4. 化痰熄风止痫散 ……………………………… (222)
第八章　震拔剂 ……………………………………… (225)
第一节　清除天毒 ……………………………… (226)
一、败火毒止惊风 …………………………… (227)
1. 老鼠风饮 ………………………………… (227)
2. 清热止惊汤 ……………………………… (228)
3. 慢惊化痰散 ……………………………… (229)
二、祛潮毒止惊风 …………………………… (230)
1. 蛇惊散 …………………………………… (231)
2. 泥鳅惊汤 ………………………………… (232)
3. 肚胀惊汤 ………………………………… (233)
三、除恶毒撩燃肿 …………………………… (234)
1. 斑蒜油 …………………………………… (234)
2. 斑蝥散 …………………………………… (235)
3. 疔疮走癀汤 ……………………………… (236)
4. 丹毒清 …………………………………… (237)
5. 腰带疮磨剂 ……………………………… (238)
6. 蛇丹败毒方 ……………………………… (238)
7. 梅毒奇效方 ……………………………… (240)
第二节　攻排尘毒 ……………………………… (241)
一、削坚消块 ………………………………… (242)
1. 消积化痞饮 ……………………………… (242)
2. 九牛造块汤 ……………………………… (243)
3. 破瘀消积散 ……………………………… (244)
二、拔毒去瘤 ………………………………… (245)
1. 铁板疡汤 ………………………………… (245)
2. 九子疡汤 ………………………………… (246)

三、化毒理阴 ……………………………………………（247）
1. 赶浊化毒汤 ……………………………………………（248）
2. 土茯搜山败毒汤 ………………………………………（249）
3. 排毒护宫汤 ……………………………………………（250）
4. 闯红排浊汤 ……………………………………………（251）
5. 排垢温茎汤 ……………………………………………（252）
第三节　驱赶蔫毒 …………………………………………（253）
一、攻毒熄风火 ……………………………………………（253）
1. 破伤搜风煎 ……………………………………………（254）
2. 金钱吊狗眼汤 …………………………………………（255）
3. 斑良汤 …………………………………………………（256）
4. 蛇伤药 …………………………………………………（257）
5. 风火蛇毒方 ……………………………………………（258）
6. 常用单验方 ……………………………………………（259）
二、散毒消疹 ………………………………………………（260）
1. 菁银解毒汤 ……………………………………………（260）
2. 草毒皮疹方 ……………………………………………（261）
三、催吐排毒 ………………………………………………（262）
1. 二蒂催吐方 ……………………………………………（262）
第九章　消拨剂 ……………………………………………（266）
第一节　消痈除疽 …………………………………………（267）
一、治瘤瘫 …………………………………………………（267）
1. 巴骨流痰散 ……………………………………………（268）
2. 常用单验方 ……………………………………………（269）
3. 破骨流敷剂 ……………………………………………（269）
4. 巴骨瘤瘫方 ……………………………………………（270）
5. 斑鸡铁骨汤 ……………………………………………（271）
6. 火流外敷方 ……………………………………………（273）

二、治衬 …………………………………………………… (274)
1. 衬敷散 …………………………………………………… (274)
2. 寸耳癀饮 ………………………………………………… (275)
三、治痈 …………………………………………………… (276)
1. 乳痈退火止痛汤 ………………………………………… (276)
2. 常用单验方 ……………………………………………… (276)
3. 散结消肿汤 ……………………………………………… (277)
4. 奶痈透脓汤 ……………………………………………… (278)
5. 白花左转汤 ……………………………………………… (279)
6. 常用单验方 ……………………………………………… (280)
7. 疱敷方 …………………………………………………… (281)
四、治叉脱节手叉方 ……………………………………… (281)
1. 脱节手叉方 ……………………………………………… (281)
2. 串边对口方 ……………………………………………… (282)
3. 地加脚叉方 ……………………………………………… (282)
五、治穿掌 ………………………………………………… (282)
1. 贯头地加方 ……………………………………………… (282)
2. 地加串边方 ……………………………………………… (282)
3. 六月夏枯方 ……………………………………………… (283)
4. 刺苍救兵方 ……………………………………………… (283)
六、治天蛇 ………………………………………………… (283)
1. 马桑皮叶方 ……………………………………………… (283)
2. 二尖天星方 ……………………………………………… (283)
3. 蒜雄方 …………………………………………………… (284)
4. 勾叶喇叭方 ……………………………………………… (284)
七、治花疮 ………………………………………………… (284)
1. 祛腐生肌背花散 ………………………………………… (284)
2. 野青瓜香方 ……………………………………………… (284)

3. 背花叫叫方 …………………………………………(285)
4. 山茅夏枯方 …………………………………………(285)
5. 背花洗敷方 …………………………………………(285)
八、治疔 ………………………………………………(286)
1. 火疔散 ……………………………………………(286)
2. 常用单验方 …………………………………………(286)
九、治疡子 ……………………………………………(287)
1. 绊丸散 ……………………………………………(287)
2. 常用单验方 …………………………………………(288)
第二节　溶石排石 ……………………………………(289)
一、治尿石 ……………………………………………(290)
1. 天葵化石汤 …………………………………………(290)
2. 常用单验方 …………………………………………(291)
二、治胆石 ……………………………………………(291)
1. 胆石赶排汤 …………………………………………(291)
第三节　拨出异物 ……………………………………(293)
1. 蓖麻茅花退弹方 ……………………………………(293)
2. 常用单验方 …………………………………………(294)
第十章　提敛剂 ………………………………………(298)
第一节　提举固托 ……………………………………(299)
一、提升肚 ……………………………………………(300)
1. 升举汤 ……………………………………………(300)
二、提胞宫 ……………………………………………(301)
1. 胞脱关门汤 …………………………………………(301)
2. 固带提胞汤 …………………………………………(302)
三、奇方 ………………………………………………(303)
1. 托乳汤 ……………………………………………(303)
四、托大肠 ……………………………………………(303)

1. 四块瓦托肠汤 ……………………………………（303）
2. 常用单验方 ………………………………………（304）
五、固漏肠 ……………………………………………（306）
1. 手香二核汤 ………………………………………（306）
2. 常用单验方 ………………………………………（307）
第二节　生肌收口 ……………………………………（309）
一、胃疡 ………………………………………………（310）
1. 内疡肚痛散 ………………………………………（310）
二、口疡 ………………………………………………（311）
1. 瓜香地白汁 ………………………………………（311）
2. 窝咀油 ……………………………………………（311）
3. 金尾散 ……………………………………………（311）
三、皮疡 ………………………………………………（312）
1. 五虫祛腐生肌散 …………………………………（312）
2. 常用单验方 ………………………………………（313）
第三节　燥湿敛水 ……………………………………（313）
1. 湿疹外擦剂 ………………………………………（314）
2. 灵光散 ……………………………………………（315）
3. 常用单验方 ………………………………………（315）
4. 消疮搽剂 …………………………………………（316）
第四节　水火烫伤 ……………………………………（317）
1. 火伤汁 ……………………………………………（318）
2. 水火烫伤散 ………………………………………（319）
第十一章　控停剂 ……………………………………（322）
第一节　镇咳 …………………………………………（323）
一、水呛咳 ……………………………………………（323）
1. 水呛方 ……………………………………………（323）
二、寒气咳 ……………………………………………（324）

1. 寒咳饮 …………………………………………………… (324)
2. 常用单验方 ……………………………………………… (325)
3. 补肾润肺丸 ……………………………………………… (326)
三、百日咳 …………………………………………………… (327)
1. 护肺百咳煎 ……………………………………………… (327)
2. 常用单验方 ……………………………………………… (328)
四、肺痨咳 …………………………………………………… (329)
1. 一碗炮火水 ……………………………………………… (329)
2. 朵云肺痨汤 ……………………………………………… (330)
3. 常用单验方 ……………………………………………… (331)
第二节 止吼 ………………………………………………… (332)
1. 热吼汤 …………………………………………………… (332)
2. 麻鹿平喘汤 ……………………………………………… (333)
3. 常用单验方 ……………………………………………… (334)
第三节 镇痛 ………………………………………………… (336)
1. 镇痛散 …………………………………………………… (336)
2. 常用单验方 ……………………………………………… (337)
3. 胃痛散 …………………………………………………… (339)
4. 赤 灼痛汤 ………………………………………………… (340)
5. 常用单验方 ……………………………………………… (340)
6. 痛经三血方 ……………………………………………… (341)
7. 伤科止痛散 ……………………………………………… (342)
第四节 止血 ………………………………………………… (343)
1. 舞鹤止血汤 ……………………………………………… (344)
2. 常用单验方 ……………………………………………… (345)
3. 背蛇止血饮 ……………………………………………… (346)
4. 野鸡金刀苦竹饮 ………………………………………… (347)
5. 三虎止血汤 ……………………………………………… (348)

6. 仙桃还阳咳血汤 …………………………(348)
7. 常用单验方 ……………………………(349)
8. 肺痨咳血汤 ……………………………(351)
9. 血尿积饮 ………………………………(351)
10. 肠风下血汤……………………………(353)
11. 常用单验方……………………………(353)
第十二章 调和剂 …………………………(357)
第一节 调解寒热 …………………………(358)
1. 寒热调解汤 ……………………………(358)
第二节 调肝和中 …………………………(359)
1. 和肝理中汤 ……………………………(360)
2. 蒿针胆热汤 ……………………………(361)
第三节 调和肚肠 …………………………(361)
一、中仓痞满 ………………………………(362)
1. 寒热痞满汤 ……………………………(362)
二、上仓呕吐 ………………………………(363)
1. 调肚止呕阴阳水 ………………………(363)
2. 常用单验方 ……………………………(364)
三、仓内疼痛 ………………………………(365)
1. 山药鸡藤苦荞汤 ………………………(365)
2. 和肚止痛丸 ……………………………(366)
3. 常用单验方 ……………………………(366)
四、下仓泄利 ………………………………(367)
1. 寒热下利汤 ……………………………(367)
2. 常用单验方 ……………………………(368)
第四节 调节神志 …………………………(369)
1. 哑巴症汤 ………………………………(369)
2. 风癫汤 …………………………………(370)

3. 猪痫汤 ……………………………………………… (371)
4. 羊癫汤 ……………………………………………… (372)
5. 怄气伤神汤 ………………………………………… (373)
第五节　调合阴阳 ……………………………………… (373)
1. 双连和气散 ………………………………………… (374)
第六节　调经种子 ……………………………………… (375)
一、调经 ………………………………………………… (376)
1. 养血调经汤 ………………………………………… (376)
2. 血藤月月调经汤 …………………………………… (376)
3. 倒经汤 ……………………………………………… (377)
4. 散热活血调经汤 …………………………………… (378)
5. 常用单验方 ………………………………………… (379)
二、种子（女性不孕） ………………………………… (380)
1. 谷穗助孕汤 ………………………………………… (380)
2. 三子益母汤 ………………………………………… (381)
3. 常用单验方 ………………………………………… (382)
第十三章　固涩剂 ……………………………………… (386)
第一节　固表止汗 ……………………………………… (386)
1. 关门止汗汤 ………………………………………… (387)
第二节　涩肠止泻 ……………………………………… (388)
1. 二壳止泻饮 ………………………………………… (388)
2. 老鸦酸止泻汤 ……………………………………… (389)
3. 六合久痢汤 ………………………………………… (390)
第三节　摄精止遗 ……………………………………… (391)
1. 土牡塞精汤 ………………………………………… (391)
2. 常用单验方 ………………………………………… (392)
第四节　固崩止带 ……………………………………… (393)
一、止崩漏 ……………………………………………… (393)

1. 摆红散 …………………………………………………… (393)
2. 血崩山症汤 ………………………………………………… (394)
3. 双红血崩方 ………………………………………………… (396)
4. 常用单验方 ………………………………………………… (396)
二、止带下 …………………………………………………… (398)
1. 尾笋固带汤 ………………………………………………… (398)
2. 固带化湿饮 ………………………………………………… (399)
3. 千年热带汤 ………………………………………………… (399)
4. 常用单验方 ………………………………………………… (400)
第五节　固宫安胎 …………………………………………… (402)
1. 棕麻安胎汤 ………………………………………………… (403)
2. 胎漏蛋 ……………………………………………………… (403)
第十四章　补益剂 …………………………………………… (406)
第一节　补　气 ……………………………………………… (407)
1. 气虚丸 ……………………………………………………… (407)
2. 益气健脾汤 ………………………………………………… (408)
3. 三参补虚汤 ………………………………………………… (409)
4. 常用单验方 ………………………………………………… (410)
5. 土家补肺汤 ………………………………………………… (412)
6. 压劳汤 ……………………………………………………… (413)
第二节　补血 ………………………………………………… (414)
1. 油麻刺芪汤 ………………………………………………… (414)
2. 真月劳汤 …………………………………………………… (415)
3. 常用单验方 ………………………………………………… (416)
4. 五仁稳心粉 ………………………………………………… (419)
5. 心惊猪心汤 ………………………………………………… (419)
第三节　补精（津） ………………………………………… (421)
1. 扶软汤 ……………………………………………………… (421)

2. 补虚理劳汤 …………………………………… (422)
3. 地兰条参益肾汤 ……………………………… (423)
4. 解热生津汤 …………………………………… (424)
第四节　补火壮阳 ……………………………… (425)
1. 益火壮阳汤 …………………………………… (425)
2. 九牛起痿丸 …………………………………… (426)
3. 常用单验方 …………………………………… (427)
第五节　补脑 …………………………………… (428)
1. 益脑安神汤 …………………………………… (428)
2. 常用单验方 …………………………………… (429)
3. 天珠散 ………………………………………… (430)
4. 眩晕汤 ………………………………………… (431)
第十五章　接续剂 ……………………………… (434)
第一节　理肉续筋 ……………………………… (435)
1. 柏脂地龙散 …………………………………… (436)
2. 驹罗散 ………………………………………… (436)
3. 常用单验方 …………………………………… (438)
4. 跌打散血方 …………………………………… (438)
5. 天王金龙跌打酒 ……………………………… (439)
6. 跌打损伤常用单验方（内服） ……………… (441)
7. 跌打损伤常用单验方（外治） ……………… (442)
8. 舒筋活络酒 …………………………………… (443)
9. 闪挫常用单验方 ……………………………… (444)
第二节　接骨愈伤 ……………………………… (444)
1. 接骨止痛汤 …………………………………… (445)
2. 红老鱼鳅串骨饮 ……………………………… (446)
3. 骨折常用单验方 ……………………………… (447)
第三节　麻醉止痛 ……………………………… (451)

1. 麻药汁 …………………………………………………… (452)
2. 麻皮水 …………………………………………………… (453)
第十六章　利窍剂 …………………………………………… (455)
第一节　眼窍类 ……………………………………………… (455)
1. 火眼贴敷剂 ………………………………………………… (456)
2. 常用单验方 ………………………………………………… (457)
3. 萝卜花熏洗方 ……………………………………………… (458)
4. 愈翳散 …………………………………………………… (458)
5. 常用单验方 ………………………………………………… (459)
6. 夜盲复明饮 ………………………………………………… (460)
7. 眼窍怪病方 ………………………………………………… (461)
第二节　耳窍类 ……………………………………………… (463)
1. 响铃通耳汤 ………………………………………………… (464)
2. 常用单验方 ………………………………………………… (464)
3. 灌蚕耳散 ………………………………………………… (465)
4. 常用单验方 ………………………………………………… (466)
第三节　鼻窍类 ……………………………………………… (467)
1. 鼻齁汤 …………………………………………………… (467)
2. 银鸡汤 …………………………………………………… (468)
3. 治虫、假肉方涎涕汁 ……………………………………… (469)
4. 鼻假肉散 ………………………………………………… (469)
第四节　口窍类 ……………………………………………… (470)
1. 鱼辣爪龙散 ………………………………………………… (470)
2. 常用单验方 ………………………………………………… (471)
3. 牙病诸方 ………………………………………………… (473)
第五节　喉窍类 ……………………………………………… (474)
1. 锁喉风散 ………………………………………………… (474)
2. 鸭姑劳饮 ………………………………………………… (475)

3. 白喉散 …………………………………………………… (476)
4. 喉痈救驾汤 ……………………………………………… (477)
5. 常用单验方 ……………………………………………… (478)
6. 喉蚁散 …………………………………………………… (479)
第六节　乳窍类 ………………………………………………… (480)
1. 萱草通乳饮 ……………………………………………… (480)
第七节　后窍类 ………………………………………………… (481)
1. 肛痒汤 …………………………………………………… (482)
2. 松毛臭丹洗肛汤 ………………………………………… (482)
3. 百奶汤 …………………………………………………… (482)
4. 玉花痔疮汤 ……………………………………………… (482)
主要参考书目 …………………………………………………… (485)
方名索引 ………………………………………………………… (486)
后　记 …………………………………………………………… (501)

上篇 总 论

第一章 土家医方剂学发展概况

土家族是我国人口超过百万（约900万人口），唯一不在边疆，深居祖国内陆腹地的少数民族。土家族以“毕兹卡”为族称（本地人的意思），世代居住在湘、鄂、渝、黔毗邻的武陵山脉，也称武陵土家。土家族是有语言而无文字的少数民族。土家语为汉藏语系藏缅语族土家语支。[1]土家族以其悠久的历史和勇敢勤劳的精神著称于世。据武陵土家地区考古资料，早在人类的童年，武陵山区就是人类活跃地带之一。从旧石器时代鄂西南“长阳人”（现湖北省长阳土家族自治县），湖南省湘西泸溪县白沙镇田溪口旧石器遗址，到新石器时期的三峡大溪文化，及新近考古发现的龙山县里耶古镇战国古城和“秦简文化”，这些地下考古史料证实，武陵山区自古以来就是土家族先民的生活地带，土家族千百年来就是生活在这块神奇土地上的土著民族。土家族民族文化绚丽多彩，多以原生态形式世代相传，如“梯玛神歌”、“茅古斯舞”、“摆手舞”、中国四大名锦之一的“西兰卡普”（土家族织锦）等民族文化。土家族的悠久历史和多彩的民族文化，是由地下考古史料、地上文史馆藏资料、民间原生态现存文化，以及民间“口碑”活体文化四种文化现象，共同构建而成。[2]

第一节　土家族医药发展简史

土家族医药文化是土家族民族文化的重要组成部分，同样有着深厚的文化背景和悠久的历史。她有丰富的医药文化资源，独特的传统医疗方法，如“五术一体”的传统外治法，即用“刀、针、水、火、药”五种方法集于一体的治疗方法。土家族医药文化是从先民们“尝草识药”、“治验疾病”的原始医疗活动中开始的，从远古到现今，经历千百年的生活与医疗实践，才逐渐积累和发展起来的本民族传统医药学。土家族医药学的形成与发展与其社会发展一样，是从远古时期或史前时期的医药初始活动，到先秦时期楚巫的传入，及土家族先民“梯玛”的影响，形成土家族医药发展史上的巫医文化现象；以及后来“梯玛”文化和“法术”出现，其对土家族人类学、医药学的认识和贡献，进而形成由“梯玛”文化传衍出来的早期土家族特殊医学——“巫医一家”时期。“土家族医药源起和形成于秦汉，唐宋以来得以逐渐发展，到了清代‘改土归流’后，土家族医药开始有了抄本或木刻本的土家族医学著作的出现，是土家族医药发展史上由‘口承’到‘文传’的过渡时期”。“梯玛”、“水师”在土家族医药的发展进程中曾经起到某些作用，但由于他们的医术有限，疗效往往不佳，患者之中有信医不信巫，找那些不懂巫的药匠看病，并从中获得了疗效，受到人们的好评，在医疗实践活动中逐渐接受了土家族药匠或当地走方郎中的医疗活动。正是由于土家族药匠的出现，促进了土家族医药的发展。土家族药医是医匠不分的，即诊脉看病，又采药配方，还要“服侍”病人，这就是“医药一家”、“医护一家”时期，是土家族医药发展史上较为重要的时期。土家族医药在经历了起源、形成和初步发展几个历史阶段后，进入快速发展时期只是近 20 多年的事。从上世纪80年代以来，国家制定了发展民族医药的政策，在“发掘、整理、总结、提高”方针的指引下，土家族地区的民族医药科研工作者，对土家族医药进行了深入的调查研究，收集到土家族民间医药的许多第一手资料，如民族医药手抄本、诊疗工具、药材标本、口传的声音和影像资料等原生态活体文献资料，基本上掌握了各地土家族医药的家底，为土家族医药的发展奠定了良好的基础。在调研的基础上，对土家族民间医药进行文献整理、临床应用、对外学术交流和药物的研究开发。通过对土家族医药的科学研究，各地取得一批优秀成果。一是学术成果。湖南省湘西自治州土家族苗族自治州民族医药研究所的专家学者们出版了《土家族医药学》、《土家族医学史》、《土家族医药研究新论》、《土家医疗法》、《中国民族药炮制集成》（书中介绍了较多的土家族药物炮制方法）等土家族医学术专著。湖北省恩施自治州土家族苗族学者出版了《土家族医药学概论》，即将出版的有《土家族药志》。国内土家族医药工作者在各级专业学术会议或专业刊物上发表土家族学术论文200余篇。二是科技成果。湘西自治州近20年来，先后取得土家族医药研究科技成果10余项，其中《土家族诊断与治疗方法研究》、《土家族医药研究》等4项研究成果先后获省部级科技进步奖。《土家族医药发展史研究》、《土家药龟龙丸治疗慢性溃疡性结肠炎临床与实验研究》、《土家族药材鉴别研究》、《土家医方剂理论整理研究》等8项研究成果，先后获湖南省中医药科技进步奖或湘西自治州科技进步奖。湖北省恩施州也有几项成果获奖，如“灯灸下屏治疗腮腺炎”、“小儿护脑健脑枕”等获湖北高校科技成果奖。三是在临床应用上，特别是在专科专病的建设上成绩较为突出。由湘西自治州民族中医院、州民族医药研究所和湖北省咸丰县中医院承担的全国第一批民族医药专科专病建设项目结肠炎专病、风湿病专科，通过几年的建设，目前通过国家中医药管理局组织的验收，充分显示了土家族医药的临床活力，为土家族医药的临床研究和专科专病的建设提供了较好的经验。国内其他土家族医药的临床应用也开展得较为活跃，如湘西土家族民间的封刀接骨法治疗骨伤疾病，小儿提风法治疗小儿疳症（土家医称为走胎病），湖北恩施州的痔瘘专科、肝病专科等，在临床上均取得较好疗效。四是在土家族药物研发上也有所突破。湘西宏成制药有限公司，研发成功我国第一个具有自主知识产权的国家中药三类新药“复方桐油烧伤油”，为国药准字原创新药。“该药具有抗感染性强、止痛快、疗程短、愈后无疤痕等优点。”还有一些临床疗效好的土家族药制剂用于临床，如湘西州的“龟龙丸”治疗慢性结肠炎，恩施州的竹节人参制剂，湘西永顺县的“八棱麻制剂”等。还有的土家族药物方剂申请了知识产权保护，如湘西杨氏将祖传几代治疗烧伤的配方“完肤露”，以“一种治疗皮肤创伤的药物”申请了专利，并获发明专利证书等。在土家族药物中提取原料药或中间体也取得成效。如从土家族药物水黄连中提取獐牙菜苦苷，从土家族药酸汤杆中提取白藜芦醇，从百合中提取百合苷等。湖南老爹公司用土家族民族药洋桃研制的保健品“果王素”，具有降低血脂，延缓衰老的作用。五是在土家族医药的学术上，加大了对外交流，弘扬了土家族医药学术。为继承和提高土家族民药学术水平，近20年来，国内土家族地区先后召开了多次土家族医药学术会议，专题研讨土家族医药学术的继承、创新与发展等问题。1988年湖南省民族医药研究会在湘西吉首市召开了“土家族医药学术研讨会”。2001年，由中国民族医药学会主办，湘西州承办的“全国土家族医药学术会议”在吉首市召开。2002年，由中国民族医药学会主办，湖北省恩施自治州有关部门承办的“全国土家族苗族医药学术会议”在恩施市召开。这几次会议是专题研究讨论土家族医药学术的会议。另外，湖南省民族医药专业委员会从1988年以来，先后召开了10余次全省性的民族医药学术会议，其中重要内容之一就是土家族民族医药学术交流。在以上多次土家族医药学术会议上，有200多篇学术论文在会议交流。另外，中国民族医药学会土家族医药专家委员会，也经常推荐有关土家族医药临床、科研等优秀学术论文参加专业会议交流或专业杂志发表。

第二节　土家族医药学术特点[3,4]

一、土家族医学基础理论

土家族医学基础理论体系是由对人体的认识观、人体结构、生理、病理、诊断、治疗、养生保健等学术特点构建的土家族医学基础理论体系。

（一）天人合一的认识观

土家族医药学的指导思想，归纳起来就是天人合一的认识观。认为人与自然界是一个整体，天与地是一个整体，天、地、人共同构成大自然。土家族药匠（医生的尊称）用古朴的自然哲学理论认识自然、认识人体。药匠认为："世界是物质的，人也是由物质组成的……在古代，人们认为气是构成世界上一切事物的基本物质，是构成万物的因素。"自然界由天地人三种元素共同组成，天人相应，是人与自然和谐发展的系统工程。土家医藉用自然界的天、地、人三元关系来认识人体生理和病理变化规律，他们把这种学术思想总结成为"三元"学说。

（二）人体结构和生理功能特点

土家族医学以"三元学说"为基础理论，用"天、地、人"或"天、地、水"的自然认识观，认识人体结构和生理现象。如将人体物质基础归纳为气、血、精。将人体解部位分为上、中、下三元。人类的生命物质——气、血、精都是由三元中的脏器所产生，人体的各种生命现象均受三元内脏所支配。人体的气、血、精经上元之天，中元之地，下元之水而循环往复，灌注全身以维持人体正常的生命活动。总之，气、血、精与三元脏器相生相依，完成体内新陈代谢。

（三）病因学特点

土家医将疾病原因分为三大类。一是邪气（或称瘟气），指自然界的风、寒、湿、火四种；二是人们在生产或生活中遭遇的伤疾原因，如劳伤、动运、动物咬伤、饮食伤（伤食）、交通伤等原因引起的疾病；三是情志，指心神原因引起的疾病为情志所致。

（四）病理学特点

土家医认为，疾病的基本病理变化由气血失调、冷热失衡及气血精演变逆乱三种原因而引起的病理发生发展过程。气血失调是疾病最基本的病理原因，气是人体生命活动的动力所在，血是人体营养的源泉。气血充足，人体生命活动旺盛。冷热平衡是维持机体正常功能的基本条件，在病因的作用下，引起冷热平衡，是疾病发生的又一基本病理变化过程。气血精是维持人体必需物质，气血精生化与供给逆乱，是造成疾病变化的重要原因。所以说，土家医对气血的正常运行、冷热的动态平衡和气血精的生化与供给的认识，都是来源于“三元学说”的指导。

（五）诊断学特点

土家医诊断疾病的方法有“看、问、听、脉、摸”五种，土家医简称“五诊法”。通过“五诊法”来全面收集有关疾病发生的相关依据，为准确判断疾病的病因、病变部位、疾病的性质和疾病的程度提供依据。

（六）临床治疗学特点

土家医临床治疗学是由治则、治法和治疗手段组成。在用药原则上，遵循寒则热之、热则寒之、亏则补之、实则泻之、阻则通之、肿则消之、惊则镇之、湿则祛之等八大原则。在治疗原则采用汗法、泻法、赶法、止法、补法、温法、清法等七种方法。在治疗手段上，以药物内服为主，兼用传统外治法。外治法突出土家医“五术一体”的特点，将“刀、针、火、水、药”融为一体，以提高临床治疗效果。在“五术一体”外治法的基础上，经过历代药匠不断的实践和经验总结，使外治方法得以丰富和完善，发展到今天，土家医有20余种外治方法，大体分为推拿疗法、封刀接骨、火功疗法及其它外治疗法。

（七）养生学特点

土家族人民在长期的生产劳动中，在与疾病的斗争中积累了丰富的防病治疗经验，同时也找到养生保健的方法，即健康与长寿之道。通过对生命的保健，提高了土家族人民的生活与生命质量，达到健康与长寿的目地，同时也形成土家族特有的养生文化。药匠们总结出“顺应自然、调食养神、起居有常、卫固三元、避瘟祛邪、健体强身、保养长寿”的养生观，以度期颐之年。[8]土家族养生文化，它反映了土家族人民世世代代对完美人生的愿望和追求，人与自然的和谐共存，促进了土家族以康寿之道为核心的养生文化的发展。

二、土家医临床医学

（一）疾病命名的特点

土家医在长期的医疗实践中根据疾病的发病规律，总结出六种命名方法：一是根据发病部位命名，二是按临床表现命名，三是以动物形象命名，四是按病因命名，五是以发病季节命名，六是按疾病的性质命名。

（二）疾病分类的特点

土家医对病症分类主要从三个方面进行分门别类。一是按时间分类。即按古时的十月太阳历计时法对疾病进行分类。如36症，倍之则为72症；十之则为360大症；36症加72疾则为108症疾等。二是按三伤（跌打损伤、刀枪伤、虫兽伤）、七症（惊症、疾症、尿积症、火症、寒症、虚症、闭症）、八类（水病类、气病类、风病类、劳病类、流痰类、疡子类、疱疮类、霉病类）进行分类。三是按土家医的传统方法分类。这种分类方法，是以数字加病名来分类，如72症、72痧、36惊、24霉、12走胎、108杂症。这样由数字到病名分类便于记忆。

（三）临床证候与证治特点

土家医临床医学是以证候（或称症疾）和证治为主要学术支点。证候学是揭示疾病的分布特点、变化规律及临床辨证的一门临床学问。临床证候学主要包括探讨病因、病机、临床检查、诊断方法、疾病主证的诊断标准、治则方药、临床疾症的疗效标准，以及证候学相关的评价体系。

（四）“服侍”技术特点

在土家医学的称谓中，没有护理这个名词。对病人的护理称服侍。土家医非常注重“三分治疗，七分服侍”这个医疗过程。历史上没有专职的服侍人员，是药匠一身兼，即医护一家。土家医服侍技术和方法较多，归纳起来有五大类，即临床服侍、心理服侍、饮食服侍、药物服侍、气候服侍。

三、土家医药物学

（一）药物性味功能

土家族药匠一般将药物性能分为三大类。一是冷性药，二是热性药，三是平性药。土家族药匠在长期医疗活动中，总结出土家族药物的酸、甜、苦、辣、咸、涩、麻、淡八种药物性味。

（二）药物分类方法

按药物性能分类，分为冷性药（寒性）、热性药（温性）和平性药。这种分类方法，每类药物品种较多，记忆不方便，药匠们只记常用的药物。

按药物作用分类，分为败毒药、表药、赶气药、赶风药、赶火药、赶食药、消水药、下药、止咳药、喜药、隔喜药、打伤药、打虫药、火疤药、蛇药等20多类。

按三十六、七十二序数分类，药匠将作用大致相同的药物按序数分成若干大类，主要用三十六与七十二这两个序数分类。如“三十六血”、“三十六蜈蚣”、“七十二七”、“七十二还阳”、“七十二参”、“七十二莲”、“七十二风”。在临床应用上“七十二七”、“三十六血、”、“七十二风”等几类药较为常用。

（三）用药方法及特点

在用药方法上，以内服为主，结合外用有20多种。常用的有煎服法、炖服法、磨汁法、酒泡法、碾末法、蜜丸法、嘴嚼法、外敷法、挤汁法、煨法、外洗法、气蒸药熏法、点眼法、饮疗法、包裹吞服法、塞鼻法、调擦法、药物佩挂法、含嗽法、外揉法、药灸法等。

应用药物以植物药为主，草本植物居首位，多为鲜用。动物药其次，矿物药应用较少。土家族医民间用药经验丰富，总结出许多关于药物防病治病的谚语、口诀和歌谣。如药物性味的谚语有：“藤木空心定祛风，对枝树叶可除红。苦麻药物能赶气，酸燥止痢甜补脾。”药物功能口诀有：“打得地下爬，离不开四两麻。打在地下困，离不开五虎进。”这些民间谚语、口诀言简意赅，既是土家医用药经验总结，又是朴素的药学理论。

（四）医方的学术特点

土家族医方，俗称方子，是土家医临床医学的重要组成部分。方子是土家族民间对单方、验方、秘方的称呼。土家医方剂就是在众多医方的基础上形成的。其理论基础包括方剂的形成、用药原则、方剂类型、方剂组成原则、方剂临床应用、方剂配伍等。

（五）临床药物反畏与禁忌的学术特点

土家医临床药学中讲究反畏与禁忌，形成自已的配伍禁忌学术特色。土家族各地药匠总结的反畏药物，如生药十三反、三十六反、十四反三大反药体系。如湘西土家族药匠总结出来的草药十四反，鄂西南土家族地区药匠总结出来的生药十三反、草药三十六反。这三大反药体系，均用谚语或歌谣等形式代代传诵至今。三大反药体系，是历代土家族药匠在不同时期、不同地区分别总结出的药物反畏现象与用药经验。在这些反药中，药物品种相同或相似的较多，有些品种各异，但总的讲来是将有副毒作用与反畏现象的药物进行归纳总结，为临床安全用药提供了经验，丰富了土家医临床药学理论。在配伍禁忌上，主要注重“反药”的临床应用。如特殊患者的禁忌，服法上的禁忌，妇女在孕期的禁忌，部分患者在治疗期间要禁口、禁身子、禁生冷等各种禁忌。

（六）药物炮制特点

土家族药匠根据药物性能和临床用药要求，对药材进行各种不同的加工炮制，以保证临床用药安全有效。土家族药匠在加工炮制中总结出 20 多种方法，有切制法、磨捣法、煨制法、泡制法、炒制法、炙法、煅法（又分为明煅、煅淬、闷煅或扣锅煅四种方法）、蒸法、煮法、水飞法、埋制法、汗渍法、佩干法、磨制法、烤制法、烧制法、腌制法、露制法、发芽法等。

炮制辅料也是有讲究的，根据炮制后药物的性能发生改变而选择辅料。辅料又分两大类：一是液体辅料，如人乳、人尿、醋、酒、米泔水、植物油、蜜等；二是固体辅料，如黄土、河砂、生姜、白蜡等。

四、土家族人文医学

（一）人文医学的传承特点

土家族医药文化主要靠民间“口承”形式流传至今。也有一些医药文化史料零星记载在地方史志中。到了晚清也出现木刻本地方医药书籍。土家族医药文化口承形式有：家族世代相传；跟师、从师（或参师）；民间流传；历史传说和典故传说；谚语、歌谣或歌舞；口诀、咒语相传。

有关土家族医药文化的文传史料，在有关地方史志或历代本草著作中收载了武陵土家本草。如在《图经本草》、《经史证类备急本草》、《本草品汇精要》、《本草纲目》等本草学著作中都有土家族地区的药物记载。其次是民间的手抄本，抄录土家族民间的医药资料。到了晚清土家族民间出现木刻本医药书籍，如鄂西名医汪古珊编著，具有土家族医学特色的《医学萃精》木刻本的问世。

（二）人文医学的基础——人文关怀

土家医人文医学的一个显著特点，就是体现在人文关怀上。在土家族民间，药匠是很受人欢迎的，由于他们有一技之长和高尚的医德而受人尊重。土家医人文关怀主要体现在以下几个方面：一是药匠把看病治疗作为一种天职，诊疗不分贫富，也不分男女老幼，一视同仁，态度和蔼，服务热情周到；二是随叫随诊。病轻者来药匠家登门求医，病重者药匠上门诊疗疾病；三是看病不计报酬。一般以义务行医为主，不收钱财。职业药匠，看病时先不收钱物，待病好后收一点诊疗费。贫困家没有钱的，也可赊账。有的治愈患者，过年时送药匠一点礼物拜个年，就算感谢药匠。没有钱的帮个工或记个人情账，以后有钱了再送给药匠；四是医术不保守。药匠把常用的药或治疗方法告诉病人，让病人在治疗疾病的同时，也学会一些小伤小病的药物或治疗方法；五是“三分治疗，七分服侍”。土家族药匠在治疗上很讲究药物与心理治疗的关系，强调“三分药物治疗，七分人文服侍”的理念，从生理或心理角度服侍和关怀病人，使病人得到康复。

（三）人文医学模式——集医药护于一家

土家族医药从远古萌芽，到巫的出现，巫医的形成到医巫一家，以及后来土家族水师、药匠的出现，他们都是从学药、学医、学服侍的三位一体模式中走出来的。在土家族医学历史上称为医药一家、医护一家。土家族称医生为药匠的原故就在此。土家族后人学医，师父要徒弟先学会做人再学医。一般是先学药，后学医，在采药、识药、尝药、用药时学诊疗、服侍疾病的经验、技术，掌握医药护知识，为后来学成当药匠累积医药经验。这种学医的模式，培养出来的民间医生是土家族的实用医学人才，千百年来为土家人服务。

第三节　土家医方剂学的形成与发展

土家医方剂学是土家族先民在“尝草识药，治验疾病”的医疗实践中，从一药、一方，到治病验方的过程中逐渐积累和形成的方药文化。这个过程是漫长的，经历了几千年，这些单、验方在历代本草文献或相关考古资料中有散在记载，或在土家族民间以“口碑”文献世代口耳相传至今。

一、地下考古文献资料中的方药文化

近代武陵土家地区在考古工作中发现了许多与医药活动有关的地下文史资料，如三峡地区的巴盐等。盐巴文化与土家族方药文化有密切的关系。古代土家族先民之一的巴人，生活在今三峡一带的巴子国，因盛产井盐而闻名天下，故称盐巴或巴盐。盐巴早在《山海经》中就有记载。古代巴人及其后裔凭借“渔盐之利”，自汉代以来，三峡地区的盐业（巴盐）就“咸”遍周边及西南各地。近年来，在三峡地区发现了忠县的涂井、开县的王泉井、云阳县的白鬼井、巫溪县的白虎井等一口口废弃的古盐井遗迹，大量的制盐工县和运输栈道，证实早在两千多年前，巴人用巴盐铺就了一条盐文化长廊。

盐巴，是巴人或土家族先民最早应用于临床治疗的药物之一。盐巴，具有食与疗的作用。盐巴性寒，味咸，具有消火、凉血、解毒、涌吐等功效。盐巴在土家族民间多为单方或验方用于临床治疗疾病。用食盐泡水，含漱治疗齿龈出血、咽喉肿痛、牙痛。温盐水洗目翳，洗伤口，清洗毒虫螫伤。热盐熨腰腿寒疾。热盐水内服主治食停中脘、心腹胀痛等多种疾病。盐巴，自古就是土家族先民的保健良药和食用佳品。如盐粉、盐水就是土家医一药一方的早期医学代表单方。在土家族医药方药文化发展历史上，除了盐巴外，还有许多独具土家族特色的民族药物及民间单方验方。

二、土家族传统地道药物与方药文化

土家族地区是我国重要药材出产地，历史上各类地道药材有黄连、辰砂等。黄连，形如鸡爪称鸡爪连，产川东，又称川连。是我国黄连主产地重庆市石柱土家族自治县及毗邻的湖北省恩施土家族苗族自治州利川市等土家族地区的地道药材，也是驰名中外的名贵中药材。黄连，在土家族民间有悠久的应用历史和丰富的药物资源，是土家族传统名贵药材。唐天宝元年（742 年），石柱曾“上贡黄连十斤、木药子百粒”。黄连作为朝廷贡品，可见其名贵。《名医别录》云：“（黄连）生巫阳及蜀郡，太山，二月、八月采。”土家族民间用黄连煮水，外用清洗伤口，外洗伤痛，温水洗眼。药水内服，主治赤白痢症。黄连粉，水调、外敷，主治跌打损伤。用黄连单方治疗各种疾病，是土家族药匠必备药品。

丹砂，又名“朱砂”、“辰砂”，因出产地在武陵郡辰州（今湘西辰溪一带）而得名。“辰砂”是湘西著名地道药材，“味甘微寒，主身体五脏百病，养精神，安魂魄，益气，明目，杀精魅邪恶鬼。久服通神明，不老。”丹砂，为道家“仙药”、“不死药”炼丹的重要原料。土家族药匠将丹砂多用于治疗毒气、疥疮等皮肤疾病。

三、土家族民俗文化中的方药文化现象

许多土家族民俗有着深厚的医药文化背景。如节日文化中最能展现方药文化的是端午佳节。酉水流域的土家族有祭祀屈原的习俗，吃粽子，悬挂艾叶、菖蒲防虫蛇，洒雄黄酒以禳毒气。土家族习俗食角黍盐蛋、饮雄黄酒、以雄黄酒涂小儿耳鼻以避百毒，艾叶菖蒲汤浴身，雄黄酒并蒜汁遍洒户外壁间避虫蛇。通过方药文化再现土家族远古的文明。

艾叶，又称艾蒿，为多年生草本植物，气味芳香，土家族民间用于杀虫、防蚊蝇。在土家族山寨，将艾叶剪成虎形，妇人佩戴，有避邪防病作用。五月端午节，土家族山寨家家门上挂艾叶、菖蒲，或薰艾草，借以避邪。艾叶，具有气味芳香，通九窍，灸疾病之功效。土家族药匠用干燥艾叶捣成艾绒，灸治多种慢性寒性痹证、腰腿痛，土家族民间称之为烧艾。在土家族山寨

的老药匠，基本上都备有艾绒或艾条（将艾叶用黄草纸包裹），用土家族传统方药和疗法治疗疾病。

菖蒲，其根茎具有镇痛、健胃、驱风寒和利尿作用。每到五月端午，土家族民间将菖蒲与艾叶悬挂门上，因为菖蒲的叶子长而直，像一把双刃宝剑，悬挂门口意在保护家宅平安和避邪。土家族药匠将菖蒲根茎切碎泡酒，内服或外用，有行气活血、镇痛祛风、延年益寿之功效。

雄黄，矿物药材，能杀百毒。雄黄泡酒，杀蚊虫及五毒（蛇、蜈蚣、壁虎、蜘蛛、蝎等）。雄黄酒洒屋内外，防虫蛇、蚊蝇等。雄黄酒抹人体耳、鼻、手腕、脚腕、头等暴露部位，可防蚊虫叮咬。

土家族三月三有吃地米菜煮鸡蛋的习俗，说是不生疱疮。地米菜有清热解毒之功。三月三吃社饭，社饭是用蒿菜、糯米、腊肉合煮而成。

另外，土家族民间有用高良姜、菖蒲等芳香、温中散寒药物制成布包，随身携带，用于预防或治疗心气痛等多种疾病。

四、历代文献资料中有关土家族方药文化

《证类本草》，北宋年间（1086 年）唐慎微著。书中收载黔中郡、施州、武陵山谷等土家族地区药物 20 余种，如海金沙、石百草、野猪尾、瓜藤、独用藤、岸棕、紫背金盘草、小儿群、野兰根、龙牙草、半天回、蜀椒、白药、红茂草、露筋草、土茯苓等。

海金沙，土家族药名为斑鸠窝，主通利小便。《经史证类备急本草》曰："出黔中郡"，产于黔中山谷等地。湘西历史上属黔中郡。土家族民间用于治疗痧症，用海金沙全草煮鸡蛋，内服药煮鸡蛋及药水，见效快。在《证类本草》中记有："治小便不通，脐下满闷方：海金沙一两，腊面茶半两，二味捣碾令细。每

服三线，煎生姜甘草汤调下，服无时，未通再服。”

土茯苓，生鄂西施州。土家族民间用土茯苓根去皮，焙干，磨成粉，外敷主治疮毒等。

蜀椒，生武陵川谷、巴郡等地，是食疗两用佳品，土家族民间俗称辣子，性热，无毒。土家族药匠用辣子治疗寒性病症，如用辣子或辣椒树根煮水，温水泡脚，主治冻伤。

《本草品汇精要》是明代官修本草，该书收载鄂西施州土家族民间药物19种，并介绍当地土人用药经验和单验方。

刺猪苓，生施州，春夏采根，“土人削皮，焙干用。敷疮毒、殊效”。

红茂草，生施州，春取根叶，味苦，性大凉，主痈疽疮肿。取根叶焙干为末，以冷水调贴之。

半天回，生施州，夏月取根，味苦涩，性温。验方：半天回、鸡翁藤、野兰根、崖根各等分，洗净，去粗皮焙干，捣成末，用温酒服，每次2钱，疗妇人血气，五劳七伤等。

龙牙草，生施州，味辛涩，性温。春夏取根，焙干碾末，主治赤白痢。

都管草，味苦辣，性寒。二、八月取根，阴干。用醋磨外涂，主治风痛肿毒。

小儿群，生施州。味辛，性凉，用其根。验方：小儿群根、施花根两味，洗净焙干，捣为细末，每服一钱，温酒调下，治疗尿淋等疾病。

紫背金盘草，生施州，味辛涩，性热。用其根，去精皮焙干，碾末，温酒调服，半钱，主治妇人血气，能消胎气。

大木皮，生施州。味苦涩，性温，无毒。用其根。验方：用大木皮、苦桃皮、樱桃皮三味、去精皮净洗，焙干，捣成末，酒调服，一钱，主治热毒气。

瓜藤，生施州，用皮。味甘，性凉。验方：瓜藤皮、刺猪苓皮，洗净，去粗皮，焙干，捣成末，用甘草水调贴，治诸热毒恶疱等疾病。

金棱草，生施州，用皮。味辛，性温。验方：金枝草、马接脚、续筋各等分，去粗皮，洗净，焙干，捣用末。用温酒调服，一钱，主治筋骨疼痛。

金星草，生施州，用叶和根。味苦，性寒。金星草的叶、根，用酒煎服上，或作药末，冷水服，或用药水涂疱肿外，主治痈疽疮毒，发背肿痛、结核等，殊效。

黄药根，生施州，二、三月或十月采根，曝干。味苦，性平。主疮瘘喉痹、蛇犬咬伤等。去粗皮细毛，锉碎用，亦含亦涂。

明代李时珍《本草纲目》一书中，收载湖北施州、湖南武陵、黔中郡、溪州等地土人、巴人药用本草30多种。书中还介绍了土人、巴人用药单方、验方。现简要介绍几种药和单方、验方。

石长生，生施州，味苦，大凉，无毒。用根叶。主痈疽疮肿，焙研为末，冷水调贴患处。

白马骨，生施州，用皮。性温，无毒。验方："土人用苦桃皮、樱桃皮、白马骨皮等分，三皮刮洗净，焙干等分，捣罗，酒服一钱，治一切热毒也。"

蓝藤，生施州，用皮，味辛，温，无毒。皮煮汁内服，主治冷气咳嗽。验方：蓝藤、刺猪苓，等分，去粗皮，焙干，捣末，用甘草水调贴之，主诸热毒恶疮。

独用藤，生施州，用皮。味苦，辛热，无毒。验方：独用藤、小赤药头各等分，焙干，研末，酒服一钱，主心气痛。

清中状元吴其濬（1789～1841），在任湖南、湖北、贵州省巡抚时，著有《植物名实图考》一书，记载了施州、武陵一带土人、土医药物188种。在药物中还附用治病单验方，如见肿消、金鸡尾、土里麻、一支黄花、铁马鞭、土当归、糖刺果、半边风等。

五、土家族民间流传的方药文化

在土家族民间，不管是药匠或是民众，特别是中老年人都晓得一点治病的方药，多为单方，即一方一药或验方。民间方药流传久，数量多，有的药匠还将单方、验方抄写在本上。目前土家族民间流传有多种“版本”的抄本，少则十余首，多则上百首。这些单方、验方都是历代药匠传承下来的治病经验，有的确有良效，起到立竿见影的作用。

民间神话、故事流传的方药。传说古代土家族民间有一位药王爷爷，在山采药，遍尝百草。有一次药王爷爷尝药后中毒昏倒在一棵老茶树下，次日晨，茶树叶上的露水滴入药王爷爷口中，他慢慢苏醒过来，于是知道了茶叶的解毒作用。现在土家族民间仍有嚼茶叶及饮茶以解食物之毒的风俗。茶叶确有清热解毒功效。

在鄂西南土家族民间，有一个“党参的来历”的故事。古时候鄂西南山区流传着一种怪病，“病人气短，体弱，四肢无力，脉虚，面黄肌瘦，不死不活，十分痛苦”。当地有一位姓党的药匠受到神仙的指点，到深山中找到一种植物，治好这种怪病，获得了新生。土家族为了纪念这位姓党的药匠，就将这种植物取名为党生（参）。党参是土家族民间常用药材，具有补中益气、生津止渴的作用，药匠们将党参做用补药，作单方用或在验方中加党参治疗疾病。

在民间还有许多歌谣、谚语记录了土家族药物及治病方药。如用鱼腥草方药治病，有这么一段谚语：“喉痛眼迷尿不通，清热解毒鱼腥草，身上长疱和长疔，熬敷膏药贴上面。”鱼腥草有败毒赶火、消水杀虫功效，是食疗两用的土家族民间常用药物。

民间多用单方，如凉醋鱼腥草根作菜，清爽可口，有清热解毒、清利咽喉、健脾胃之功效。

土家族民间方药除了民间千百年流传的单验方外，还有药匠手中的抄本。如湘西自治州龙山县洗车河镇已故老药匠彭大善藏有《二十四惊症》抄本，并附有验方多首。张家界市永定区大坪镇老药匠赵善林藏有《七十二症》及《二十四惊风》抄本，收载药方百余首。湘西自治州泸溪县白洋溪乡老药匠周通群也藏有《七十二症卷》抄本，收载方药39首。湘西自治州永顺县陈复兴老药匠藏有《急救药方》抄本，载有60首。陈正达老药匠藏有《老祖传秘方》，载方101个。在湖北省鄂西土家族民间，清末名医秦子文著有《玲珑医鉴》（手抄本），约20余万字，收录较多的民间单验方。秦子文还著有《验方集锦》，待整理。鄂西土家族名医汪古珊著有《医学萃精》，收方493个，其中内科杂证方113个，急救便方137个，外科各症方112个，妇科病症方131个。鄂西民间还流传有《医方精选》、《人兽医方录》等方药抄本。

上世纪70~80年代，土家族地区对民间单方验方进行收集整理。如湘西自治州的大庸县（现张家界市永定区）编印的《农村常用中草药单方验方秘方集》收载当地土家族民间单方、验方、秘方共741个。这些方药基本上都是老药匠所献，如治疗红痧症、老鼠打洞症、癞子症、流痰、蛇伤、鹅口疮、崩红崩白、胞衣不下的等土家医病证之方。湖北省恩施土家族苗族自治州咸丰县汇编的《中草药单验方》，收载治疗各科疾病的单方、验方、秘方600多个，当时印5000多册发到全县卫生院、卫生院医生及社员手中，普及土家族医防病治病知识。湖北省恩施自治州收集单方验方3319个。湖北省长阳土家族自治县编写该县土家族民间单方验方集《单方验方一百十一则》。湘西桑植县（现属张家界市）编写了《桑植中草药资源名录》，收载土家族民间单方、验方、秘方1062首。湘西自治州在中草药普查中收集单方、验方1000多个。湘西自治州民族医药研究所收集全州土家族民间方药3000多个，汇编成《土家族民间奇效良方》，载方1000首。其中有鄂西老土家医周柱贤所献的“胖娃娃”方，治疗小儿疳积（土家医称为走胎），疗效好，故名“胖娃娃”。该方由五谷虫、神曲、白面油，制成糕点样药块，内服。湘西土家族民间方，由肥猪头粉、血余、茶油、鸡蛋制成的荷包蛋，内服，治疗消化性溃疡及出血，疗效好。单方水黄连，煎水内服，主治肠炎、痢疾等多种疾病。

土家族民间方药文化资源丰富，方药文化是土家族医药重要组成部分，土家族医药多以方药的形式流传至今。

六、当代土家族医方剂学研究

从上世纪80年代以来，国内土家族地区对土家族民间有效方药进行了临床验证、理论研究和新药开发，在研究中取得较好的成绩。

（一）对土家族药物进行筛选和临床验证

各地在筛选的基础上，对来源清楚、确有疗效的方药进行临床观察。湘西自治州民族医药研究所用土家族传统特色药物单方水黄连片进行临床验证。用水黄连制成水黄连糖衣片，治疗细菌性痢疾300例，临床治愈率达90%以上，疗效高于对照组。[5]治疗急性病毒性肝炎46例，临床治愈率达89.7%，总有效率为95.65%，疗效高于对照组。其特点降酶快，改善肝功能效果好，对肝细胞有较好的保护作用。[6]现代研究资料提示，水黄连药物中獐牙菜苦苷类成分对肝癌细胞有明显的抑制作用。[7]“水黄连抗菌痢研究”成果，获湘西自治州科技成果奖二等奖。湖北民族学院医学院开展对土家族“地茶止咳露”、“复方竹节参片”治疗类风湿的研究，“雪里见”治疗风湿性疾病的研究，“止泻灵”治疗小儿腹泻的临床研究，“白生饮”治疗白细胞减少症的临床研究，“窑归治疗老年性便秘临床研究”等方药临床研究。湘西自治州民族医药研究所“土家族药水黄连栓治疗慢性官颈炎临床研究”、“土家族药龟龙丸治疗慢性溃疡性结肠炎临床研究”、“水蜜桃汤治疗乙型肝炎临床研究”，永顺县中医院“土家族水边麻治疗过敏性皮炎临床观察”等项目，为各级科研立项课题，通过多年的临床验证与实验的研究，证实这些土家族药物单方或验方治疗疾病确有较好成效。

（二）方剂研究

由田华咏等人编著，中医古籍出版社出版的《土家族医药学》一书中，收载土家医方剂共 2010 首。这些方剂首次出现在公开发行的土家族医药学专著中，是对我国土家医方剂学的系统总结。书中所介绍方剂药物用量确切，用法明确。由赵敬华主编的《土家族医药学概论》一书中，收载鄂西土家族民间单方、验方 1000 余方，分别介绍了内科病、女科、儿科、外伤科、七窍科等病证的方药。书中介绍土家族药物 269 种，每种药物中介绍单方或验方，共约 900 首。以上两部土家族医药学专著，共介绍近 4000 首土家方药，为今后土家族医方剂的研究，提供了重要资料。

近几年来，湘西自治州民族医药研究所，州药品检验所的专家学者，对土家族医方剂进行了系统的理论整理与研究工作。湘西自治州药品检验所杨德泉等人承担的《土家医方剂理论整理研究》项目，较为系统地对土家族医方剂从方剂与治法的关系，方剂的分类、组成、剂型、用法等方面进行研究，整理出土家医常用方剂 70 首。[8]

由湘西自治州民族医药研究所彭芳胜等人承担的国家中医药管理局全国民族医药文献整理项目《土家医方剂学》，自 2004 年 11 月立项后，深入土家族民间调查、收集有关方药的资料，包括土家族老药匠“口碑”文献，手抄本及馆藏文献，进行了系统的整理，从土家族方剂的形成与发展，土家医方剂学的学术特点，方剂的分类、组成、剂量、用法进行诠释和阐述；对各类方剂，如表出剂、清败剂、松祛剂、撤开剂、攻杀剂、通泄剂、赶熄剂、震拔剂、提敛剂、控停剂、调和剂、固涩剂、补益剂、接续剂、利窍剂共16类方剂，从方药来源、组成、用法、禁忌、主治、解析、加减、应用、注意事项、考证以及附方等10多个方面进行论述，使土家族方药文化从单方、验方、秘方的民间方药基础上，整理出土家医方剂理论体系，构建了土家医方剂学科，丰富了土家族医学理论体系。

（三）方药的研究与开发

从土家族丰富的方药文化中研究开发新药，是我国民族药研发的重要途径之一。过去，土家族医药科技工作者从土家族药物中筛选有效方药进行研发，也取得可喜成效。一是医院制剂显出活力。如湘西自治州民族中医院和州民族医药研究所研制了几种土家族医药院内制剂，有土家族药物“龟龙丸”系列制剂，是国家中医药管理局全国民族医药专科专病建设重点项目“土家族结肠炎专病”，治疗慢性溃疡性结肠炎的系列制剂，还有“消肿止痛散”等。湖北省恩施自治州民族医院、湖北民族学院医学院等医疗单位也研发了20余种土家族药物医院制剂，在临床上取得显著效果。这些院内制剂是中药、民族药新药研究的重要前期工作。二是土家族新药研发成功，填补了我国土家族新药的空白。湘西宏成制药有限公司，从土家族药物中研发出治疗烧烫伤新药复方桐油烧伤油，对各种烧伤、烫伤有较好的治疗作用。

参考文献

[1] 马学良，胡坦，戴庆夏. 藏缅语新论 [M]. 北京，中央民族学院出版式社，1994：17

[2] 田华咏. 土家族医学史 [M]. 北京，中医古籍出版社，2005：5~6

[3] 田华咏. 论土家族医学理论体系的建构有学术特点 [J]. 中国民族医药杂志，2005，5：1~4

[4] 田华咏. 试论土家族医药学术特点 [J]. 中医药通报，2003，2：110~112

[5] 田华咏，田昌木，唐照海. 水黄连治疗急性菌痢 300 例疗效观察 [J]. 中草药，1986，3：26~28

[6] 田华咏，周劲强，吕世玲. 水黄连治疗急性病毒性肝炎 46 例疗效观察 [J]. 湖南中医杂志，1985，2：16~18

[7] 赵李剑，左泽乘，邹洪波，等. 川东獐牙菜苦甙类成分的提取及其体外抗肿瘤作用研究 [J]. 中医药导报，2006，5：61~64

[8] 杨德泉. 土家医方剂理论整理 [J]. 中国民族民间医药杂志，1999，2：128

第二章　方子与治法

第一节　方子与治法的关系

方剂，土家医称“方子”，是土家族先民同疾病作斗争过程中，在用单味药物的基础上逐步发展而成的。治法则是针对疾病，通过辨证审因而制定的基本治疗方法。

方剂是治法的基础，方剂与治法是土家医治疗学中理、法、方、药不可或缺的部分，二者关系非常密切。治法是方剂运用的原则和依据，治法一经确立，便成为选药组方的指导原则。“口承”、手抄本、古医籍中的方剂都列在病证之后，是不可分割的，而且对应关系稳定。

土家医根据临床症候，辨析病因，确定病位和病证，然后确定治法，选择治疗药物，方剂也就制定出来了。由此可见，治法是拟方和运用的依据；方剂则是治法的体现。临床上既不能有方无法，也不能有法无方。土家医治法从属于病证，方从属于法。例如垮肚病（相当于西医的胃下垂），病因病机为气虚带松无力，治法为补气升提，选择药物以清明花根、对叶参、花杆子、甜草等组成升松方进行治疗。所以临床疗效的取得，是治法与方剂互相配合的结果。

治法是指导选拟方剂及其应用的原则和依据，方剂是体现和验证治法的手段，只有方剂与治法相互配合，才能完成理、法、方、药辨证施治的全过程。

第二节 治疗方法

土家医治疗方法丰富多彩，归纳起来分为药物治疗法和非药物治疗法两大类。药物治疗法分内治法和外治法两种。具体方法，在《土家族医药学》中把治法归纳为“汗、泻、赶、止、补、温、清”七法，在西水流域土家医把治法分为“表、散、清、败、赶、攻、止、调、提、补”十法。这些方法都是历代土家医在医疗实践中总结出来的具有普遍指导意义的治疗方法，至今仍被沿用。现就“十法”的主要内容介绍如下。

表法，即表出法，是通过人体皮窍驱除邪气外出的一种治疗方法。适用于表寒证、表热证，是治疗风寒袭表、风湿犯表、风热在表、麻疹水痘不出等病邪引起的风寒、风湿、风热外感病及麻疹、水痘不透或外透不彻，疮疡有寒热表证等病证。由于表证有寒热之别，病邪有兼杂不同，体质有强弱之异，所以表法有温表、凉表之分，并可与清法、赶法、补法等其他治疗方法相结合运用。

散法，即散开法，是通过化散、松开等温性方药来驱除体内结聚之潮邪、寒邪，治疗内湿证、冷气证、痰湿证的一种治疗方法。由于内湿、内寒证的成因有外邪直中和火虚内生之分，其病位有脏器、经络的不同，所以，散法又有温中散寒和温经散寒、散内湿和散外湿等区别。由于里寒证、里湿证的发生与火气虚同时存在，故散法又常与补法配合运用。

清法，即清除法，是运用清热作用的方药，清除机体内热邪的一种治法。清法适用内热证。由于内热证有在分肉、骨中、血分或某一脏器的不同，所以又有清分肉热、清血分热、清骨热、清血热、清脏器热等不同。清法运用范围较广泛，对温热病的治疗尤为重要。

败法，即败毒法，用治毒类药逐除体内毒邪的一种治疗方法。败法适用毒气所致的一类病症。由于毒气有“天毒”、“蔫毒”、“生毒”三大类，风、寒、水、潮、火、热、瘟、食、虫、草、气、血、巴达、痰、尿、粪、脓、胎毒等18种，所以有清毒、赶毒、拨毒、化毒、散毒……等八类。

攻法，即攻逐法，是运用具有泻下作用的方药，通过通大便、利小便、逐积水，使停留在肚肠中的燥屎、积热、瘀血、冷积、水气等从下而解的一种治法。攻法适用于停滞证。凡邪在肚肠而致大便不通、燥屎内结以及水停胸腹、瘀血内蓄等证可应用。对于病邪兼挟，可与其它治法配合应用。

赶法，又称理通法，是运用理气通经的方药，通过理顺气机，达到疏通经络，使气调和经络通畅的一种治法。赶法适用气滞和经络不通的病症，凡气机不畅，经络不通之证皆可用之。又因气滞常可发生在肚肠、肝经、筋肉等部位，或挟杂病邪，可与其它治法合用。

止法，又称止涩法，是运用收敛固涩的方药，通过收固滑脱、收敛止血、止泻止遗、敛汗，使脱症收、出血止、泄泻停、精固、汗止的一种治法。止法适用于肠滑、遗尿、遗精、带漏、出血、自汗脱影等病证。由于肠滑泻多与肚肠、命火亏虚有关，可配伍温肚肠、补命火药物；遗尿遗精与腰有关，治法应补腰止遗同用；自汗脱影伴表气虚，应结合益气之法。

调法，又称调和法，调和法是通过和解或调和作用以达到祛除病邪、治愈疾病的一种治法。所谓和解，是和里解表之意，适用邪在分肉中的半表半里证；所谓调和，即调整人体功能，使之归于平复之意，适用于气血不和、寒热错杂、虚实互见的病证及两性不和之病。调法根据其作用和适应证的不同，又有调和表里、调和肚肠、调和气血、调和阴阳等区别。

提法，即提起法，包括吐法。提法是通过提升提出作用，达到提升内胯和提出病邪的一种治法。所谓提升，是用升举的方药来治疗内部脏器松跨下垂病证；所谓提出，是用方药把肉内、喉胸、肚内病邪毒物从表皮或从口中提出，来治疗麻痘内陷、宿食、痰诞或误食毒物。由于提出法作用迅猛，只宜于实邪内停之证，对于老年体弱及孕妇必须慎用。

补法，即补益法，是通过有补益作用的方药，来补养和增强气血精和三元脏器功能的一种治法。补法主要适用各种虚证。补法有补气、补血、补精、补心、补肺、补肚、补腰之分，又有强补和平补之异，亦有扶正气抗邪之调补法，以达到扶正袪邪的目的。土家医尚有“补强不补弱”观点，认为人体有生机补则生效，无生机补则徒劳无功。

上述治疗方法均为临床常用，但其应用时不能孤立对待，因为疾病的临床表现往往不是单一治法所能适应，而是需要二种或二种以上治法的结合，才能全面兼顾。因此临证处方，必须针对病情灵活应用，才能提高疗效。

第三章　药物鲜用与方剂分类原则

鲜药鲜用是土家医一大特色。鲜药包括生药和新鲜加工品，就是把山地采来的生药直接入药或把生药按传统方法焙干或取汁后入药，不用存放一定时间的药物。土家医对方剂分类有两种方法，一种是按病症分类，另一种是按功效分类。

第一节　鲜药鲜用的原则

土家族人民世代居住在深山之中，生活的环境本身就是一座取之不竭，用之不尽的自然药物仓库。土家族医药在其发展过程中，通过一代代药匠的医疗实践和不断总结提高，形成了具有土家医特色的方剂鲜药鲜用原则。

鲜药鲜用，就是指土家医方剂中的组成药物，按治法要求，对症、对人、对时，选用鲜品、干品、加工品进行配方。但对毒性药物需特殊加工炮制。鲜药一般多作外用，或急性病、热病等的组方，对慢性病及某些外用散剂多用加工品。为什么用鲜药？土家医认为，生药及鲜药具有药汁纯厚、气味俱存、性专力雄、原汁原味的特点，功效比存药及干品要佳，能保持药物的天然性能。这一原则有就地取材、经济方便的优点，历来受到土家族人民的欢迎。鲜药鲜用不仅用于汤剂、外敷剂，在其它剂型也广泛使用，如生汁剂、磨汁剂、佩袋剂、外洗剂等，这都是该原则应用的生动体现。

第二节　方剂分类的原则

土家医方剂分类有按病症分类和按功效分类两种方法。土家医的传承主要靠口耳相授的方式进行，多记载于药匠的记忆中，流行于口头间，在地域和师承方面存在一定的差异，因此，有两种学术观点。按病症分类有文字可查的，见于《老祖传秘方》、《急救药方》，较详细的为陆源著的《各方药草》手写本。《各方本草》按打伤门、吐血门、手门、腰门、足门等分设，每一门下又记载若干治病方剂，如打伤门下有跌打损伤方、头面跌伤方、跌断手足方、脑破骨损方、打伤眼睛方、重物压伤方、尖棍伤方等。此种传承药方无方名。按功效分类，以《寿世得效方》手抄本为代表。按方剂功效分类，即表出剂、清败剂、化散剂、赶排剂、提升剂、补益剂等十四剂。此类方剂佚失较多，多有方无名。

新中国成立后，党和政府组织献方献技，由于方名佚失，不易编排，多采用按病症分类方法编纂，代表著作有田华咏等主编的《土家族医药学》。在明清时期手抄本中，有七十二症剂、七十二风剂、七十二痧剂、七十二劳剂、七十二惊剂、七十二窍剂、七十二疱疮剂、七十二痒剂、二十四气病剂、二十四痢剂、二十四伤剂、三十六妇女病剂、二十四霉剂、二十四疡剂、十二癫痫剂、十二走胎剂、一百单八症剂等10多类方剂。

第四章　方剂的组成与变化

土家族人民在漫长的与疾病作斗争的历史长河中，发现某种动物、植物、矿物通过食用或体外接触，使身体疾病好转，相传给同胞使用，通过多次使用，证明其疗效后，在头脑中产生记忆，便成药物。药匠们把几种功效相近的药物同时使用治疗某种疾病，发现比单一使用效果好，便形成药方。以后把多个药方治疗疾病汇总，便称“方子”，包括单方和复方。通过历代药匠们不断总结、提高，逐渐形成独到的药物配伍方法，便产生了方剂学。

第一节　方剂组成原则

方子，是在识病辨症的基础上，依据确定的治法，选择适当的药物配伍组合而成。其组成结构，土家医概括为“主、帮、客、信”四大要素。土家医方子这一组成结构，表明了药物配伍之间的主从关系及佐制关系，既有明确的作用方向，又有相互间的紧密配合，因而能够发挥理想的治疗效果。所以，方子组方必须是针对性强，组方严谨，选药适当，合理搭配。现将“主、帮、客、信”的意义分述如下。

主药：对疾病起主要治疗作用，是方中不可缺少的药物。

帮药：帮助主药治疗主病的辅助药物，或治疗兼病的药物。

客药：有两种意义。一是克制主药的“过火”；二是治疗与主病无关重要兼病的“客气”药。

信药：包括“药引子”，能引导药物直达病变的部位。

举例：散寒发表汤

主药：山麻黄，性温，发汗解表以散寒止痛，又利肺窍以止咳平喘。

帮药：水蜈蚣，性温，升散透邪，助山麻黄发汗透表。

客药：积雪草，性温耐寒，一方面赶寒毒，另方面防山麻黄出汗多。

信药：红苏麻，性温味香，善走皮窍，透邪外出，味香止呕。

土家医方剂，药味不多，用量较大，少数为几味，多则十几味，乃至百味。“主、帮、客、信”四大要素是否都要具备，在具体组方上，应视病情和治疗的需要以及所选药物的功用来决定。一般来说，主药和信药不可缺少，而且主药用量大，信药用量最轻，但无呆板规定，具体应以临床征象与立法的主治方向而定，这样才能发挥药物通过配伍组合成方剂的优势和疗效。

第二节　配伍类型与引药应用

土家医组方常用有四个类型，引药应用有六个特点，两者是方剂配伍中一个十分讲究的部分。

一、配伍类型和作用

1. 主主相伍，功效相加。采用两种或两种以上主药来治疗重病，就单纯一味主药达不到高效，或两种疾病需同时治疗的一种配伍方法，起到增加疗效的作用。

2. 主帮相辅，增加功力。在针对主病用主药外，配伍 1 ~ 2 味帮药，协同主药发挥更大作用。

3. 主客相敬，减少反应。针对主病选某种主药，但反应大或难于服下，或有轻度兼病，如不及时治疗，兼病加重而成另一种主病所选用的一种配伍方法，使之达到佐制和协调作用。

4. 主迎信达，畅通经脉。针对主药不易到达病位，选用信药配伍，起到畅通经脉，引导药物直达病所的作用。

二、引药应用方法和原则

药引子又称引信药，是方中不可缺少的主要组成部分，土家医引药有六大特性。

1. 缓引性　有些方剂的主帮药物其性猛烈，剂量较大，或味异难服，或服后引起肚肠不适，配伍缓和药性、改变味觉的药物为引子，常用有红糖、白糖、蜂糖、米汤、糯米、食盐等。

2. 补引性　对某些疾病，用具有一定补养功效的药物为引子，达到既补又引的目的。这类引子常用有猪肉、猪肝、猪耳、猪大肠、猪蹄、子鸡、鸡肝、雄鸡血、鸡蛋、狗肉、螃蟹等。

3. 速引性　有些病症需要药性快速达到疾病变位，以尽快达到治疗效果。这类引子有白酒、烧酒、黄酒、甜酒、酒糟、陈醋等。

4. 配引性　这类药引子既有帮药作用，又有药引的功能。常用药有灯心草、铁马鞭、退血草、月下红、葱白、水牛皮、枰鱼草、鲜荷叶、五虎劲、四两麻、童便、石膏等。

5. 异引性　这类方剂配伍时要依照临床征象而使用，既使同一类疾病，临床征象不同，主帮药同种，但药引子亦有可能不同。如治疗胃痛病梅枣杏仁汤，男人用酒引，女人用醋引。

6. 多引性　在组方内根据病情用两种或两种以上药引子，以达到最佳的治疗效果。如跌打损伤方既用白糖为引子，起缓和药性、调和味觉作用，又用甜酒糟引药达损伤部位。

第三节　组成变化

土家医对方子的组成既有一定的严谨性，也有极大的灵活性。临症选药组方必须审视病情快慢，患者的体质、年龄、性别、生活环境与四季气候等，予以灵活化裁，使方药与病症相符，才能收到理想的疗效。因此，在应用成方时，不能固执原方，必须通过各种配伍来适合病情的需要。其组成变化大致有药味、药量增减变化与剂型变化三种形式。

一、药味的加减变化

药味加减变化，通常称“随症加减”。一般是指主药、主证不变的情况下，随着次要症状或兼证的不同，把方剂组成的药物增加或减少，从而导致方剂功用和主治的改变。例如散寒发表方为表出寒邪剂，加杏仁后，为治喘剂，以治表寒喘证。

方剂组成药物增加或减少，使原方配伍关系有所改变，但主治病根与主症仍和原方相符。

二、药量增减变化

药量的增加或减少变化，是指方剂组成的药物不变，通过增加或减少方中的药物剂量，使之改变方剂的配伍作用，从而导致功效和主治范围的改变。如痢冻方、理痢汤，两方都由水黄连奶浆草组成，痢冻方奶浆草用量倍水黄连以治肠瘕，而理痢汤则以治湿热痢疾。

以上两方用量变化后导致了配伍关系的改变，以致二方功效、主治也有很大区别，因此属于质的变化。

三、剂型的变化

同一方剂，因配制的剂型不同，起的作用也有区别。例如：治疗风湿关节病，用丸剂起效缓慢，适用于病情轻、体质差的患者。用酒剂可以快速起效，适用病重体质强壮的患者。方剂组成后，临床运用有极大的灵活性，只有掌握了土家医方剂的配伍理论和方法，才能在临床工作中运用自如。

第五章　剂型与用法

第一节　剂型

土家医在长期的临床实践中，创造了各种适应临床病情需要的和适合药物特性的剂型，使方剂更好地发挥药效。现有书籍及手抄本记载的剂型有汤、酒、膏、丸、磨汁、外敷剂等剂型，土家医实际应用上还有散、鲜汁、佩挂、包裹、外擦剂等传统剂型，现代还有片剂、栓剂、胶囊剂、灌肠剂等。

一、常用剂型

汤剂　将药物配伍成方后，按方中要求水煎煮一定时间，然后去渣取药液，称为汤剂。如姜粱汤、闭毛眼汤等。汤剂多作内服，亦可用于蒸、洗浴。其特点是吸收快，能较快发挥药效，而且便于临床根据病情灵活变化，以适应治疗的需要，是常用的一种剂型。

散剂　将药物研成细末，成为均匀混合的干燥粉末状制剂。根据用途，分内服和外用两类。内服散剂又分成煮散和吞散。煮散为研成粗末，临用时加水煎煮去渣取汁服；吞散为研成细末，过筛混合，取其需要量直接吞服或冲服。外用散剂一般为外敷、掺撒疮面部位用，如口袋散等；亦可作点眼、吹喉等外用（极细散）。散剂具有制备方法简便、吸收快、节省药材、不易变质、运输和携带方便等优点。

丸剂　将药物研成细末，以蜂糖、米汤、面粉、荞粉、药汁等作为赋型剂制成的圆形固体剂型。常用丸剂有蜜丸、水蜜丸、水丸、糊丸。丸剂特点为吸收慢，药力持久，体积小，服用和携带及贮存都比较方便，一般用于慢性及虚弱病，如败毒排脓丸等。

膏剂　是将药物用水或植物油煎熬去渣浓缩而成的剂型，有内服和外用两种。内服膏剂主要有煎膏；外用膏剂又分软膏和硬膏两种。

1. 煎膏　又称粑粑膏，是将药物用水煎煮后，去渣浓缩，加糖或炼蜜制成的稠厚半固体剂。粑粑膏味甜而补，且便于服用，适用久病体虚的患者，如糖罐膏等。

2. 软膏　又称膏药，系用适当基质与药物混合而制成的一种容易涂布于皮肤、黏膜的半固体外用制剂。软膏特点具有一定的黏稠性，在皮肤黏膜易软化或溶化，药可缓慢吸收，能持续发挥疗效。软膏剂适用外科疮疡肿等病，如玉芙蓉膏等。

3. 硬膏　土家医多称“狗皮膏”，系用植物油浸泡、煎熬至一定程度，去渣加黄丹等收膏后成暗黑色膏药，涂在布、厚纸、狗皮等材料上，供贴敷于皮肤的外用剂型。其特点是能起局部和全身治疗作用，且用法简便，携带贮存方便。多用于治疗跌打损伤、风湿痹痛和疮疡等疾病，如壮骨膏、松节膏等。

酒剂　又称药酒，将方药浸入一定量的谷物白酒，待药物成分溶入酒中后，去渣取液的浸出剂。酒剂可内服、外用。酒剂特点为起效快、用量小。多用于治疗体虚、风湿、跌打损伤等，如风湿痛酒等。

磨汁剂　是将药材用水或酒直接磨成汁液，供内服或外用。如半截烂磨汁、三两金磨汁等。

鲜汁剂　取新鲜生药捣烂，用手或布包挤压其药物的原汁或切断药材藤，让汁液自然流出所收集得到的一种自然汁剂。其特点是药鲜味纯，疗效快，如路边黄汁、洋桃汁等。

药泥剂　将鲜生药捣烂或用口嚼烂如泥状的一种剂型，一般为外用，多用于治疗疮疱疔。如散血草泥、血藤叶泥等。

包裹剂 将药物细小颗粒或粉末用果皮、米饭、豆皮、鸡蛋包裹在其中的一种剂型。主要对有异味或易致呕吐的药物或芳香类不能煎煮药物而制。如岩丸子包剂、半截烂包剂等。

条剂 用丝线或棉线浸泡在药液中，并与药液同煮，或直接泡于药油中，经干燥而得的一种外用制剂。多用于引流、息肉等。

灸剂 将艾叶捣烂如绒状，放入麝香或其它药粉，捻成一定大小的形状后，放在治疗处上，点燃后熏灸，使之温热灼痛，以治寒痹的一种剂型。

以上 11 种传统剂型中，以汤、丸、散、酒、膏、泥、包、汁剂为最常用。剂型的选用，应符合病情需要，一般急症多用汤、鲜汁剂；慢性病多用丸散或膏、包剂；风湿、跌打损伤多用酒剂。

第二节 煎服法与禁口

一、汤剂煎法

汤剂是临床最常用的剂型，土家医对汤剂的煎法都十分重视和讲究，具体要求有以下几方面。

煎药用具

土家医要求煎药宜首选茶罐（砂罐），次选铜壶，不用铁、铝锅。除跌打损伤方用铜壶煎外，其它类方剂选用茶罐。煎具大小以方剂量大小来决定，不宜过小，使药难煎出；过大，则难掌握火候。此外，煎时要加盖，以防药气外出，保住有效成分。

煎药用水

土家医比较讲究，多用泉水、井水、雨水、雪水、月口水、溪水等。现今煎药用水除特殊要求外，以干净为度，如自来水、井水等。至于水量，常以药量和药味多少、药物吸水情况煎煮时间、火候决定，一般以水浸没药物超出二至三指为宜，二煎时用水量适当减少。

煎前浸泡

药煎煮前须加冷水浸泡，使药物吸水，有利于药有效成分溶出。浸泡时间，一般粉末为5~10分钟，干燥片为10~30分钟，鲜品生药不需浸泡。

火候时间

煎药火候有“猛火”和“慢火”之分。汤液煎煮，一般先“猛”后“慢”，这样既可防止药液溢出，又减少水分过快过量蒸发。煎药时间，头煎药20~30分钟，二煎10~20分钟。如系芳香、树叶方药相应减少时间，块根、木质方药宜久煎，相应增加时间。汤液煎成后，应立即滤取药汁，不宜久置，以防药液回窝和酸败。

煎药方法

煎药应严格按照上述火候及时间要求，完成煎煮程序。煎药期间不宜频频打开盖，以防气味走散，减少药性走散。如药不慎煎糊，则应弃去，不再加水重煎服。对于某些特殊药物，煎煮时需予以注意。

（1）先煎　动物壳、骨类、矿石类药物，应打碎先煎10~20分钟，再下其他药。对泥沙多如伏龙肝、糯稻根等，以及质轻量大的植物药如夏枯球等，宜先煎澄清取汁，然后代水煎煮其他药。

（2）后下　气味芳香的药物，宜在其他药物即将煎好时下，一般2~3分钟即可，以防药性丢失，如土荷、小荆芥等。

（3）包煎　某些煎后药液混浊及对咽喉、肚等有刺激的药物，如土子、车前籽、金沸花等，宜用纱布将药包好，再入罐内煎煮。

(4) 冲服　某些芳香或贵重药（如麝香、山羊角粉）、易溶的药（如皮硝）、不宜见火的药（化金石、朱砂）、药汁（洋桃汁、竹汁）等，需待汤剂趁热临服投入，拌匀内服。另外有些药物宜开水泡服（如野枣、七叶参）等。

二、服药方法

服药方法包括服药时间和服药方法。方剂药物的服法应根据病情缓急，病位上下及药物的特性而定。

服药时间

一般宜饭前1小时服。若病情急骤，不必拘时服；如系慢性病或病势较缓，药为丸、散、酒、膏者，则宜定时用药；病位在上或方中药物辛辣、味苦及消导类方剂，宜饭后服用；补药和打虫类方剂宜空腹服；安神类方剂宜睡前服，另外，根据病情可一日数服，有的可煎汤代茶。

服药方法

一般一剂分2服或3服；病情急，可一次顿服，亦可持续服药，以维持药效。特殊情况亦可一日连服两剂，以增强效力。

汤剂一般多温服。若服散寒发表方药，除温服外，药后还须避风寒，以微汗为宜。对寒包火或火包寒者，视病情给予热服或冷服。如昏迷病人、吞咽困难者，则宜汤剂鼻饲给药或灌服。

使用性猛或毒性药，宜先进少量，逐渐增加，有效即止，切勿过量，以免发生中毒。总之，在治疗过程中，应根据病情的需要和方药的性能来决定不同的服法。

三、服药禁口

土家医非常重视服药禁口，如不遵守禁口，会影响临床疗效。服药禁口分常规禁和特殊忌口两种。常规禁口为“发物”，如生崽后母性动物肉、水牛肉、雄鸡、鲤鱼、魔芋豆腐、芋头、绿豆、秋茄、秋禾米豆、葱、洋姜、大蒜等；特殊禁口为服治疗某些病方剂需禁忌，如疮疡类方忌蛋，羊癫风类方药忌猪及羊头肉，伤寒类方药忌南瓜，气病类方药忌蜂糖，心痛类方药忌红薯、板栗、生萝卜，泻火方药忌辣椒、胡椒、酒类等。

下篇　各论

第一章　表出剂

凡用表出药为主组成，具有发汗、松皮、透疹作用，用于治疗表证的方剂，统称为表出剂。

外感无形邪气侵犯皮毛、汗窍，此時邪未深入，病勢轻浅，可用发散轻宣的药物使外邪从皮窍而出。若表证失时不治，或治不得法，病邪不能及时外出，必转而深入，变生他病。所以，凡外感无形邪气初起，应及时用表出剂治疗，防止转变。故凡外感风寒、伤寒、麻疹初起，见恶寒、发热、头痛、身痛、苔白或微黄、脉浮之表证者，均可用表出剂治疗。

由于表证的性质有寒与热的不同，因此表出剂可分为散寒发表、疏风发表、散热发表、发表透疹四大类，分别适用于风寒、伤寒、表热症及麻疹、水痘初期。至于虚人外感，根据基础病上的寒、热、风性质选择不同的方剂。

表出剂多由温散轻宣之品为主组成，故煎煮时间不宜太久，以免药性挥发耗散，影响疗效。此外，本类方剂宜温服，服后宜避风寒，或增加衣被，以助取汗，以微微汗出为佳，不可发汗太过，汗出太过，易耗伤气津，甚则造成虚脱之变；也不能发汗不彻，使病邪不解。如病邪已经入内，或麻痘已透，吐泻失水等，均不利用。服用表出剂应注意禁食生冷、荤油之品，以免影响药物的吸收及药效的发挥。

第一节　散寒发表

散寒发表方剂，适用于外感风寒表证，症见恶寒发热、头痛、全身不适、酸痛、喷嚏、清涕，无汗或微汗，舌苔薄白，脉浮或浮紧等。

散寒发表剂，多由辣味散寒药如小荆芥、一支黄花、红苏麻、香桂枝、岩防风、土荆芥等为主组成。风寒外袭皮窍，常致鼻窍、喉窍、皮窍失宣，肺气内闭，常伴出现咳嗽、吐痰、声门不灵，故此类方剂每多配伍宣肺、化痰、止咳之品，如枇杷花、制三步跳、杏仁等。对于风寒夹湿邪，表寒里热，外寒内停水气，体表气虚，元气不足之人，应分别配伍散湿、败火、化水气、补元气、生血药物，如痱子草、小秆子、三棵针、刺黄连、干姜、一支箭、何首乌、地螺丝、小人参之类。常用代表方剂如：散寒发表方、姜粱汤、伤寒症汤、闭毛眼汤、鼻塞汤等。

1. 散寒发表汤《鄂西药物志》

【组成】山麻黄　水蜈蚣　积雪草　紫苏各9g。

【用法】水煎，每日一剂，分三次温服，微微取汗。

【禁忌】忌生冷、油腻。

【功效】发汗解表、散寒止痛。

【主治】风寒感冒证，恶寒发热、鼻塞、清涕、头及全身痛，舌苔白，脉浮紧。

【解析】寒气为自然界变化所产生的“六气”之一，一般不伤害人体，只有在太过的情况下，发生质的变化，才能成为一种致病的邪气，侵犯人体皮窍而发病。寒为阴邪，在体表易使毛孔收缩、鼻塞窍不通；内阳不能外达，而出现恶寒发热、鼻塞或清涕。头为清阳之窍，寒伤人体皮毛、头窍先受之，故出现头痛、身痛。舌淡苔白，脉浮紧为风寒袭表之象。方中山麻黄发汗解表、散寒止痛，又利肺窍，为主药；水蜈蚣性温升散，透邪之力强，助山麻黄发汗解表，为帮药；积雪草性温耐寒，有抵寒邪之用，又赶寒毒，为客药；紫苏味微辣性热，善走皮窍，又散寒解肌，为信帮之药。四药合用，共奏发汗解表、散寒止痛之功效。

【加减】在《群方集中》加香桂，《寿世得效方》中加葛根、生姜。

【应用】本方为风寒感冒而设，以恶寒、发热、无汗、头痛、鼻塞、身痛、舌苔白，脉浮紧为治疗要点。现常用于普通感冒属表寒证者。

【注意事项】1. 本方为发汗峻剂，以微微汗出为度，禁大剂量取汗，防伤津液。2. 血虚、阴虚之人禁用本方。3. 服药汗后毛孔开，应避风寒，防重感寒邪。

【备考】土家医将感冒分为风寒、风热、风湿三证。

2. 姜粱汤《民间单验方选》

【组成】小良姜10g　水高粱10g　苏叶10g

【用法】水煎温服，一日三次。

【禁忌】忌生冷，禁食螃蟹。

【功效】散寒解表。

【主治】着凉症（普通感冒）。恶冷发热，头身痛，或腹痛恶心，无汗，舌苔薄白，寸口脉浮紧。

【解析】受凉一症，因气候变化，气温下降，避之不当，身体虚弱，因而得之。方中小良姜性热散寒邪为主药；水高粱性温助小姜发表为帮药；红苏蔴（苏叶）质轻走表，引药达皮窍，又因气味芳香，制小良姜辣味，便于咽下，为信药。全方散而不泄，促寒邪外出，达到肌表平和。

【加减】体表寒重加生姜三片；头痛明显者加小川芎10g。

【应用】本方为普通感冒常用方剂，以恶冷发热、头身痛、腹痛、脉浮紧、舌苔薄白为治疗要点。

【注意事项】本方为着凉外感兼有腹痛恶心而设，凡热症、伤寒均不宜使用。

【注解】小良姜又名杆子红、小杆子。

【备考】着凉症，为土家医古病名，相当于风寒感冒。方源保靖县土家医贾祖玉。

【附方】1. 马蹄香（蜘蛛香）一握（20g），水煎顿服。

2. 小杆子汤（《单验方选编》）小杆子15g，野花椒叶15g，肺心草15g，四楞草15g，四块瓦12g，茅草根20g，生姜9g，水煎服，每日一剂，一日三次。（献方人：杨祥方）

3. 伤寒症汤《土家医方剂理论整理研究》

【组成】一柱香10g　土薄荷15g　满山香10g　土防风10g　生姜3片

【用法】水煎，热服，日三次，每日一剂。

【禁忌】忌生冷、油腻。

【功效】赶寒气，开汗窍。

【主治】伤寒，鼻塞或流涕，头痛，全身酸痛，怕风，怕冷，身热。

【解析】伤寒因气候突变，调摄失常，外界寒冷之气袭人体上元、气道、孔窍，使窍门功能失常，故鼻塞流涕、打喷嚏、脑痛。寒邪入侵，汗窍闭塞，气血运行失常，而见全身酸痛、怕冷，或发热无汗。治当赶寒气，开汗窍。本方以性热味辣的一柱香为主药，针对伤寒袭人而设；土薄荷、满山香、土防风皆性热之品，具有赶寒发汗之效，使气血正常，汗窍开通，为帮药；生姜性热赶风寒，为信药。诸药合用共奏赶寒气、开汗窍之功，使寒邪散，诸症除。

【加减】无怕风去土防风，全身肌肉痛加香桂枝。

【应用】本方为伤寒症而设，以怕风、怕冷、发热、头身痛、流清涕、鼻塞为治疗要点。现用于伤寒表实证。

【注意事项】表虚证慎用，阴虚、血虚、津亏之人禁用。

【注解】土防风又名岩防风。

【备考】伤寒为土家医病名，相当于表实证。以恶寒重、发热无汗、头身痛为主要表现。

4. 闭毛眼汤《土家医方剂理论整理研究》

【组成】生姜30g　芫荽菜20g　干辣椒3g　盐适量

【用法】上药切细，加水一小碗煮沸，将汤药一次服下，盖上被子，待汗出为宜。一般用一次可愈，如症状未除，可再用一次。

【禁忌】忌生冷、油腻、禽蛋。

【功效】赶寒气，通皮窍。

【主治】闭毛眼症，怕冷发热无汗，头身疼痛，咯，腹胀，纳差，心慌胸闷，疲乏无力。

【解析】由于激烈运动或重体力劳动而致汗出未止，及洗冷水澡，使汗窍关闭，出现怕冷、发热无汗、头身疼痛；汗窍闭塞，肺气上冲故见咯；寒湿入肚肠，见腹胀、纳差；寒气攻心，见心慌胸闷、疲乏无力。本方重用性热味辣的生姜为主药，有表散寒气之功；干辣椒性热味辣，赶寒赶湿。二药相配，使寒湿得除，肚肠恢复正常，心气平稳，胸气宽畅。芫荽菜为配，开汗窍，祛表寒止咯，使汗得出，头身无痛。盐为药引，引药至汗窍。四味共奏赶寒开窍之功，使闭毛眼症得愈。

【加减】夏天加小荆芥，去辣椒。肚肠有旧痰，去辣椒，加红苏麻。

【应用】本方为闭毛眼症而设，以怕冷、发热、无汗、头身痛、腹胀纳差为治疗要点。现多用于治疗暑湿感冒，现代医学中胃肠型感冒。

【注意事项】1. 无胃肠症状感冒非本方所宜。2. 方中辣椒对肚肠有刺激，胃肠有旧痰者忌用。

【备考】闭毛眼症，为土家医古病名，相当于暑湿感冒证，相当于现代医药胃肠型感冒。

【附方】荆苏汤生姜15g，土荆芥10g，紫苏叶10g，岩防风10g，小杆子10g，柑子皮10g。水煎二次，去渣，分二次温服。

5. 鼻塞汤《土家医方剂理论整理研究》

【组成】辣椒　花椒　生姜各适量

【用法】切成细末，放入锅中加一碗水，煮沸后，趁热将汤一次服完，每日一次。

【禁忌】忌生冷。

【功效】赶风寒，通鼻窍。

【主治】鼻塞证鼻塞不通，流清涕，从口中出气，口干，咳嗽，头胀痛，怕冷，四肢关节酸痛，饮食无味。

【解析】风寒邪气，人于鼻窍，阻塞鼻道气血运行，故见鼻塞不通，流清涕，从口中出气。风寒入肌肤，故见怕冷，四肢关节酸痛。风寒上扰头部，故见头痛。辣椒性热味辣，赶寒开窍，为主药；花椒性热味辣，赶风赶寒，为帮药；生姜性热赶寒，为信药。三药共用，风寒得除，鼻塞通，气血运行正常，四肢得以温暖，关节酸痛便止。

【加减】《寿世得效方》中有地胡椒、苍耳子，无辣椒。

【应用】本方为鼻塞证而设，以鼻塞不通、流清涕、咳嗽、前额胀痛为治疗要点。现多用于治疗感冒合并鼻炎、过敏性鼻炎。

【注意事项】辣椒性烈，对肚肠有刺激，花椒有小毒，故对有胃肠旧痰、孕妇、小儿、体虚之人忌用。

【注解】花椒为湘花椒。

【备考】鼻塞证，为土家医古病名，现在少用此病证名，多在感冒证项中。

【附方】土荆条10g，生姜3片，猫儿头10g，风球10g，苏叶15g，苍耳子10g，小杆子10g，野茄子15g，水煎，日一剂，分二次内服。

6. 常用单验方

瓜苏散寒方《鄂西药物志》

【组成】五爪龙15g　紫苏10g　马蹄草12g　生姜6g　葱白3根

【禁忌】生冷。

【功效】散寒止痛。

【主治】外感头痛，恶寒无汗，头身痛。

风寒表证方龙山县土家医夏家培

【组成】苏叶10g　田边菊10g　葱头20g　水菖蒲10g

【用法】水煎服，日一剂，分三次，加红糖水服。

【禁忌】生冷。

【功效】解表散寒。

【主治】风寒感冒，恶寒头痛，微热。

豉草杠炭汤《单验方选编》

【组成】豆豉草12g　杠炭皮20g　生姜12g

【用法】水煎服，一日三次，日一剂。

【功效】散寒开音。

【主治】伤寒声嘶。

第二节　疏风发表

疏风发表药方剂，适用于伤风证，症见怕风流清涕，眼泪多，鼻塞，干咳，微头痛，微汗出，舌苔薄白，脉浮缓等。

疏风发表剂，多由质轻性温发散的防风草、水薄荷、蜈蚣草等为主组成。伤风证由于风邪侵犯体表，除皮窍部位出现流泪、流涕、干咳、微汗出外，还可见皮痒、喉痒之症，故此类方剂每多配蝉衣、桑叶、菊花、老君扇等疏风止痒之药。寒邪重于风邪，多以散寒发表之剂。挟风热的配伍散热之水灯草、克马草、九头狮子草等散热之药。以干咳为主的，配伍地枷枷果之类。代表方剂如荆荷汤。

1. 荆荷汤《民间单验方选》

【组成】土荆 10g　岩防 10g　水薄荷 6g　水灯草 10g　水竹叶 10g

【用法】水煎温服，一日三次，每日一剂。

【禁忌】避风寒，忌生冷、油腻。

【功效】疏风发表，利咽通窍。

【主治】伤风症，怕风有汗，流清涕，鼻塞，流泪，头微痛，咽痒，舌淡红，舌苔白，寸口脉浮。

【解析】风邪犯表，首犯上窍、皮毛，症见恶风、流涕、鼻塞、流泪、头痛。方中土荆发表散风，是主药；岩防散风舒经，为帮药；水薄荷散风兼利咽，水灯草走表利窍，治鼻塞、流泪，为客药；水竹叶引药入皮毛，为信药。全方共奏疏风发表，利咽通窍之功。

【加减】咳嗽加冬桑叶，迎风流泪加菊花，喉痒加蝉衣、老君扇。

【应用】临床常用于伤风感冒而见恶风、头痛、鼻塞、清涕、流泪者，也可用于眼病流泪症。

【注意事项】临床使用本方，注意与风寒、表虚汗出鉴别。本方治伤风感冒，表实证无汗，表虚证自汗非本方所宜。

【注解】土荆又称痱子草，岩防为白花前胡。

【备考】伤风证为土家医病名，相当于普通感冒。

第三节　散热发表

散热发表类方剂，适用于伤寒发热证，症见恶寒发热，皮肤灼手，全身酸痛，关节痛，咽痛，口微渴，舌边尖红，舌苔微黄，寸口脉浮数。

散热发表剂，多由发汗和清热药的路边荆、黄荆条、大荆芥、红苏麻、银花、猫儿头等配伍而成。土家医的伤寒病，相当于现代医学的流感、重症感冒、急性上呼吸道感染，发热重，恶寒轻，体温在39℃左右，全身酸痛。是由风热之邪袭表，从鼻窍影响到肺，致肺气失宣，同时热邪耗伤津液，或热毒入表，更伤肺窍。故此类方剂，每多配伍清热败毒、宣肺利咽、生津止渴之品，如山银花、土连翘、黄葛、枝儿根、婆婆针、冬古根之类。代表方如表热方、黄竺汤等。

1. 表热方《民间单方选》

【组成】黄荆条10g　猫儿头6g　银花10g　苏叶10g

【用法】水煎服，一日三次，日一剂。

【功用】解表散热，败毒。

【禁忌】忌生冷。宜清淡，卧床休息。忌房事。

【主治】伤寒（重感冒）发热证，恶寒发热重，恶寒欲加衣被，额门皮肤烫手，全身酸痛，口微渴，舌尖边红，苔白干，或微黄，寸口脉浮数，人迎脉有力。

【解析】本方为伤寒实证而设。寒邪入侵体表，阻断汗孔开合，故见恶寒重，需加衣被。寒邪内郁化热，故见皮肤灼手。全身体表阳气不通，故见全身酸痛。治宜解表散热，使寒邪出，皮内热清。方中黄荆条发表，猫儿头、银花散热，苏叶引药出表，疏散寒热。诸药相伍，使寒热得以疏散，汗孔得以正常开合，则表证解，皮内热清。

【应用】本方为伤寒表实发热证而设，以恶寒发热、咳嗽咽痛、舌红苔薄黄、脉浮数为治疗要点。

【加减】如热重口渴加石膏清热；咽痛明显加开喉箭利咽止痛；咳嗽、气粗加桑白皮、映山红叶、制枇杷叶；恶寒重，全身痛加透身汗、一支黄花；口渴加黄葛。

【注意事项】发热有表证者，当解表散热；无表证者当清热。

【注解】猫儿头为贯众。

【备考】1. 伤寒发热证为外邪入里，正胜邪盛，在皮腠之间，以发热为主，又有表证，称伤寒发热证。2. 此方源于土家医彭祖秀。

2. 黄竺汤《中国民族药炮制集成》

【组成】一枝黄花 15g　汁儿根 10g　牛王刺根 8g　平地木 10g　南天竹 30g

【用法】水煎服，每日一剂，分二次服。

【禁忌】忌生冷、油腻。

【功效】散热发表，利咽止咳。

【主治】表热咳嗽证，百日咳，恶寒发热，口干渴，头身痛，咳嗽吐痰，舌边尖红，苔黄，脉浮数。

【解析】风热之邪相杂侵犯人体，较单纯风邪、热邪致病重，变化快，故见恶寒发热、口干渴、头身痛；邪在肺内，故见咳嗽吐痰。舌边尖红、苔黄、脉浮数，为表里俱热之象。病邪在表末完全入里，治宜清解，使邪外出，防止他变。方中一支黄花性温走表，能发表清热，为主药；南天竺、汁儿根味微苦性凉以清热，为帮药；牛王刺根解毒利咽，以治咽喉肿痛，平地木止咳化痰，利肺排毒，共为客药。全方共奏散热发表，利咽止咳功效。

【加减】咳嗽重加车前草10g，桑白皮6g。

【应用】本方为表热证而设，以恶寒发热、头身痛、口干渴、咽喉痛、咳嗽为治疗要点。现代用于治疗普通感冒发热。

【注意事项】本方证为邪在肺内，以表证为主，有转里之象，应用时要注意辨证分析。

【注解】汁儿根，又名鱼腥草。平地木，又名矮地茶。

【备考】风热感冒与中医病名相同，相当于重感冒、上呼吸道感染。

3. 常用单验方

散热解表汤《鄂西药物志》

【组成】水灯草　荆芥　蒲荷　紫苏　水竹叶各10g

【用法】水煎服，日一剂，分三次服。

【功效】散热解表。

【主治】风热表证。

房事着凉汤《单验方选编》

【组成】桑白皮12g　牛膝12g　散血草15g　小血藤15g　益母草15g　小秆子15g　血巴茅9g　铁马鞭15g　棕树根15g　尺竹根15g

【用法】水煎兑酒服，一日三次，日一剂。

【功效】祛毒解热、活血益表。

【主治】房事受凉证，房事后感受寒邪，出现恶寒发热，头身痛。

第四节　发表透疹

发表透疹类方剂，适用于麸子（麻疹）、水痘初期，症见发热、清涕、喷嚏、咳嗽等表证，又见口腔两侧白斑、耳垂冷、中指尖冷，或见皮下疹子隐现，又有表证者。

发表透疹剂，多由升散和提毒之花杆子、红浮萍、黄葛、椿树皮等配伍而成。土家医认为麸子、水痘是一种时气毒邪，多从口鼻而入，侵犯肌体而发病。开始以先受邪部位出现症状，故初期以发热、流涕、流泪、咳嗽为主要表现。由于麻痘是时气热毒，入体后易伤津，故方中常配黄葛、水竹叶等生津之品。麻疹水痘以外出皮肤为佳，治疗应透邪达表，引毒外出，防止内陷入里。初期发表透疹，在麻痘治疗极为关健，可有效阻断并发症。如见热势重，邪毒甚，咳嗽，痰多，应加清毒之山银花、猫儿头，或败毒之三棵针、铁灯台、水黄连药物。代表方如升浮汤、透疹汤、风疹汤等。

1. 升浮汤《寿世得效方》

【组成】花杆子根三钱（10g）　红浮萍三钱（10g）　粉葛四钱（13g）　椿树白皮三钱（10g）　天丁二钱（7g）

【用法】称取上药干品，加水一碗，煮取汁半碗，趁热温服。

【禁忌】忌生冷、油腻、晕菜。

【功效】发表透疹，提毒。

【主治】麸子（麻疹）未出表，发热口渴，皮肤灼手，在皮下隐隐，耳垂冷，中指冷，口内白斑。

【解析】本方治麻疹初期或受风寒疹子在皮下不出。麻疹是风毒时邪入侵机体所致，症应发热三天后在皮肤上出现疹子。由于风寒在表，疹子难出，或初期不显，故需发表透疹，助邪热外出。方中土升麻走表开皮窍，又有解毒之功，是方中主药；红浮萍质轻走上走表，散热之力强，助土升麻发表透疹，为帮药；葛根升阳，促疹毒外出，椿白皮散热，两者兼有生津止渴之用，是方中客药；天丁开皮窍，引药达表，是信药。全方共奏发表透疹赶毒功效。

【应用】临床用于麸子不出体表，或感受风寒、吃油腻荤菜，疹不外达之症，亦可用于水痘出表不全，或水痘初期有表热症者。

【加减】麻疹兼有咳嗽、高热者，加银花、水蜈蚣、汁儿根；麻疹内陷、色淡，加羊雀根、小人参；水痘加灯草、蛤蟆草。

【注意事项】麻痘已透，慎用本方。

【备考】麸子为土家医古病名，现称为麻疹。

2. 透疹汤《单验方选编》

【组成】葛根10g　升麻6g　虫蜕5g　甲珠5g　大力5g

【用法】水煎服，一日三次，日一剂。

【禁忌】忌生冷。

【功效】升阳透疹。

【主治】疹出不透。麻疹开始出现一批，二、三日而重出一批，前批疹子消退，又出现第二批三批。

【解析】麻疹表邪入侵，开始发热，热升疹出，三日必见全身出齐。然而，由于气虚，或皮肤孔窍不灵，致使体内邪毒不能出表，出现一批，外露消退又出现一批，病程延长。需药物帮助透邪外出。方中升麻、葛根升阳透疹，为主药；大力根扶精气制麻毒，为帮药；甲珠穿皮透疹，为客药；虫退走皮窍为信药。全方共奏升阳、扶精气、穿孔窍、透疹子之功。

【加减】身体不虚去大力根。

【应用】本方为麻疹内陷、隐约显现或即出即收而设，多为邪毒重或平素体虚所致。

【注意事项】应用本方一定要辨清体虚疹子外出不畅，邪毒未解之证。当与毒盛内陷区别。

3. 风疹汤《单验方选编》

【组成】五加皮 12g　银花 15g　薄荷 9g　泥巴豆壳 15g　浮萍 12g　三角枫 12g

【用法】水煎兑甜酒服，一日三次，每日一剂。

【禁忌】忌食生冷、油腻之品。

【功效】消风清热，透疹外出。

【主治】风疹初期，发热疹出，以颈项背多见，伴有轻度咳嗽，舌红苔薄白。

【解析】风疹为风疹邪毒引起，开始发热，热象不高，没有麻疹那样重，精神差，二三日开始在头颈部出现疹子，密度不高，伴有颈两侧长“羊子”，活动不痛，咳嗽无痰。方中五加皮、三角枫消风，银花配薄荷清热，四味相配为主药；泥巴豆壳退疹，为帮药；红浮萍走表，为信药。全方共奏消风清热，透疹外出之功。

【加减】高热加贯众、板蓝根。

【应用】本方为风疹病初期而设，以发热、颈项背出疹子、咳嗽为治疗要点。

【注意事项】应用本方应以麻疹区别，两者邪毒种类不同，用药组方有别。麻疹以宣透为主，风疹消风清热为主。

【注解】五加皮为南五加。

【备考】风疹病名与现代医学名称相同。

4. 常用单验方

易浮汤《单验方选编》

【组成】葛根10g　浮萍6g　全瓜蒌6g　石膏10g

【用法】水煎服，一日三次，每日一剂。

【功效】清热、透疹、化痰。

【主治】麻疹高热证，疹出全身，疹多症重，色紫，口干渴，咳嗽有痰，高热不退，舌红紫，脉数。

透疹散热汤《鄂西药物志》

【组成】水蜈蚣10g　浮萍10g　水竹叶5g　小杆子5g　水灯草5g

【用法】水煎服，日一剂，分三次服。

【禁忌】忌生冷。

【功效】透疹散热。

【主治】麻疹不透，发热。

河柳大青汤《单验方选编》

【组成】西河柳叶50g　青蒿50g　大青叶50g

【用法】水煎服，日一剂，一日三次，亦可煎水外洗。

【功效】清热透疹。

【主治】风疹盛期。

麻疹葛贯汤《单验方选编》

【组成】粉葛10g　贯众6g　银花10g　紫草6g

【用法】水煎服，日一剂，一日三次。

【功效】败毒透疹。

【主治】麻疹毒盛期，麻疹融合成片，色紫暗，精神差，神志昏糊，有入里之势。用本方之意有力挽沉舟之妙。

托毒汤《单验方选编》

【组成】南竹根 2g　白刺泡尖 10g

【用法】水煎，每日一剂，一日三次。

【功效】解毒托疹。

【主治】麻毒内陷，麻疹初出不久，出现疹子沉入里。本证是由邪毒重，不能表达体外而内陷，急需解毒托疹。

第五节　补虚发表

补虚发表类方剂，分为补阳发表和滋阴发表两类。补阳发表适用于阳气虚外感，证见平素阳气虚，畏寒怕冷，自汗，乏力，面色不华，又感受外邪，出现头痛、身疼、微恶寒，汗出更甚，舌淡苔白，脉沉细；阴血虚感受外邪，除平素阴血不足表现外，又见头痛身热，微恶风寒，无汗或汗出不多，咳嗽咽干，口渴心烦，舌红脉数。

补虚发表方剂为素体虚弱之人外感风热、风寒而设。大凡阳气虚之人，感受外邪易从寒化，在表时既见阳气虚证候，又有寒证象；阴血虚之人感受外邪易从热化，故邪在皮窍之时，即见风热证象。虚人外感，不可专事发表，阳气虚治以益阳补气发表为宜，阴血虚治以滋阴补血发表为宜。代表方：阳气虚有益气解表汤等；阴血虚宜补血解表，方有竹根七汤、益气解表汤、补血解表汤等。

1. 益气解表汤《寿世得效方》

【组成】棉花根 12g、大麦 9g、小人参 9g、红苏麻 9g、水蜈蚣 9g。

【用法】取上药加工片，加水一碗，先武火后文火，煮取汁一小碗，温服，以皮肤有温热感为度。

【禁忌】忌食螃蟹、茶叶、辣椒。服药期间避风休息。

【功能】益气固表，散风寒。

【主治】表虚着凉症，平素表气虚，劳则自汗出，乏力，头晕，易感风寒，恶风怕冷，皮起疙瘩，冷汗出，鼻塞，清涕，头身不适。

【方解】表虚风寒症乃属于平素表气虚，汗孔开，劳则汗出，乏力，头晕，机体还能抵抗外邪，一旦感受风寒，从汗孔毛窍入表内，出现恶风怕冷，冷汗出，鼻流清涕，头身不适。此时若发汗更伤表气，收汗口易留邪气，故用棉花根、小人参补表气、固汗窍，为主药；大麦助棉花根固毛窍，为帮药；红苏麻散风寒不伤表气，为客药；水蜈蚣搜邪出表，引诸药达皮窍，为信药。全方以补表气为主兼散风寒，达到表气旺，邪气出目的。

【加减】寒重加生姜三片，咽痒咳嗽加背蛇生，表虚重加盘龙参。

【应用】本方现常用于气虚感冒、平素抵抗力低下反复感冒，或大病刚复，又感受风寒之症。

【注意事项】凡风寒入里发热慎用。

【注解】小人参又名对叶参，红苏麻又名紫苏叶。

【附方】补气散寒汤：羊雀根 15g，桂皮树根 9g，日一剂，分二次煎服。

2. 补血解表汤《寿世得效方》

【组成】血当归（猪血制）三钱（9g）　川芎三钱（9g）　何首乌（黑豆制）三钱（9g）　一支黄花（全草）三钱（9g）　小荆芥二钱（6g）。

【禁忌】忌生冷。

【用法】取上药加工片，水煎服，每日一剂。

【功效】补血理表，散寒止痛。

【主治】血虚感冒症，平时头晕乏力，面色无华，四肢酸麻，纳差，复感风寒，又有鼻塞流涕、怕风、怕冷、头痛、四肢关节、肉痛，舌质淡，舌苔薄白，脉细弱微紧。

【解析】血虚抗病力差，稍感风寒便出现着凉征象，治宜补血祛寒同用。血当归、何首乌补血，为主药；川芎益血理气，为帮药；一支黄花散风寒、通皮窍、止痛，为客药；小荆芥入血，又长于散血中寒气，为信药。全方有补血、养体之功效，又有散寒通窍之用；更用小荆芥散血中之寒气，使亏血复，寒气散，达到正盛邪去的目的，是治血虚寒盛的良方。

【加减】血劳病加棉藤根、黄瓜香；失血症加红参、鸭脚当归。

【注意事项】非血虚风寒证、风热证忌用该类方药。用药时一支黄花、小荆芥量不宜过大，以徐徐去邪为要，切忌大汗伤血。

【应用】现代临床常用于治疗各种原因引起的慢性贫血合并感冒，以风寒型为主，热象明显不适用此方治疗。

［表出剂小结］

凡以表出药为主组成，具有发汗、松皮、透疹作用，用于治疗表证的方剂，称表出剂。

表证有寒热等性质不同，证候各异，又有虚人外感，因此本章方剂分散寒发表、疏风发表、散热发表、发表透疹、补益解表五大类。

本章方剂选正方13首，附方5首，常用单验方8首。

1. 散寒发表剂　适用于外感风寒表证，以恶寒发热、头身痛、无汗、喷嚏流清涕、舌苔薄白、脉浮紧为主要临床表现。散寒发表剂由味辣、性热药为主组成，具有发汗解表作用。其中散寒发表方具有发汗解表、散寒止痛功效，用于治疗风寒感冒证；姜粱汤有散寒解表功效，用于治疗着凉症；伤寒证汤有赶寒气、开汗窍功效，用于治疗伤寒证；闭毛眼汤有赶寒气、通皮窍功效，用于治疗闭毛眼症；鼻塞汤有赶风寒、通鼻窍功效，用于治疗鼻塞证。附设常用单验方3个，分别治疗变证、兼证。

2. 疏风发表剂　适用于伤风证，以怕风、流清涕、流眼泪、微汗出、舌苔黄白、脉浮缓为主要临床表现。疏风发表剂由性温散风药为主要组成，具有疏风解表，利咽宣肺功效。用于治疗伤风症。其中荆荷汤具有疏风发表，利咽通窍的功效，用于治疗伤风症。

3. 散热发表剂　适用伤寒发热症，以发热微恶寒、皮肤灼手、头身痛、咽喉痛、口渴、舌边尖红、苔微黄、脉浮数为主要临床表现。散热发表剂多由发表、清热药为主组成，具有解表、清热功效，用于治疗外感热邪所致的表热症。其中表热方具有解表散热、败毒的功效，用于治疗表热症；黄竺汤具有散热发表，利咽止咳功效，用于治疗表热咳嗽、百日咳。设附方2个，分别治疗风热表症及房事着凉症。

4. 发表透疹剂　适用于麸子（麻疹）、水痘初期，以发热、咳嗽、清涕、耳垂冷、中指尖冷，口内白斑点、皮下见疹子为主要临床表现。发表透疹剂多由升散提毒药为主组成，具有发表透疹、提毒的功效，多用于治疗麸子、水痘初期，疹痘外出不顺。其中升浮汤具有发表透疹、提毒的功效，用于治疗麸子、水痘外出不顺，或难出于表；透疹汤具有升阳透疹功效，用于治疗痘疹外出不透；风疹汤具有消风清热、透疹外出的功效，用于治疗风疹初期。选常用草验方5个，分别治疗麻疹高热、疹出不透、风疹极盛、麻疹毒盛、麻毒内陷。

5. 补虚发表剂　适用于气虚、阳虚、血虚、阴虚之人素有虚证而兼见外感征象。补虚发表剂，多由补气、补阳、滋阴、补血剂加散寒、疏风、清热药加减而成。其中益气解表汤，具有益气固表、驱风散寒功效，用于治疗表虚着凉症；补血解表汤，有补血理表、散寒止痛的功效，用于治疗血虚着凉症。

第二章　清败剂

凡以寒凉冷药物为主组成，具有清热退火、散污败毒等作用，治疗里热火毒症的方剂，统称清败剂。

里热火毒究其病因，不外内伤和外感两方面。因于外感者，或表邪入里化热或温热火毒为病；因于内伤者，则多由脏腑功能失调而生火所致。

火为热之甚，毒为火热极。因此，里热火毒证，临床表现有热在夹皮韧肉内或在深部经分中乌经、索筋内及血分，以及脏腑生虚火或实火的不同，故清败剂又相应分为清肉分热、清血分热、清脏腑热、退火败毒、清虚热等。

临床运用清败剂应注意：①应外无表证，若表证未解而内热已盛，则应表里双解。②详辨里热证之虚实，病位在肉、在经、在血、在脏、在腑，病势上热、火、毒之分，只有正确运用清热败火败毒方剂，方能切中病情。③明辨热证的真假。④火热都最易伤阴伤水，对于火热炽盛而见阴伤水缺者，不可纯用苦寒药，应兼滋阴补水。⑤对于服清败剂入口即吐者，可配少许姜汁，或采用凉药热服法，以防格拒。⑥本章方剂均以寒、凉、冷药为主组成，不可重用久用，以防伤中元。

第一节　清分肉热

清分肉热方剂，适用于热在肉分，热盛水伤之证。证见高烧烦渴，汗出怕热，扪之灼手，舌红苔黄，脉大数等；或热病后期肉分热未清，内水气已伤，症见身热多汗，烦渴短气，脉大无力等。

清分肉热剂常用清热退火之石膏、水竹叶、露水子、黄珠子等药为主组成。由于火热邪为患，最易耗伤水气，导致水气两伤，故每配对叶人参、盘龙参、绿水子等。若毒邪在肉里，应配伍散毒、解毒之品，常用方有克马风汤、乌鸦风汤、鲤鱼风汤等。

1. 克马风汤《土家医方剂理论整理研究》

【组成】三爪风　五爪风　石猴子　勾藤　对月草　田边菊各10g

【用法】水煎服，每日一剂，每日三次。

【禁忌】忌食热性食物。

【功效】赶风火，除寒热，生津气。

【主治】克马风，畏寒作冷，发烧，身热四肢冷，目直，口吐白沫，愈发愈重，腹胀痛，行坐不安，烦躁吵人。

【解析】风、寒、火气相搏结，上元烧，中元燥，下元冷；三元失调，所以四肢冷、身热、烦躁、口吐白沫等。三爪风、五爪风均为性冷之药，赶上元风火，在方中为主药；石猴子配主药，赶肺脏之火，为帮药；勾藤、对月草味甜，补益中气、滋润燥气，腹胀痛除，田边菊赶风消火，除下元之冷风，使下元之水能上升发，为客药；以勾藤引药达四肢之功，使四肢得以温暖，所以本方中勾藤既是配药，又是药引。诸药合用共奏赶风火、除寒热、生津气之效。

【加减】烦渴加生石膏、小竹叶。

【应用】本方为克马风症而设，以恶寒发热、四肢冷、目直视、烦躁不安等有抽风先兆为治疗要点。现代临床用于急性上呼吸道感染之高热患者，或有抽搐之兆。

【注意事项】伤风感冒者有表证者慎用。

【备考】克马风为土家医古病名，相当于高热抽搐症。

2. 乌鸦风汤《土家医方剂理论整理研究》

【组成】瓜子金 10g　光棍草 10g　金丝吊葫芦 10g　克马草 10g

【用法】水煎服，每日一剂，分三次服。

【禁忌】忌热性食物、药物。

【功效】清分肉热，熄风除烦。

【主治】乌鸦风，吵人，哭叫不止，头摇动，手足象乌鸦爪抓不歇，象乌鸦叫声不断。

【解析】本方症因风、火致病于上、中元，风扇火动，所以吵人、头摇、手足动不停、叫哭声不停。瓜子金性冷，为主药，退上中元火气、通经活血，血活则风止，吵人、哭叫诸证可除；光棍草赶心火，安神，除头摇动及手足下歇等症，为帮药；金丝吊葫芦退火败毒，配合主药赶火，为客药；克马草有散血之用，引药到病处，为信药。四味共用，赶火熄风，使乌鸦风得愈。

【加减】手足舞动明显，烦躁，可加虫蝉、老鸦酸；抽搐明显，可加惊风藤。

【应用】本方为乌鸦风证而设，以烦躁、啼哭、四肢抽动、象乌鸦叫声为治疗要点。现代用于治疗肠道感染所致高热抽搐症。

【注意事项】应用本方应具备乌鸦叫声，伴哭叫不休、烦躁、手足不停动、发热之象。

【注解】金线吊葫芦为山乌龟。

【备考】乌鸦风为土家医古病名。

3. 鲤鱼风汤《土家医方剂理论整理研究》

【组成】半边莲 10g　田边菊 10g　水灯草 10g　隔山消 10g　土细辛 10g

【用法】水煎服，日一剂，二次分服。

【禁忌】忌热性食物及油腻之品。

【功效】赶风水，败热毒，温下元。

【主治】鲤鱼风，高热，手抓脚动，口动不停，伸舌，口流清水，面色苍白，腹胀，四肢冷，吵人。

【解析】风气与热毒相互搏结体内，三元失调，气血不和，上元干，中元燥，下元冷，面色苍白，腹胀，四肢冷，吵人。本方针对风热病因，用半边莲清热祛风为主药，是针对上、中元风气与热毒而设，赶风散热；田边菊、水灯草均为赶火消水之品，赶中元之火气，为帮药；土细辛退下元之冷水，使下元暖，隔山消赶食益气，滋水润中元之燥，使肚胀功能复于正常，纳五谷以养全身，使面色苍白，四肢冷得除，共为客药。五味同用，共奏赶风水、败热毒、温元元之功。

【加减】腹胀明显可加赶山鞭、吊鱼杆。四肢不甚冷，去土细辛。

【应用】现代用于肠伤寒（包括副伤寒），属湿瘟证者。

【注意事项】不具备湿瘟证之面色白及腹胀者慎用。

【备考】鲤鱼风为土家医古病名。

第二节　退火败毒

退火败毒剂，适用于温疫、温毒、火毒或恶肿等火热深毒重之证。症见烦躁狂乱、神志不清、吐血鼻血、皮肤发斑、头面红肿，或口舌生疮等。

退火败毒剂常用退火败毒药之鸡爪黄连、黄柏皮、铧口尖、婆婆针、水黄莲、地苦胆、铁灯台等为主组成。由于其证热毒深重，故病理表现较为复杂，或三元火毒炽盛，或时气疫毒上攻，或温毒内窜脏器，或火毒气弥漫全身，因而常常配伍通泄、散结、凉血、活血、消肿之品，如黄珠子、土黄、上田梯、冲天炮、血通、苦参等。代表方有散热开咽汤、锁喉风散、败毒熄风汤、功劳珠子汤、梅毒烟熏方、七味丹毒饮等。

1. 散热开咽汤《土家医方剂整理研究》

【组成】润喉草 15g　上搜山虎 10g　见风消 10g　三棵针 10g　黄珠子 10g　开喉箭 12g　灰包菌 10g　山豆根 10g　四两麻 5g　甘草 3g

【用法】水煎含服，每日一剂，煎二次，分四次服。

【禁忌】忌热性食物。

【功效】退火败毒，消肿利咽。

【主治】锁喉症，症见发热、恶寒、头身痛、咽痛不能进食，乳蛾肿如指头大，颌下煍“羊子”。

【解析】锁喉症，多因风热毒邪从口鼻而入，在咽部引起红肿，乳蛾肿大，吞咽困难。风热之邪弥漫全身而出现发热、恶寒、头身痛。方中润喉草、见风消散风热，故为主药；上搜山、三棵针、黄珠子退火败毒，为帮药；开喉箭、灰包菌、山豆根、四两麻消肿利咽止痛，为客药；甘草为信药。诸药合用使风热散，咽肿消，锁喉症得除。

【加减】痰涎多加三步跳，痛不明显去四两麻。

【应用】本方为锁喉症而设，以发热、头身痛、咽喉肿痛、颌下生羊子为治疗要点。现多用于急性咽喉炎、化脓性扁桃体炎。

【注意事项】乳蛾肿大有脓者可用茅草嫩尖刺破放脓，必要时可配合外用剂吹之。

【注解】润喉草又名山薄荷，黄珠子又名山栀子，灰包菌又名马勃。

【备考】锁喉症为土家医病名，相当于急性咽喉炎、化脓性扁桃体炎。

2. 锁喉风散《土家医方剂理论整理研究》

【组成】蛇皮5g　满天星8g　梅片1g

【用法】蛇皮与满天星焙干，再将梅片加入，共为细末，用稻草筒将药吹入患处，每日三至四次。

【禁忌】辛辣硬物及蛋、鱼、虾。

【功效】赶火败毒，利咽消肿。

【主治】锁喉风，喉咙红肿疼痛，吞咽和呼吸困难，流口水，言语不清。

【解析】锁喉风由积热火毒或瘟毒炽盛结于咽喉，气血凝滞，挡阻经脉，气道不畅，故见喉咙红肿疼痛，吞不下东西，呼吸困难，流口水，讲话不出，病情发展快速。本方用性冷的蛇皮为主药，意在败火赶瘟，除咽喉之火毒；满天星赶火败毒，加强主药作用，并且有消肿止痛的功效，除咽喉红肿疼痛，为帮药；梅片清利咽喉，使气道得畅，讲话流利，又为药引，使药性达咽喉部位，为客药。三味同用，共奏赶火败毒，利咽消肿之功，使锁喉风痊愈。

【加减】吞水困难者加壁蜘蛛3个。咽喉痛加锦灯笼。

【应用】现多用于急性扁桃体炎、急性咽喉炎。

【注意事项】吞咽困难不能进流汁者用针刀治疗，必要时配内服药。

【注解】蛇皮又名蛇退。

【备考】锁喉风为土家医古病名，与锁喉症有别。

3. 败毒熄风汤《鄂西药物志》

【组成】七叶一支花　大青叶　板蓝根　连翘　生地12g　双勾9g　甘草3g

【用法】水煎服，日一剂，分三次服。

【禁忌】忌与甘遂、海藻，大戟、芫花类药同用。

【功效】除瘟败毒，熄风止惊

【主治】夏脑瘟，多发生于夏秋季，以高热不退、神昏、抽搐为特点，小儿多见，舌质红，脉数。

【解析】夏脑瘟为疫病，具有较强的传染性，一般发生在夏秋季节，突然高热，持续不退，烦躁，或出现昏迷，不省人事，四肢抽搐，两眼上吊。方中七叶一支花除瘟败毒，大青叶、板蓝根清热败毒为主药；连翘清心火，生地凉血生津，为帮药；双勾熄风止惊，为客药；甘草调和诸药，为信药。全方共奏除瘟败毒、熄风止惊之功。

【加减】热毒深入，高热持久加水牛角、生石膏。昏迷抽搐可用此方药汁送服安宫牛黄丸。

【应用】本方为夏脑瘟而设，以小儿持续高热、神昏抽搐为辨治要点。现代多用于治疗乙型脑炎初期高热不退之症。

【注意事项】在治疗脑瘟时应配合现代医学抢救措施。

【注解】七叶一枝花又名铁灯台。

【备考】夏脑瘟为土家医病名，相当于现代医学乙型脑炎。

4. 功劳珠子汤《中国民族药炮制集成》

【组成】十大功劳　黄珠子　朱砂根　岗梅　淡竹叶　木通　射干　甘草各10g　生石膏12g

【用法】水煎服，每日一剂，分三次服。

【禁忌】忌与中药十八反类药同用。

【功效】退火败毒，清分肉热。

【主治】火毒炽盛之咽喉肿痛症，咽喉乳蛾肿大，吞咽困难，口流涎水，伴高热、头痛、全身痛，舌质红，苔黄燥或黄厚，脉洪数。

【解析】火热之邪内犯机体，首犯气门，灼肉红肿，乳蛾肿大，挡住气道、食道门户，而见吞咽困难。火热内犯，而见高热、头痛及全身痛。舌红、苔黄、脉洪数乃为热盛之象。方中十大功劳、黄珠子祛火气，败毒邪，为主药；朱砂根、岗梅、射干清咽利喉，消肿止痛，为帮药；生石膏、淡竹叶清皮肉热，为客药；甘草清热兼利咽，又调和诸药，为信药。全方主、帮、客、信药齐全，共奏祛火气、败毒邪、利咽喉、消肿痛之功。

【加减】热盛可加山银花，乳蛾肿盛可加铁灯台，小便畅去川木通。

【应用】现代用于急性扁桃体炎、急性咽喉炎。

【注意事项】方中朱砂根有小毒，注意用量不宜过大，一般内服剂量为3~6g。本方对胃有刺激，易发生恶心、呕吐，故需先煎、久煎。

【注解】黄珠子又名山栀子。

【备考】咽喉肿痛，多见于急性咽喉炎、急性扁桃体炎。

5. 梅毒烟熏方《单验方选编》

【组成】杨梅核30g（放在清水粪内浸一个月，取出漂净晒干研末）　青果核30g（晒干研细末）　茶叶15g　朱砂3g　斑蝥2个　水银2g

【用法】上六味合匀，装在旱烟斗内，当烟吸完，痰涎吐出，内毒可解。另用老鸦酸、青叶煎汤洗患处，以金黄散、生肌散涂搽（用麻油调搽，或用棉球扑药粉于患处均可）。若疮有开口处，用蜈蚣一条为末同煎药用火纸包卷，以火点燃吹灭在开口处熏，熏完即愈。治男、妇内痔，亦可照熏有效。

【禁忌】忌内服药粉。小儿孕妇忌用。

【功效】清热攻毒，杀虫平疮。

【主治】皮肤梅毒。

【解析】土家医病名中的梅毒，初起阴部，生疮（起泡）蔓延到头顶，成块状，烂疮的周围皮肤呈黑色，灼焦状，起干壳，去一层又起一层，疮口及分泌物腥臭。方中杨梅核、青果核清热败毒、燥湿；茶叶解毒；朱砂、斑蝥、水银杀虫，去腐生新。全方共奏清热败毒、燥湿收水、杀虫、去腐生新之功。

【加减】水气重加野烟、苍术。

【应用】本方多用于湿疹，也可试用于现代医学之梅毒病。

【注意事项】方中水银、斑蝥、朱砂有毒，烟熏时间不宜太长，一般以5~10分钟为宜。口腔溃疡者慎用。

【备考】土家医梅毒病，包括现代医学湿疹、神经性皮炎、梅毒。

【附方】白冰散（《群方集》）：白矾、冰片、雄黄各等分，研细粉，开水调涂患处。

6. 七味丹毒饮《单验方选编》

【组成】散血莲15g　大风药15g　黄瓜香15g　乌苞莲15g　见肿消15g　侧耳根15g　一把伞15g

【用法】水煎兑酒服，每日一剂，一日三次。

【禁忌】禽蛋、鱼虾、魔芋。

【功效】清热败毒，除丹平疮。

【主治】丹毒证，发病时皮肤突然发红，起水泡，渗液，皮色如染丹脂状，伴有全身发冷发热。

【解析】丹毒发生是血分有伏火，外有火毒温热破坏皮肤黏膜，乘虚而入诱发。体内血热与外毒热合邪，两热相搏，故发病急，重者高热不退，入里见神昏、谵语等。急性发病以毒热盛为特点；慢性为湿热兼挟，易反复发作。方中散血莲除血热，大风药散风热，两者合用凉血散热，为主药；侧耳根、一把伞清热败毒，助主药散内外邪热，为帮药；见肿消活血消肿，黄瓜香散温收口，为客药；乌苞莲色紫入血，引药行血中，为信药。

【加减】急性期以清热败毒为主，凉血为辅，常加双花、野菊花、犁头草、丹皮、赤芍；高热加生石膏。发于颜面者加黄菊花；胸胁部位加紫胆；下肢加牛膝、黄剥皮。起水泡加蛤蟆草；神昏谵语者当清热败毒，凉血清营，常用药物有水牛角、鸡爪连、双花、丹皮、山栀等。

【应用】本病与中医、西医同名，根据不同部位、不同时期，灵活加减使用。

【注意事项】防复发，忌食辛辣食物，减少湿热内生。另外注意皮肤卫生，防止复发。为防止复发，可每日水煎50g生苡仁，内服一段时间，有一定作用。

【注解】侧耳根为鱼腥草，一把伞为蒲公英。

【附方】丹清汤（《单验选编》） 白香子15g，救兵粮15g，侧耳根30g，水煎服。治轻度丹毒，发热不明显，以水泡渗出为主。

第二节　清血分热

清血分热剂，适用于邪热传入肉内血里的血分之证。症见身热口渴或不渴，神昏谵语，皮下小点隐现，或吐血、衄血、皮下紫斑，斑色紫黑，舌红绛，脉数等。

清血分热剂，常用清经凉血药水牛角、山羊角、肉罗汉等为主组成的方剂。大凡邪热传经，可从肉分而解；邪热入血，易结成瘀。故本类方剂在组成上常配清肉分透热或凉血散瘀之品，如山银花、水竹叶、六月凉、血水草、六月雪等。同时，由于邪热入血，多伴阴水耗伤之象，故又常配养阴药如黑参、绿水子之类。若见热盛抽风或神昏不清之重症，应合入退火止惊或醒神开窍之品。代表方有牛角清血汤、羊角凉血方、饿蚕惊药汁等。

1. 牛角清血汤《土司王宫廷方》

【组成】水牛角50g　生地25g　紫参15g　血水草10g　紫珠叶10g　六月凉10g

【用法】水牛角锉细末，先煎10分钟，再纳余药同煎，水煎二次，混匀分三次冷服。

【禁忌】辛辣。

【功效】赶热毒，凉血气。

【主治】热血证，症见高热、口渴、神昏谵语，皮肤有红点斑或紫斑，舌红绛，脉细数。

【解析】热血证，多由外感邪热毒气，经皮肉内传血中，扰动血液及脑神。伤神明则有神昏谵语、烦躁、人事不清；扰血则妄动，故见吐、衄血，或迫血从脉管溢出在皮下，可见红点或瘀紫斑。方中水牛角赶热毒、凉血液；生地生津凉血去火毒，六月凉苦寒败毒醒神；血水草、紫参凉血散瘀；紫珠叶凉血止血。全方针对热血证而设，以寒冷药及化瘀、止血药为主，达到赶血毒、凉血液、化瘀斑、固脉管作用。

【加减】皮肉热重加生石膏、黄连。热盛抽风、神昏不清加水竹叶、牛黄、阴爪风。

【应用】本方为热血证而设，以高热、烦渴、神昏谵语、皮下出血点、舌红绛、脉细数为治疗要点。现用于热性病极重期治疗，可试用于感染性休克早期见上述症状者。

【注意事项】本方为寒凉性重药，不可久服，易伤肚肠，热退神清后改用清热解毒药。

【注解】六月凉又名阴凉草，紫参又名血盆草、紫丹参。

【备考】本方见于作者在调研中发现土司王御医后离第五代传人手抄本。

2. 羊角凉血方《寿世得效方》

【组成】山羊角 10g　阴爪风 15g　黄连 10g　水灯草 5g　生冷水草 15g　肉罗汉 15g　绿水子 10g　惊风藤 15g

【用法】山羊角磨水或锉细粉，量为 5g，细块用原方剂量，余药水煎冲服。

【功效】凉血赶血，败毒止惊。

【主治】血热出血惊风证，症见高热，皮肤灼手，口干渴，手足徐动或见四肢抽搐，两眼上吊，角弓反张，或吐血、鼻血，皮上有紫斑，舌红绛干，脉细数滑。

【解析】血热惊风证多由感受外邪，直中入里，起病急，发病快，以高热抽搐为主，兼有水伤之象，后期可见吐血、鼻血、皮肤紫斑。方中山羊角赶血热、熄风止惊，为主药；配黄连、冷水草、水灯草寒凉药清血中热气，为帮药；阴爪风、惊风藤，助山羊角熄风止惊；肉罗汉、绿水子补水气、赶血，为客药。全方共奏赶血热毒、退火气、熄风止惊之动效。

【加减】口渴甚加生石膏、水竹叶；热毒甚加六月凉；出血加大路边黄。

【应用】临床多用于高热抽搐，正邪俱甚病症。

【注意事项】虚风内动禁用。

【注解】阴爪风又名双勾，肉罗汉又名地螺丝，惊风藤为灵霄根。

【备考】土家名医马树仁方，作者跟师学习时得之。

3. 饿蚕惊药汁《土家医方剂理论整理研究》

【组成】桑白皮 15g　黄珠子 15g　黄荆条 12g　岩防风 10g　魔芋 8g（炮制）　乌莼 6g（炮制）　马蹄香 6g

【用法】先煎乌莼、魔芋 20 分钟，再入余药，水煎二次，日服一剂，分三次内服。

【禁忌】辛辣。

【功效】赶火润筋，清上温下。

【主治】饿蚕惊，头向两侧摆动无力，眼睛直视，手足软弱无力，如饿蚕寻食状，干咯，头面红，按之热，四肢冷。

【解析】本症多见于小儿，由发烧不退引起，热久灼伤上元心脑气血，筋失调养，头向两侧摆动无力，直视。火热伤筋，肢节失养，见手足无力软弱，如饿蚕寻食状。热伤肺见咯，热上冲于头而面红，按之热。本方症因发烧而起，治当以冷性之品为重。方中桑白皮、黄珠子性冷，能赶火败毒，为主药；黄荆条、岩防风化痰润筋，治咳活风，为帮药；乌莸、马蹄香温下及纳浮阳，为客药。全方共奏赶火润筋、清上温下之功。

【加减】四肢温去魔芋、乌莸，手足无力明显加对参、盘龙须。

【应用】本方多用于邪热深伏，上下气血循环不畅之真热证，现代试用于感染性休克早期，微循环功能障碍之弥散性血管内凝血。

【注意事项】（1）生魔芋、乌莸有毒，入煎剂、丸、散剂必须加工炮制合格后方可入药。（2）此方为祛邪之品，勿过量、长时久服，中病即可，不必尽剂。

【注解】黄珠子为山栀子、乌莸为草乌抱儿。

【备考】此方药原载《土家族医药学》，有组方无方名。

第三节 消痈排脓

消痈排脓剂适用于内痈已成，或溃或未溃，症见咳吐脓血，患部胀痛，在腹部有包块，压痛明显。

消痈排脓剂常用破溃之药天丁、穿山甲和排脓之桔梗、乔子

七、苇茎、冬古根等。因其痈是火热之邪腐肉成脓，血被污染，因而常须配败火消肿清血毒之山银花、蒲公英、梨头尖、野菊花、千年老鼠屎、赤芍、散血草、六月凉、锅烟草等。常用代表方有肺疱汤、黄萱肺痈汤、左转肠痈汤、肠痈解毒汤等。

一、肺痈

1. 肺疱汤《单验方选编》

【组成】川芎 15g　泽兰 15g　四块瓦 12g　爪金龙 12g　甲珠 12g　走屎见 9g　山占 10g　四楞草 15g　水灯草 12g

【用法】用水或酒煎服，每日一剂，一日三次。

【禁忌】辛辣，鱼虾，蛋类。

【功效】清肺排脓，活血散瘀

【主治】肺痈中期，症见发热，胸痛，咳吐脓血腥臭，肌肤甲错。

【解析】肺痈一病，多由火热灼肺，化腐成脓。早期以持续高热胸痛、气促为主，中期见吐大量脓痰，多汗。本方所治肺痈为中后期，见中低热、胸痛，以咯大量脓痰为主，兼见血瘀之象，出现肌肤甲错。方中用川芎、泽兰活血散瘀，四块瓦、爪金龙清肺热，共为主药；甲珠、走屎见、山占排脓，为帮药；四楞草活血养血，改善肌肤血运，为客药；水灯草引药入肺，为信药。全方共奏清肺排脓，活血散瘀之功。

【加减】脓痰腥臭加职儿根、乔三七、冬古根、象贝；余热未清加山银花、三棵针；痈溃体虚去甲珠。

【应用】本方为肺痈中期而设，以发热、胸痛、咳吐脓血腥臭痰为治疗要点。现多用于肺脓疡咯痰期及后期。

【注意事项】肺痈初期（急性期）非本方适用。中后期须见有肌肤甲错征象。

【备考】肺痈土家医又称肺疱。

【附方】仓口消痈饮（《单验方选编》） 仓口七12g，刀口肉（猪）250g。炖吃，一日二次。禁忌辛辣物。功效消痈排脓。主治肺痈。

2. 黄萱肺痈汤《鄂西药物志》

【组成】黄萱10g 天冬30g 双飞蝴蝶30g 白茅花10g

【用法】水煎服，每日一剂，分三次服。

【禁忌】辛辣，鱼虾、蛋类。

【功效】消痈排脓，养肺利肺。

【主治】肺痈后期，症见脓痰不多，咳吐延沫为主，伴胸闷气短，口干，舌红苔少，脉虚。

【解析】肺痈后期，为火热伤肺，肺叶津枯，虽有咳嗽吐痰，但量不多，以涎沫为主。肺叶受伤而见气短。口干、舌红少苔、脉虚为肺津干枯之象。方中黄萱清肺排脓，为主药；天冬养肺润肺，为帮药；双飞蝴蝶宜肺利肺，止咳化涎沫，为客药；白茅花引药入肺，为信药。

【加减】余热末尽，有脓痰者加乔三七、桔梗。痰中带血者加仙鹤草。

【应用】现多用于肺脓疡后期，见肺虚证者。

【注意事项】本方药多滋腻，脾胃虚弱者慎用本方，以防碍胃。

【注解】黄萱又名黄花菜根，白茅花为白茅草花。

【备考】肺痈土家医又称肺疱病。

二、肠痈

1. 败毒排脓丸《鄂西药物志》

【组成】单叶红蜀葵根　白芷各 10g　枯矾　白芍各 15g

【用法】研细末，黄腊溶化，纳药为丸，如梧子大，每次空服二十九丸，米汤水送服。待脓血出尽，服十宣散补之。

【禁忌】辛辣。

【功效】败毒排脓

【主治】魄门内痈，肠内有败血，腥臭殊甚，下腹冷痛。

【解析】魄门内痈，为后段大肠内成痈化脓，溃破后经后门排出，一般开始为左下腹灼热、痛，能触及肠形，有压痛。破溃后流出赤白相杂、腥臭难闻的脓液。后转为冷痛。本方红蜀葵根败毒、利肠，消肿散结，为方中主药；白芷排脓止痛，为帮药；枯矾燥湿收口，白芍柔肠，防蜀葵伤肠，为客药。全方共奏败毒排脓之功。

【加减】热重加土茯苓、蛇舌草、败酱草；出血加地榆、大蓟、血蜈蚣；白脓少去枯矾；调味可加甘草。

【应用】本方常用于治疗溃疡性直肠炎，肛周脓肿大便见脓血者。

【注意事项】急性期热象明显者不宜用此方，应选清热败毒类方药。直肠肿瘤见有此证，可试用本方加减治疗。

【备考】魄门痈为土家医病名，相当于现代医学的肛周脓肿。

2. 左转肠痈汤《单验方选编》

【组成】白花蛇舌草 30g　野菊花 30g　左转藤 30g　甘草 6g

【用法】水煎服，每日一剂，一日三次。

【禁忌】辛辣燥热之物。

【功效】清热败毒，消肿止痛。

【主治】肠痈初期，发热，右下腹痛，伴恶心呕吐。

【解析】肠痈为火热之邪侵犯阑门附儿肠，出现红肿，故出现右下腹痛，气滞后造成粪便排泄不畅，引气上送而呕吐。本方选用蛇舌草、野菊花清热败毒、消肿散瘀，左转藤理气止痛，甘草调合诸药。全方共奏清热败毒、理气、消肿止痛功效。

【加减】发热重者加金银花、猫屎果；肿痛明显者加桃核、冬瓜子；大便不通者加土大黄、搜山虎。

【应用】本方为肠痈而设，以心窝下痛引右下腹痛及右下腹压痛，伴恶心呕吐为治疗要点。现多用于急性阑尾炎初期。

【注意事项】肠痈已成一般不单用此方或加减应用。对溃破后形成铁板证（腹膜炎）者，应早期手术治疗。

【注解】此方书中无方名及功效方解，均为作者补充完善。甘草为作者补充。

【备考】肠痈，土家医又称肠疱。

3. 肠痈解毒汤《中国民族药炮制集成》

【组成】筋骨草　大血藤各30g　金银花　紫花地丁　野菊花各15g　血通根　延胡索各10g

【用法】水煎服，每日一剂，分三次服。

【禁忌】辛辣，鱼虾、蛋类。

【功效】清热散痈，消肿止痛。

【主治】肠痈中期，症见热重，腹痛明显，右下腹压痛明显，或触及包块，大便不通，舌质红绛，苔黄燥，脉滑数。

【解析】肠痈中期为邪热正胜，以实证为主要表现，既有大热大渴，大便不通，又有肠肉红肿，而见腹痛甚重。实证宜攻、宜清，方中筋骨草、山银花、紫花地丁清热凉血，为主药；大血藤活血祛瘀、消肿散结，为帮药；血通根活血通肠，延胡止痛，为客药。全方共奏清热散痈、活血理肠、消肿止痛之功。

【加减】大便不通加通条根。

【应用】现用于急性化脓性阑尾炎未穿孔期。

【注意事项】急性化脓性阑尾炎在治疗期间要禁食，可从静脉给予营养或输液纠正水电解平衡，必要时中西医结合治疗。

【注解】筋骨草又名锅烟草。

【备考】肠痈与中医同名，又称“盘肠”病、肠疱。

第四节　退内脏火

退内脏火剂，适用于内脏某一器官功能失调或外邪直中而产生的火热之证。由于邪火所在的脏器不同，证候表现各异，故本类方剂配伍及组方亦按其所属脏腑而有所不同。如心火重，症见心中烦热、口舌生疮、小便红等，常用退心火药黄连、蓑衣藤、八月瓜藤、水灯草等为主组成；肝胆火旺，症见胁痛、头胀痛、口苦、眼红、耳聋耳肿，尿黄大便秘等，常用退肝胆火药龙胆、三棵针等为主，配伍化湿、赶湿、养肝药，如吊鱼杆，鼠曲草、克马草、当归等组成方剂；肺火重，症见咳喘，咯黄痰或痰中夹脓血，常用败肺火药桑白皮、职儿根、败酱草等为主，配伍化痰、化瘀、排脓药，如冬古皮、贝母、车珠子、桃仁、乔三七等组成的方剂；肚有积热，症见牙痛、头痛、牙龈肿痛、口臭、心窝灼热等，常用败胃火水黄连、石膏为主，配伍凉血药组成的方剂；大肠有火，症见泻痢腹痛或泻下脓血，里急后重，肛门灼热等，常用败大肠火药金果榄、水黄连、岩丸子、马齿苋、奶浆草等为主，配伍调气血药牛血连、一点白、一点血等组成方剂。尿脬有热，症见小腹急痛、小便频数、灼痛或有血尿等，常用萹蓄、克马草等为主，配伍通淋、利茎药水灯草、红茅根、八月瓜藤、连线草等。常用代表方有爪连黑参泻心汤、镇狂汤、包金泻肺汤、赶火泻肺汤、蒿桐清胆汤、五爪酸米汤、蛤蟆症汤、火气汤、灯笼照胃汤、肚热麦斛汤、下元湿热汤、化气散结通淋汤、铁马赶赤汤等。

1. 爪莲黑参泻心汤《寿世得效方》

【组成】鸡爪连10g　藕莲心10g　黑参10g　水竹叶5g　绿水子10g　淡竹叶根（去心）10g　三棵针10g　山栀子10g

【用法】水煎服，每日一剂，每日三次。

【禁忌】忌茶叶、热性食物。

【功效】退心火，滋心液。

【主治】心火旺盛症，症见心烦，口干，睡眠不佳，大便干，小便短赤，舌尖红，苔黄燥，脉数。

【解析】心火旺盛证，多由内伤心血，心火亢盛，扰动神门所致，症见心烦口干，睡眠不佳，心移热小肠而见小便短赤。舌尖属心，故红。苔黄、脉数为热象之征。方中鸡爪连泻心火，为主药；藕莲心入心经，清热除烦，更配三棵针，山栀子增强清热除烦功效，共为帮药；黑参、绿水子、淡竹叶根滋心液，以平阴阳，为客药；水竹叶入心，引热下行为信药。诸药合用，使心火退，心液增，烦热除，阴阳平。

【加减】失眠加夜交藤、夜关门，小便少加八月瓜藤，大便干加土大黄。

【应用】临床可用于神经衰弱有心热征象者及外感疾病后期热陷心经不除者。

【注意事项】心血虚及心阴虚者忌用。

【注解】黑参又名玄参，绿水子为小麦冬。

【备考】心火旺盛证为土家医病证。

2. 镇狂汤《鄂西药物志》

【组成】油桐根皮 60g　单竹芯 60g　土牛膝 60g　竹茹 60g　白矾 9g

【用法】水煎服，每日一剂，日三次。

【禁忌】水牛肉、魔芋，辛辣食物。

【功效】清心化痰，镇狂止癫。

【主治】癫狂病（心热），口干烦躁，精神异常，语无论次，打人骂人，狂躁乱跑。

【解析】心热烦躁，六神无主，精神异常，语无伦次，火热灼津成痰，蒙闭神窍，亲疏不分，打人骂人或狂奔，甚或衣裤不着，哭笑异常。此病多由精神忧抑或重大打击，使心火内生，扰乱神门所致。又因火热日久，灼津成痰，蒙闭神窍，加重病情。方中油桐根皮、单竹芯清心火、通神窍，土牛膝引热下行，竹茹、白矾豁痰。全方共奏清心化痰，安神镇狂之功。

【加减】重症加芦根 60g，病情好转后加石菖蒲 9g。

【应用】本方为心热型癫狂病而设，以神志异常、口干烦躁、打人骂人为治疗要点。临床试用于精神病有一定疗效。

【注意事项】方中油桐皮有小毒，不宜久服，中病即止。病情稳定可加工成丸药续治。

【注解】单竹芯为桂竹中竹茹。

【备考】本方所治心热型癫狂病，是土家医对癫狂病分类的一种证型。

3. 包金泻肺汤《单验方选编》

【组成】铁包金 15g　侧耳根 30g　大蓟 12g　瓜子草 15g　灰桑根皮 10g

【用法】水煎服，每日一剂，一日三次。

【禁忌】辛辣。

【功效】退肺火，止咳嗽。

【主治】肺热证，症见发热、气促，咳嗽咯黄黏痰，胸闷，胸痛，舌质红，苔黄燥，脉滑数。

【解析】外邪上犯，首先犯肺，肺为娇脏，肺主呼吸功能，热邪伤，故见发热；换气不良，气促；热灼津成痰，阻塞气道而见胸闷胸痛。舌红、苔黄燥、脉滑数为热象。方中铁包金、侧耳根专清肺热、化痰，为主药；瓜子草散痰热以止咳，为帮药；灰桑根皮走肺，泻火赶水，为客药；大蓟护血，防热伤肺络，为助药。全方共奏退肺火、止咳嗽之功效。

【加减】高热加生石膏，喘加杏仁、山麻黄。

【应用】本方为肺热证而设，以发热、气促、咳嗽咯黄黏痰、胸痛为治疗要点。临床现用于急性支气管炎，支气管肺炎、大叶性肺炎。

【注意事项】清肺热要彻底，防转变。

【注解】灰桑根皮中药名称桑白皮，有走肺泻水之功，原方缺，系作者增补。

4. 赶火泻肺汤《群方集》

【组成】黄连莵　猫古藤　特血风　五爪风　三月泡根　狗屎泡根　水丁草　车前草　老君扇　水竹叶　淡竹叶各 5～10g　细辛五分 1.5g

【用法】水煎服，每日一剂，分二次服。

【禁忌】忌食生冷。

【功效】赶火气，泻肺水，止咳喘。

【主治】小儿肺热咳喘证，症见发热、咳喘痰鸣、口唇发紫、不能平卧、心动悸，舌质红绛，指纹紫。

【解析】小儿肺体娇嫩，感受风寒、风热，肺易受之。外邪入里化热，破坏肺津，渗入肺泡内，出现痰鸣、喘促、鼻翼煽动、口唇发紫。心肺同在上元，在生理上相互协调，在病理上相互影响。今肺有病，导致心受累及，出现心动悸。方中黄连、猫古藤泻肺火；特血风、五爪风散风热；三月泡根、狗屎泡根、水灯草消水气；老君扇止咳喘；水竹叶、淡竹叶平心；其中细辛性热，配在苦寒，消水药中，有防苦寒伤气之弊，更有散水之动，其用法之妙，不可轻视。

【加减】喘重加杏仁；痰鸣肺有水气加葶苈子；心动悸加少量包谷七根；咳吐脓痰加职儿根。

【应用】本方为小儿肺热咳喘证而设，以发热、咳喘、痰鸣、口唇发紫、心动悸为治疗要点。现用于支气管肺炎、肺水肿。

【注意事项】有心衰配合用强心剂注射，缺氧明显应配合输氧。

【附方】功劳赶火汤（《单验之选编》）　十犬功劳15g，小远志10g，铁包金15g，大蓟10g，侧耳根20g。水煎服，一日三次。忌烟、酒、辛辣油腻之品。功效赶肺火，止咳嗽。主治肺热咳嗽。

5. 蒿桐清胆汤《寿世得效方》

【组成】苦蒿20g　酸桐根15g　过路黄15g　青竹标草10g　一把伞10g　金铃子10g　青皮6g　土柴胡10g

【用法】水煎服，每日一剂，每日三次。

【禁忌】忌油腻、鱼虾、蛋类食物。

【功效】清肝利胆，行气止痛。

【主治】胆热证，症见恶寒发热，右胁痛，口干咽苦，或见恶心，呕黄水，或眼珠黄，小便黄，大便干，舌红苔黄腻，脉弦滑。

【解析】胆热证，多由内伤发火或外邪侵犯肝胆所致。胆附于肝，肝汁流于胆，在生理上相互为用，病理上相互影响，肝内苦汁有热邪亦累及胆，胆不通亦影响肝。胆热症是火热之邪，在外可见恶寒发热，在患部出现疼痛。胆汁不通降，则见恶心呕吐、眼珠黄、尿黄、身黄。方中苦蒿清肝利胆，为主药；酸桐根、过路黄、一把伞、退胆火，共为帮药；青竹标、金玲子、青皮疏肝气而止痛；土柴胡引药入肝胆，为信药。全方共奏清肝利胆、退胆火、行气止痛之功。

【加减】黄疸明显，大便干加土大黄、通条根；伴有结石加斑鸡窝、连线草。

【应用】现临床多用于急慢性胆囊炎、胆石症并发胆囊炎、肝内胆管炎。

【注意事项】如伴胆石过大，药物不能通，病情严重者，建议外科手术治疗。

【注解】苦蒿为青蒿，酸桐根又名虎杖，青竹标又名竹叶菜。

【备考】《寿世得效方》为土家医手抄孤本。方中一把伞现称蒲公英，青竹标为斑叶兰全草。

6. 五爪酸米汤《群方集》

【组成】五爪红　酸米草　鸟不站　接犁皮　地萝卜各等分

【用法】水煎服，每日一剂，分三次服。

【禁忌】酸辣。

【功效】清肝经湿热，消肿止痛。

【主治】气子肿痛，症见气子肿痛，灼热，触及更明显，发热，口干苦，舌质红，苔黄厚，脉滑数。

【解析】气子（睾丸）肿大有水肿、湿热之分，水肿透光不痛；湿热红肿，灼痛发热，不透光。本方针对湿热火气而设，方中五爪红清热解毒、清肿止痛，酸米草、马不站清肝火除湿热，接犁皮利小便、排湿热。地罗卜一味补肾，防药物之弊。全方共奏清肝胆热，解毒消肿止痛之功。

【加减】湿热明显加紫花龙胆、黄皮，小便涩痛加车前草。

【应用】临床用于急性睾丸炎未化脓者。

【注意事项】应用时要辨清阴囊内疾病性质，排除腹股沟斜疝、睾丸鞘膜积液、附睾结核等疾病。

【注解】五爪红又名五爪龙（红色），酸咪草又名老鸦酸，地萝卜又名续断。

【备考】作者在土司王宫地附近调研时，土家医中用此方治疗疗效显著。

7. 蛤蟆症汤《土家医方剂理论整理研究》

【组成】黄皮树 10g　刺黄连 10g　蜂子窝 10g　百味莲 8g　白三七 8g　土大黄 6g　山苦瓜 10g　双花 10g　蛤蟆草 10g　肉罗汉 10g

【用法】水煎，日一剂，分三次服。

【禁忌】辛辣之品、酒类、油炸食物。

【功效】败火通便。

【主治】蛤蟆症，大肠火重，肚肠痛，肚子胀如蛤蟆，小肚子起点子高出皮肤，大便干，食欲不振。

【解析】本方症因过食辛辣、干燥之品，滋生内火，火迫肚肠，而出现肚肠痛，肚子胀如蛤蟆；火盛故大便干。由于大便结于大肠，故小肚子有点子，大便难解，饮食不振。本方以性冷味苦药组成，意在清败中元内火。黄皮树、刺黄连赶火败毒，为方中主药，赶肚肠内火；蜂子窝、百味莲、白三七、败火止痛；山苦瓜、土大黄、双花、肉罗汉赶火通便，大便通畅，则胀消而饮食恢复正常；蛤蟆草败火利尿，引火毒出窍。十味配伍，共成败火通便之剂。

【加减】体虚去山苦瓜。

【应用】临床多用于大肠热证，以及慢性炎症性肠病。

【注意事项】临床应与习惯性便秘、不完全性肠梗阻鉴别。

【注解】黄皮树为黄柏，蛤蟆草为车前草。

【备考】蛤蟆症为土家医古病名。

【附方】蜂麻膏　蜂蜜100g，黑芝麻100g。先将黑芝麻研成糊状，加入蜂蜜，搅拌均匀，每日一剂，分三次服完。

8. 火气汤《土家医方剂理论整理研究》

【组成】蜂窝球15g，土大黄15g，百味莲10g，朱砂莲10g，开喉箭10g

【用法】水煎，日一剂，分二次内服。

【禁忌】辛辣干燥食物。

【功效】败火通便。

【主治】火气证，肚子痛，解大便硬结，有时大便带鲜血，口干燥，欲饮冷水、凉水，怕热，喉咙痛，鼻子干，口中起泡，小便黄。

【解析】火气证因吃辛辣之物、饮酒或劳伤过度，而致体虚火重。火烧内水故肚子痛，大便硬结，有时带血。火气上冲，故口干舌燥，口中起泡，喜喝凉水。火气下注，故小便黄。本方用性味冷苦之蜂窝球为主药，用其赶火败毒之功，去中元重火；土大黄赶火通便，清下元火气，消大便硬结；朱砂莲止血止痛，去肚子痛及便血；百味莲，赶火健肚止痛，加强主药功用；开喉箭赶上元火气，除口干等证。本方意在重败内火，以除诸火气之证。

【加减】大便硬结重可加大通条，大便带血加槐花、地榆。

【应用】临床用于习惯性便秘，试用于慢性结肠炎。

【注意事项】服药效不佳，应做肠镜检查。

【备考】火气证为土家医古病名。

【注解】开喉箭为科包谷七根。

【附方】泻火通肠方　鸡脚黄莲10g，克马草15g，蓑衣藤20g，三颗针10g，竹叶菜15g，笔筒草10g，铁蒿子10g。水煎服，一日一剂，分三次内服。

9. 灯龙照胃汤《群方集》

【组成】灯龙果根12g　路边黄根12g　三月泡根12g　算盘子根9g　车前草9g

【用法】水煎服，日一剂，分二次服。

【禁忌】忌辛辣、硬物。

【功效】清热理胃，赶气止痛。

【主治】热郁肚痛，症见上腹灼热，隐隐作痛，嗳气，口干，大便干，舌红，苔黄，脉微数。

【解析】上肚为物所，纳五谷禽蔬，过辛过热之物入内，长期损伤肚膜，产生内热，而见热痛。方中灯笼果根清热养胃，路边黄根消肿止痛，三月泡根赶气、降气，算盘子根养胃生津以润燥，车前草引热下行，全方清热与消肿，养胃与生津润燥，赶气与宽中并用，使郁热除，膜肿消，胃津生，肚得舒。

【加减】兼肝气郁加八月瓜，痛甚加救命王，气滞重加赶山鞭，食滞加隔山消。

【应用】以上腹灼热、隐隐作痛、嗳气、口干、大便干为治疗要点，现临床多用于慢性浅表性胃炎。

【注意事项】治胃应辨清寒热虚实，本方只适用热郁之证，勿以假热用之。

【注解】灯龙果为锦灯龙，药用其根。

【备考】原方中无剂量，属收集编辑缺漏，原始剂量为撮、抓、把、各等分，属药量大致相同，今补之。

10. 肚热麦斛汤《鄂西药物志》

【组成】水灯草15g　淡竹叶根6g　麦斛15g　麦冬12g　花粉9g

【用法】水煎服，日一剂，分三次服下。

【禁忌】辛辣干燥之品。

【功效】清热和胃，生津止渴。

【主治】胃虚热证，症见胃宫有辣感，口干欲饮水不欲多，大便干，舌红嫩无苔，脉细数。

【解析】胃热已久，耗津灼液，胃络空虚，绵绵作痛。伴有灼热感为胃液已伤，欲饮水以润之，但不欲多。胃液少而肠燥则出现大便干燥。方中水灯草清胃热，淡竹叶根清热养胃润燥，麦斛生津止渴，麦冬、花粉清热养胃，生津止渴。全方以润养为主兼清热，使热除胃得养，津得生，痛得除。

【加减】胃热重，去水灯草加百味连，气滞加赶山鞭，呕吐加竹茹，便溏去花粉。

【应用】以上腹部有烧灼感、口干不欲饮、大便干、舌红嫩无苔、脉细数为治疗要点。本方可适用于萎缩性胃炎以胃阴虚证为主者，以及暑热伤胃之口渴证。

【注意事项】火热证、湿热证忌用。

【备考】书中无麦冬、花粉，作者根据当地民间应用习惯增补。

11. 下元湿热汤《单验方选编》

【组成】紫花龙胆草12g　茯苓15g 香樟根15g　车前草15g　木通15g　山栀子12g　黄柏15g　萹蓄12g　牛王刺15g　三匹风12g　蛇苞草12g　水灯草5g

【用法】水煎服，每日一剂，一日三次。

【禁忌】忌油腻。

【功效】清热化湿，通淋止带。

【主治】下元湿热证，症见小腹灼痛，小便黄赤或涩痛，尿频、尿急或男子睾丸肿痛，女子黄带腥臭，舌红，苔黄腻，脉滑数。

【解析】下元为水脏之宅，热邪犯之易产生湿热之证。湿蕴结尿脬、尿管则出现小腹拘痛或尿频、尿急、尿痛。侵犯外生殖器囊，男子则出现气子旁肿痛或化腐成脓，女子则胞宫、阴道、阴门受染出现赤白带下，阴痒作痛。方中龙胆、山栀、黄柏，清肝胆经湿热为主药；车前草、木通、萹蓄、蛇泡草入膀胱经，清利湿热，助主药清热利湿，为帮药；牛王刺利茎、三匹风散热，为客药；香樟根化气通腑，利下元，为佐助药；水灯草药到下元、利小便，为信药。全方共奏清肝胆经热、利湿通便、燥湿止带之功。

【加减】女子带下去香樟根、三匹风，加败酱草，小便带血加茅根、小蓟，男子茎中痛加甘草梢。

【应用】临床多用于膀胱湿热证，湿热带下证。现代多用于治疗急慢性尿路感染、子宫内膜炎、细菌性阴道炎。

【备考】作者在土家医中调研，发现在方中多加水灯草，今予增加。

【附方】三草通淋汤（《单验方选编》） 水灯草15g，车前草15g，龙胆草12g。水煎服，兑酒服亦可，每日一剂，一日三次。功效清热通淋。主治热淋症。

12. 化气散结通淋汤《单验方选编》

【组成】牛王刺15g 猫爪刺12g 山栀子12g 五匹风12g

【用法】捣烂，水煎服，每日一剂，一日三次。

【禁忌】忌化物。

【功效】化气散结通淋，清热利尿。

【主治】尿结证，症见小腹拘急、胀，欲便不通，舌质红，苔微黄腻，脉缓急。

【解析】小便排泄靠膀胱气化功能作用，才能开合有序，一旦邪热侵犯，气热互结，使气化功能失常，开合失度，气热互结膀胱，使小便不能排出，出现小腹拘急、胀痛。牛王刺散结、化气、利开合，为主药；猫爪刺散结消肿，利尿道，为帮药；栀子清热燥湿，助主药通淋；五四风入下元，为信药。全方配伍得当，使气化正常，热邪得除，小便通利。

【加减】湿偏重可加香桂枝，热气重加萹蓄、儿茶。

【应用】临床用于因气化功能失司或气滞引起的小便不通，现代用于治疗前列腺肥大、膀胱括约肌功能失常所致小便不通，有气化功能异常者。

【注意事项】机械性尿道梗阻、肿瘤压迫所引起的小便不通非本方所宜。

【注解】五匹风又名五爪龙。

【备考】尿结证为土家医古病名，相当于中医热淋证，现代医学的尿路感染。

【附方】牛王通淋汤（《单验方选编》） 牛王刺15g，三匹风12g，老火草15g，萹蓄15g，山高粱15g，夏枯草20g，赤小豆12g。水煎服，每日一剂，一日三次。禁忌酒、辛辣。功效清热通淋，化气消肿。主治淋证气热互结型，以小便不通畅，点滴难出，伴茎中作痛，下肢微肿为选方要点。

13. 铁马赶赤汤《群方集》

【组成】铁马鞭12g 酸梅草12g 车前草12g 水灯草9g 石膏12g 水竹叶6g 八月瓜藤10g

【用法】水煎服，每日一剂，日三次。

【禁忌】忌辛辣。

【功效】清热导赤，畅利尿道。

【主治】尿急上冲病，以口舌生疮、小便赤涩、灼痛、淋漓不尽为主要临床表现病症。

【解析】下元热甚，火气循经上冲口舌，出现口舌生疮，邪热下迫，出现尿短赤、急，甚至淋漓不尽。方中铁马鞭、酸梅草赶消下元之火，使上冲热气平熄，以治口舌热疮，为方中主药；生石膏灭中元火气，助主药清热，为帮药；车前草利尿以排火，使中下相清，相得益彰，水竹叶清心火而散血热，以治尿赤，共为客药；八月瓜藤、水灯草走尿道，通淋利尿，为信药。

【加减】口舌生疮不明显，去生石膏、水竹叶，尿短赤重者加赤芍、生地。

【应用】本方用于舌红肿痛，口内生疮，伴小便赤涩。慢性口腔炎、白塞氏综合征可试用本方治疗。

【注意事项】尿急上冲病与尿急病同属热证，前者病为以小便灼痛、尿赤兼有口腔症状，后者无口腔症。

【注解】酸梅草为红色老鸦酸。

【备考】原方中无剂量，今增补之。八月瓜藤有去心火、通淋利尿之功，根据创方原意，疑为缺漏，作者补上，供使用参考。

【附方】车前苦竹汤（《单验方选编》）　车前草20g，苦竹叶15g。用法水煎服，每日一剂，一日三次。禁忌辛辣食物。功效清热利尿。

【主治】小便淋漓不通。

［清败剂小结］

清败剂共选正方30首，附方9首。按其功效分为清分肉热、退火败毒、清血分热、消内痈、退内脏火五类。

1. 清分肉热　本类方剂适用于热在分肉，热盛水伤之症，常用清热退火药为主，配伍益气生津药组成。其中克马风汤赶风火、除寒热、生津气，主治克马风病发冷发热、目直吐白沫烦躁者；乌鸦风汤清分肉热，兼熄风除烦；鲤鱼风汤败热毒、温元元，治热闭内、四肢不温之格拒证。

2. 退火败毒　本类方剂适用于温疫、温毒、火毒、恶肿等火热深毒症。常用退火败毒药为主，根据证候表现配伍通泄、凉血、活血药组成。其中败毒熄风汤除瘟败毒、熄风止惊，主治夏瘟病；散热开咽汤有退火败毒、消肿利咽功用，主治锁喉症；功劳珠子汤有退火败毒，清分肉热盛之功，治疗急性重症蛾子症；梅毒烟熏分为皮肤梅毒，七味丹毒汤清热败毒、除丹平疮，以治丹毒症。关于外痈症、流痰在消肿剂论述。

3. 清血分热　本类方剂适用于热邪内传深到血中之症。常用清经凉血药为主，配伍散瘀药组成。其中牛角清血汤具有赶热毒、凉血气、化瘀滞的作用，为治疗热入血气的主方；羊角凉血方，能凉血赶血、败毒止惊，用于治疗血热出血及惊风证；饿蚕惊汁，有赶火润筋、清上温下之功，用于治疗火热日久，津伤筋失养所致手足舞动症及上热下冷的阴阳格拒症。

4. 消痈排脓　本类方剂适用于火热腐肉成脓的内痈。常用破溃排脓和清热败毒消肿药组成。其中肺疱汤俱有清肺排脓、活血散瘀之功，用于治疗肺痈中期发热胸痛，咳吐腥臭脓痰；黄萱肺痈汤，俱有消痈排脓，养肺功效，用于治疗肺痈中后期，以气短、咳吐痰不甚臭、舌红苔少、脉虚为主。肠痈发生在阑门和肛门处，其中败毒排脓丸，有败毒排脓功效，用于治疗魄门痈，见大便脓血、腥臭、下腹冷痛；左转肠痈汤有消热败毒、消肿止痛功效，用于治疗肠痈初期；肠痈解毒方有清热散痈、消肿止痛功效，用于治疗肠痈早中期。

5. 退内脏火　本类方剂适用于某一脏器的火热之证。其方剂的组成各按其所属脏器之火热证分别配伍相应的清热药物。其中爪莲黑参泻心汤有退心火、滋心液功效，用于治疗心火旺盛的心烦、口干、小便短赤为主；镇狂汤有清心化痰、镇狂止癫功效，用于治疗心热痰甚癫狂病；包金泻肺汤有退肺火止咳嗽功效，用于治疗肺热症；赶火泻肺汤有赶火气、泻肺火、止咳喘功效，用于治疗肺热咳喘重症，见发热、咳喘痰鸣、口唇发紫、心动悸；蒿桐清胆汤有清利肝胆、行气止痛功效，用于治疗胆热症；五爪酸米汤有清肝胆湿热、消肿止痛功效，用于治疗肝经湿热所致的气子肿痛；蛤蟆症汤有败火通便功效，用于治疗蛤蟆症，大肠火重所致的肚子胀大、大便干不易解；火气汤有败火通便功效，用于治疗火气症，见大便硬结、带血为主；灯笼照胃汤，有清热理胃、赶气止痛功效，用于治疗热郁胃痛；肚热麦解汤，有清热和胃、生津止渴功效，用于治疗胃虚热症；下元湿热汤有清热化湿、通淋止带功效，用于治疗下元湿热症之热淋、女子黄带；化气散结通淋汤有化气散结通淋功效，用于治疗气热互结，小便不通症；铁马赶赤汤有清热导赤、畅利尿道功效，用于治疗尿急上冲病。

第三章　松祛剂

凡以散开、松动、祛除药为主组成，具有化湿利水、通淋利尿、化浊溶膏等作用，用于治疗水气病症、膏淋尿浊症的方剂，统称为松祛剂。

水气湿邪，其性粘滞，易形成结胶状病理产物，产生疾病。

水气湿邪为病，有内外之分，临床征象各不相同。在外多因淋雨涉水、居处潮湿、雾气蒸感而致，伤机体皮窍，出现恶寒发热、头胀身痛、面目浮肿等；在内多由恣食生冷、过饮酒酪，肚肠失运所致，以内部脏器属多，出现肚痞闷、腹胀纳少、呕恶泄利、黄疸、淋浊、脚肿等。水气湿邪致病有上下表现之分，病情有寒热之异，治法有表散、芳化、苦燥、淡渗之别。湿邪在上在外者可表散，在内在下者可芳化、燥散；从寒化者宜补火气蒸湿气，从热化者宜清热燥湿；在筋肉骨节处与风邪合而致病，当以祛风胜湿。故本章方剂分为祛风胜湿、化湿和中、清热燥湿、温化水湿、化浊溶膏五类。

此外，水气湿邪为阴邪，其性重浊粘附，易阻气机，故在方中常配理气之品。另外，此类药方多由香燥和渗利之品组成，易耗伤阴液，应用时应注意病情与剂量、时间的关系。

第一节　祛风胜湿

祛风胜湿剂，适用于风寒湿邪在表所致的头痛、身体重痛；或风湿着于筋骨所致腰膝顽麻痹痛等症。

祛风胜湿剂，常用祛风湿药之白龙须、三加风、五加风、七加风等为主组成。由于风寒湿痹阻极易导致气血运行涩滞，日久损及肝肾，伤及气血，故此类方剂组成时，常须配伍益气活血、补养肝肾、强筋壮骨之药，如羊雀根、对叶人参、血当归、鸭脚当归、川芎、铁脚仙、丝棉皮、牛克膝等。代表方有五藤汤、风湿关节痛方、三加除风汤、风湿止痛散瘀方、风湿骨痛酒等。

1. 五藤汤《全国土家族医药学术论文集》

【组成】黄藤 10g　鸡血藤 10g　银花藤 15g　络石藤 10g　海风藤 10g

【用法】水煎服，每日一剂，每日二次。

【禁忌】生冷。

【功效】祛风除湿，活络止痛。

【主治】痹症（骨痹），四肢关节肿大、红肿，活动受限，剧痛，久之关节变形。

【解析】痹证多由风、寒、湿三邪相合，乘虚侵入经隧，壅遏气血所致。常见有风寒湿痹型、热化伤阴型、痰瘀变阻型。风寒湿先后杂至又各有其不同特点：风气偏盛，痛不固定，呈游走性；寒气偏盛，剧痛有定处，屈伸不利；湿气偏盛，关节疼痛、重着或肿胀，痛有定处，四肢沉重。风寒湿杂至治宜温经散寒，祛风除湿。热化伤阴型，关节红肿疼痛、变型，屈伸不利，局部灼热或见关节畸型，肌肉消瘦，腰膝松软，五心烦热，治宜清热养阴，通络止痛。痰瘀交阻者见关节疼痛僵直变型，脊椎伛偻，肌肉萎缩，治宜豁痰逐痹通络。方中黄藤消肿止痛为主药，鸡血藤活血通络，为帮药；络石藤、海风藤祛风通络，加强搜风功效。

【加减】风寒湿痹加川乌、草乌、桂枝、淫羊藿、木瓜、牛藤、甘草。热化伤阴型，重用银花滕，加当归、白乌、生地、知母、乌蛇、地龙、土鳖、甘草。热偏胜加黄柏、苍术。痰瘀交阻型加鹿角胶、杜仲、紫河东、山甲、乌蛇、蜈蚣、清半夏、胆星。伴气虚加党参、黄芪，血虚加当归、枸杞。

【应用】作者用此方治疗类风温性关节炎68例，痊愈36例，占52.9%；显效16例，占23.5%；有效9例，占13.2%；无效7例，占10.2%，总有效率为89.6%。

【注意事项】治疗时可配合推拿、按摩和功能锻炼，防肌肉萎缩和关节功能丧失。

【备考】持方者谭德福系三峡大学医学院教授。

【备注】组方中剂量为作者增补。

2. 风湿关节痛方《中国民族药炮制集成》

【组成】七叶莲10g　百金条根10g　羌活10g　三步两搭桥10g　桑树枝10g

【用法】水煎服，每日一剂，日三次，温服。

【禁忌】忌生冷，孕妇禁用。

【功效】赶风化湿，散寒止痛。

【主治】风湿寒证，症见病处肿胀、冷痛，遇寒加重，得热痛减，关节屈伸不利，全身沉重，舌淡苔白，脉沉紧。

【解析】风湿病有挟寒、挟热之别，治法各异，选药配方有殊。热证以赶风化湿散热药为主，寒证则应赶风化湿散寒药为主。本方针对风湿寒证而设。七叶莲赶风，白金条根化湿，羌活散寒止痛，为主药；三步两搭桥、松节为帮药；桑枝引药入节，为信药。全方共奏赶风化湿散寒之功，使风湿除、寒得散、痛得解。

【加减】寒凝加松节、透身汗，血瘀加血通，屈伸不利加木瓜，肿胀明显加蚕粪。

【应用】现临床用于风湿性关节炎，有寒湿征象。

【注意事项】抗风湿药有小毒，病痛缓解后停药，休息一些时间后可重用。服用本方不要随意加大剂量，在气候变化时注意保暖。

【备注】七中莲又名鸭脚木，百金条根又名白龙须。

【附方】九龙腰带汤（《中国民族药炮制集成》） 九龙盘（酒炙）15g，金腰带6g，八爪金龙9g。水煎服，每日一剂，一日三次。忌生冷食物，孕妇禁用。功效赶风化湿，疗伤止痛。主治风湿疼痛，跌打损伤。症见风湿骨节痛，外伤肌肉筋脉所致的疼痛。

3. 三加除风汤《群方集》

【组成】三加风10g 五加风7g 七加风10g 金银花10g 金钩藤10g 地枇杷6g 伸筋草6g 碎骨散6g

【用法】水煎服，每日一剂，一日三次。

【功效】散热除湿，祛风活节。

【禁忌】忌热食物，孕妇禁服。

【主治】风湿热痹，症见关节红肿热痛，以四肢关节为主，可单发或多发，呈游走性，气候变化明显，舌红苔黄，脉细。

【解析】风湿病有寒热之分，本方所治热性风湿病，以关节红肿、疼痛为主，局部灼热，呈游走性或伴全身低热，口干不欲多饮。风湿热相杂致病或以风为主，或以湿为主，或以热为主。三加除风汤以“三风”药为主，配合金银花藤、金钩藤祛风散热，为主药；地枇把化湿，为帮药；伸筋草挛筋活络，兼治肌挛，以制风性燥重之势，为客药；骨碎补肝肾、强筋骨，又引药入骨节，为信药。全方共奏祛风化湿、强筋壮骨之功。

【加减】上肢加桑枝，下肢加牛克膝，发热可加石膏。

【应用】现常用于治急性风湿性节关炎有热象者。

【注意事项】本方是针对风湿热症而设，因寒凝所致，或湿重明显者，皆不宜本方。

【备注】金钩藤为带钩钩藤，碎骨散为骨碎补，七加风为鸭脚木。

【附方】二泽三五汤（《群方集》） 追补风15g，五加皮10，三加皮10g，岩泽南10g，泽兰10g，红牛膝10g。煎水兑热酒冲服，每日一剂，日三次。忌生冷食物。功效赶风壮腰。主治风湿腰痛证。病位在腰脊为主，负重、平卧腰痛明显，气候变化加重。

4. 风湿止痛散瘀汤《中国民族药炮制集成》

【组成】百金条根10g　土当归20g　苍术15g　薏米15g　土三七10g　珍珠伞15g　竹叶参15g　猕猴桃根皮20g　骨碎补15g

【用法】水煎服，每日一剂，日三次。

【禁忌】禁食猪肥肉、猪油、生冷食物。

【功效】赶风散湿，化瘀止痛。

【主治】风湿关节痛，闪挫肿痛。风湿关节肿痛时间日久，或兼见患部紫红色，一般没有全身窜走，固定不移，以刺痛多见，气候变化有一定关系。舌紫暗、脉涩，多见于跌打损伤后合伴风湿病。

【解析】风湿一病，多为体虚复感风湿之邪，或关节扭挫伤后局部组织受损，又遇风湿之邪侵犯两因同致。在治法上采用单纯活血而风湿不除，单用祛风湿药，而瘀阻不去，都难于见效。故组方应考虑瘀和风湿两种病因，采用祛风化湿、散瘀通络之法。方中百金条、苍术、苡仁祛风胜湿，为主药；土当归、土三七散瘀止痛，为帮药；珍珠伞、竹叶参、洋桃根、润筋舒肌，佐制风湿药之燥，兼有通节之便，同为客信药。全方具有赶风止痛、化湿消胀、活血散瘀、润筋舒肌之功，使风、湿、瘀皆去。

【加减】病在上肢加桑枝、桂枝，病在腰加丝棉皮、土巴戟，病在下加牛克膝。

【应用】以关节肿痛，固定不移，局部呈紫红色为治疗要点，现临床用于创伤性关节炎。

【注意事项】应用本方要辨清风、湿、瘀，三证必须具备，方能用之。

【附方1】油麻风湿汤（《单验方选编》）：油麻藤15g，伸筋草15g，麻纱草12g，三角枫12g。水煎服，每日一剂，一日三次。禁忌生冷。功效除风活络。主治风湿麻木证。风湿病肿痛不明显，伴有手足麻木，屈伸不利等经络经筋不通征象。

【附方2】十八症汤（《中国民族药炮制集成》） 十八症10g，小木通6g，骨碎补15g，防风10g，扣七子10g，百金条根5g。水煎服，每日一剂，一日三次。忌生冷。功效赶风化湿，和络止痛。

主治风湿疼痛、麻木症。风湿侵犯骨节经络引起的疼痛，经络不通调所致的四肢麻木，以痛麻为主症。

5. 风湿骨痛酒《中国民族药炮制集成》

【组成】一文钱10g 百金条根10g 桑寄生15g 接骨树10g 制草乌5g 桑枝20g 50度白酒1市斤

【用法】将药材放入玻璃或泥罐内，加入白酒密封，15天后服，每次20～30毫升，每日二至三次。

【功效】祛风散湿，强筋壮骨，散寒止痛。

【禁忌】忌生冷食物，肝肾功能不全、溃疡病、孕妇禁用。

【主治】风湿病，风湿骨节痛，骨节肿大，气候变化明显，反复发作，舌苔白，脉沉紧或沉细。

【解析】风湿病有寒热之分，寒症多由感受寒湿之邪，内犯关节、肌肉，导致气血津液凝滞，不通则痛。方中一文钱、百金条散寒止痛、祛风除湿，为主药；接骨树、草乌通节止痛，助一文钱、百金条祛关节寒湿，为帮药；桑寄生壮筋骨，强筋肉，为客药；桑枝引药入节，尤以其性走上肢，白酒其性走窜，能引药到达骨节、筋肉、经络各部位，两者为方中客信药。全方共奏祛风除湿、散寒止痛、舒筋活络之功效。

【加减】关节肿胀明显加龙须根、土茯苓，下肢明显加牛克膝，寒气重加透身汉，筋肉痛去接骨树，血瘀证明显加血三七。

【应用】现代常用于治疗风湿性关节炎、类风湿性关节炎之寒湿证型。

【注意事项】有胃痛、肝病、肾病、血虚患者忌服本方，孕妇禁用。服药期间避风寒。

【附方】跌打风湿汤（《中国民族药炮制集成》） 红蛇儿15g，三百棒20g，百金条15g，竹节三七20g，牛尾三七20g，蛇尾七20g，小血藤20g，血当归20g，制藤乌头60g，木瓜15g，三加皮15g。将药放入泥罐内，加50度白酒两市斤、冰糖半斤，浸20天后服，每次服25毫升，每日两次。功效赶风化湿、活血通络。主治跌打损伤，风湿筋骨疼痛、腰痛，有外伤病患处出现风湿样疼痛。

第二节　化湿和中

化湿和中剂，适用于湿浊阻滞，中土失和所致的上腹胀满、嗳气吞酸、呕吐泄泻、食少体倦等症。

化湿和中剂，常以芳香化湿或苦温燥湿药物如土合、小杆红籽、香樟子等组成。由于湿邪易阻肚肠机关，致气门阻滞或兼外寒内湿之证，故本类方剂组成时常须配伍理气药和散寒解表药物如橘皮、红苏麻、树朴、满山香等。代表方有乌鸦症汤、霍乱缓筋汤、枣树舒筋汤等。

1. 乌鸦症汤《土家医方剂理论整理研究》

【组成】土人参15g　火硝0.3g　铁马鞭10g　十大功劳10g

【用法】火硝冲服，不宜水煎，余三种水煎服，日一剂，分三次内服。

【禁忌】生冷、油腻。

【功效】调中败毒。

【主治】乌鸦症，头痛，眼睛发黑，四肢无力，上呕下泻，不能言，叫声象乌鸦声，指甲青色，小便时微痛，不能饮食。

【解析】本方症因素体亏虚或误食酸腐之食物，毒气上窜，上干头脑而见头痛，眼睛发黑。毒气入肚肠而见上呕下泻。毒气下走，见小便疼痛。气血亏损，血不入指见指甲青色，四肢无力。气血不足则不能言，不能饮食。方中土人参补气调中元，为方中主药；铁马鞭调理中元，协土人参安肚，为帮药；十大功劳退火利下元之热气而止泻，为客药，火硝攻毒，专治乌鸦症，为信药。全方共奏补气调中，败毒安症之功。

【加减】无乌鸦叫声去火硝，呕吐明显加土藿香，泄泻明显加土炒白术、灶心土，小便涩痛加克马籽，口渴加黄葛。

【应用】本方为乌鸦症而设，以头痛、眼发黑、乏力、吐泻、不能言、乌鸦叫声、指甲青为治疗要点。现代用于治疗急性胃肠炎，伴有轻度失水症。

【注意事项】土家医中乌鸦症根据症状命名，凡具有呕吐、泄泻，无力、声音低微表现，可用此方。失水症明显，应结合补液，纠正水电解质平衡。

【备注】土人参又名对叶参。

【备考】乌鸦症为土家七十二症之一，以形象命名。

2. 霍乱缓筋汤《群方集》

【组成】三月泡树根 12g　龙船泡树根 10g　空心泡根 10g　羊奶奶根 6g

【用法】水煎服，每日一剂，分三次服下。

【禁忌】辛辣油腻食物，生冷。

【功效】化湿和中，缓拘止痛。

【主治】霍乱转筋症，症见恶心呕吐，水泻、绞痛，伴有小腿抽筋。

【解析】土家医认为霍乱症，是因湿邪犯肚肠所致。湿扰中元，肚肠气机失调，肚气上逆则呕吐，肠中清浊不分则泄泻。湿邪内扰，如挥霍搅乱之势，使病情急。方中三月泡根化湿和中，调和肚肠，为主药；龙船泡根化湿兼止呕，为帮药；空心泡根止泻，兼止脚抽筋，为客药；羊奶奶根理气止痛，走脚筋，为信药。全方共奏化湿和中，缓拘止痛之功。

【加减】呕恶重加土藿香，水泻不止加松木炭、石榴皮，转筋明显加木瓜、蚕粪。

【应用】本方以呕吐、水样泻、腹绞痛、小腿抽筋为治疗要点，现代用于治疗急性胃肠炎或伴有低血钙所致腓肠肌抽筋之症。

【注意事项】本方用于呕泄失水症伴轻度低血钙，对于重度失水、酸中毒、电解质功能乱者，应及时输液及纠正酸碱平衡，补充电解质。

【备考】霍乱转筋与中医同名。

【附方 1】藿香姜土汤（《单验方选编》）　藿香草根 12g，煨姜 9g，竹茹 6g，灶心土 30g。灶心土烧红，放清水内，待澄清后，取水煎内服，一日三次。禁忌生冷、辛辣等刺激食物。功效化湿、和中、涩肠。主治呕吐腹泻证，因饮食不当，吃不洁之物伤及肚肠所致恶心、呕吐，水样腹泻。

【附方2】藿香三月汤（《单验方选编》） 藿香9g，三月苞根9g，水煎服，一日三次，每日一剂。禁忌辛辣油腻食物。功效化温和中。主治呕吐腹泻证。

3. 枣树舒筋汤《群方集》

【组成】枣树皮12g 车前草10g 女儿红10g 木油树根9g 地枇杷根9g

【用法】水煎服，每日一剂，日三次。

【功效】赶湿气，止吐泻，舒腿筋。

【主治】湿热霍乱转筋，因外感湿热引起恶呕，大便一日数次，呈水样或米泔状，量多或挟白泡沫，小腹胀痛，肛门坠胀，面色黄白，全身无力，饮食减少，皮肤干燥，两眼凹陷，小腿肚抽筋。

【解析】外感湿热毒邪，犯及肚肠，影响气机，功能紊乱，造成清浊不分，出现上吐下泻或吐泻呈米泔样。人体水气随呕泻大量丢失而出现皮肤干燥，眼眶凹下，口渴，体虚乏力，小腿肚抽筋等。方中枣树皮、木油树根白皮赶湿热毒气，正清气，为方中主药；车前草利湿，使水湿从小便出，为帮药；地枇杷根止呕吐、扶肚，为客药；女儿红走肠络，为信药。

【加减】小腿肚抽筋加木瓜、蚕粪，呕吐不止加苍术、土合。

【应用】现用于治疗急性胃肠炎，可试用于治疗霍乱。

【注意事项】服药治疗期间注意纠正水电解质平衡。

【备注】枣树皮为米枣树白皮。

【附方】转筋舒络汤（《群方集》） 洗锅刷把三根，灯草三寸，锈针子一颗，水竹叶三片。水煎服，一日三次，每日一剂。禁忌忌辛辣及不易消化食物。功效止呕吐，舒经络。主治霍乱转筋，表现为突然剧烈的腹痛吐泻，同时在下肢伴有强烈的抽筋疼痛。

第三节 清热撒湿

清热撒湿剂，适用于湿热外感证、湿热内蕴证，以及湿热熏肝胆所致的黄疸，湿热蕴积尿器的热淋，在肠的痢疾、肠毒等病证。

清热祛湿剂，常以清热散湿药之岩茵、绒蒿、小通条、车珠子等为主组成。因病邪在气，影响全身或在中元蕴结，水道不利，故常配伍芳香化湿或利水通淋药物如小杆子籽、土合、香叶、小通条等。代表方有拦救风汤、慢痧饮、珠胆退黄汤、泡桐茵陈汤、叶珠翻白地锦汤、马齿八月大蒜饮、包龙汤、慢痢停散、雪丝汤等。

一、湿热外感

1. 拦救风汤《土家医方剂理论整理研究》

【组成】土防风 10g　牛打架 6g　石猴子 10g　田边菊　酸泡根　三、五爪风各 12g

【用法】水煎服，日一剂，分二次服完。

【禁忌】忌食油腻、腥味、辣味食物。

【功效】化湿消浊，赶风醒神。

【主治】湿热外感，拦救风证，临床见发高烧，昏睡，目呆无神，口唇发绀，腹疼呕吐，手足逆冷。

【解析】湿浊之气，侵袭中元，肚肠受损，故见腹痛、呕吐。浊气并风上扰上元脑神，故昏睡、目呆；气虚液亏，故见口唇发绀、手足冷。本方以性热，味辣之土防风为主药，意在赶风除湿。田边菊赶风消水，除中元之湿；石猴子、酸泡根、三、五爪风赶风清浊，除上元浊气，使上元脑神清醒，昏睡目呆、口唇发绀之症悉除；牛打架止腹痛呕吐，使风湿除腹痛得止，手足逆冷得解。

【加减】风邪不明显者去三爪风、五爪风，神昏明显者加水菖蒲。

【应用】现代用于治疗中毒性消化不良症，早期有恶寒发热征象，伴有呕吐泄泻所致低血压现象。

【注意事项】应用本方须辨清表里俱有邪气，湿浊内阻，上犯脑神所出现发热、昏睡。凡痰、热毒、瘟症所致的发热神昏皆不适用。

【备注】牛打架又名无名精，田边菊又名小铁马鞭。

【备考】拦救风为土家医古病名。

2. 慢痧饮《土家医方剂理论整理研究》

【组成】水藿香 10g　小金刚 10g　石菖蒲 6g　五虎劲 10g　青木香 10g

【用法】水煎服，每日一剂，每日三次。

【禁忌】油腻、鱼虾、辣味。

【功效】化瘟理气，散热通节。

【主治】湿热慢痧症，身热头痛，四肢逆冷，或手足麻木胸闷，全身酸胀，口淡无味，尿红涩，便稀。

【解析】病机瘟气侵袭人体三元，滞于血脉，郁遏中元，肚肠受伤，气机闭塞，气血不和。临床见身热头痛、腹胀、纳差、全身酸楚。热气郁于内，不能过四肢，故出现四肢冷、麻木；中元气滞，运化不足，则出现腹胀等症状。水藿香、青木香为主药，化瘟理中，使气机顺畅；小金刚散热，石菖蒲开窍化瘟、止头身痛为帮药；五虎劲通关过节，调理络脉之气，以治四肢冷，麻木之症，亦为帮药。五味同用，共奏化瘟理气、散热通节之功。

【加减】腹痛不明显去青木香，热重加女真叶。

【应用】本方主治慢痧症之治湿温发热型，现代用于治疗肠伤寒早期发热不退。

【注意事项】非湿瘟发热不用此方。

【备注】水藿香又名土藿香。

【备考】慢痧症为土家医古病名，相当于中医湿瘟证。

二、清热退黄

1. 珠胆退黄汤《中国民族药炮制集成》

【组成】叶下珠 10g　地苦胆 9g　龙胆草 9g　虎杖 9g　刺黄芩 9g　海金沙根 6g

【用法】水煎服，每日一剂，每日三次。

【禁忌】忌油腻、辣味、蛋类食物。

【功效】清热利湿，通胆退黄。

【主治】湿热胆性黄疸，症见身目黄、小便黄，右胁痛，口干苦，大便干或灰白，兼见发热，身痛，恶心呕吐，舌红苔黄干或黄腻，脉弦滑。

【解析】黄疸一症，引起病因有瘀毒内犯肝体，有湿热薰蒸肝脏，有胆囊管道被湿热阻塞不通，或结石内填胆汁不出等。本方所治黄疸，为肝胆湿热所致，伴有胆汁瘀阻。方中叶下珠利胆退黄、利湿，为主药；地苦胆、白花龙胆、虎杖、刺黄、黄芩散热兼化湿，为帮药；海金砂根通胆道又有化石排石利胆之功，是为信药。全方共奏散热利湿，利胆退黄之功。

【加减】胁痛加地雷、回头青，右胁下胆肿大加公英，无结石去斑鸡窝根，结石明显者加活血丹、穿破石、满天星，大便干者加土大黄。

【应用】现代多用于急慢性胆囊炎、胆道结石合伴感染者。

【注意事项】肝炎黄疸、溶血性黄疸，不宜用本方治疗。胆道结石无湿热者也不用。

【备注】地苦胆又名九牛胆，刺黄芩又名刺黄连。

【备考】湿热胆黄证，包括湿热、结石郁阻所致的黄疸。

【附方】清热通胆汤（《单验方选编》） 金钱草9g，水栗板9g，茵陈12g，栀子9g，满天星9g，水皂角9g，苦荞头9g，夏枯草9g，萝卜头12g，刺梨根12g，隔山消9g，小茴9g，黄荆子9g，牡丹12g。水煎兑甜酒服，一日三次，每日一剂。忌油腻、蛋类食物。功效清热利胆退黄。主治湿热瘀阻黄疸。

2. 泡桐茵陈汤《单验方选编》

【组成】泡桐杆12g　菌陈20g　栀子12g　青蒿12g　迟竹叶9g　算盘子根12g

【用法】水煎服，每日一剂，一日三次。

【禁忌】油腻辛辣食物。

【功效】清肝热，退黄疸。

【主治】湿热肝性黄疸，症见目、全身皮肤、小便黄，伴厌油纳差、腹胀、便溏。

【解析】黄疸一症多见于肝胆湿热，以目黄、身黄、小便黄为特点，伴有消化功能减退。方中泡桐杆、茵陈、栀子清热化湿，为主药；青蒿攻毒，辅以散热，为帮药；迟竹叶利小便协助退黄，兼防主药苦燥之性，为客药；算盘子根运肚肠，助消化，兼引药入肝，为信药。全方以清热化湿为主，兼利小便退黄，又有护肚之药，使热清湿除，小便通畅，饮食改善。

【加减】热重可加水黄连，胁痛加柴胡、赤芍，大便干加土大黄，腹胀纳差加隔山消。

【应用】现代临床用于治疗急性黄疸性肝炎（包括甲、乙型）

【注意事项】应用本方时临床辨证以湿热为主，虚黄、痿黄者忌用。服用此方可能出现腹泻，一般不需治疗，随着湿热改善，能自愈。本方不能久服和加大剂量使用，防止碍胃。

【备注】泡桐杆为泡桐树皮，迟竹叶为紫竹叶。

三、清热利肠

1. 叶珠翻白地锦汤《中国民族药炮制集成》

【组成】叶下珠（醋炒）15g　翻白草10g　炒地锦草9g　刺黄莲10g　香血藤9g

【用法】水煎服，每日一剂，一日三次。

【禁忌】酸辣、腥味食品。

【功效】清热燥湿，行气化滞。

【主治】湿热痢疾，症见发热，腹痛，脓血便，里急后重，小便短赤，舌红苔黄厚，脉滑数。

【解析】痢疾为食用不洁之物，湿热毒气蕴积大肠，肠膜受伤所致。一般有食不洁饮食或家中互染史，开始腹痛、腹泻，伴有恶心呕吐，有的开始出现高热抽搐，而无腹痛、腹泻症状，后出现脓血便，每日四五次，甚至数十次，里急后重，全身乏力，精神差。方中叶下珠败毒、翻白草化湿，为主药；地锦草、刺黄莲清燥湿，为帮药；香血藤行气化滞，而止腹痛，为客药。全方共奏败毒、清热、燥湿、行气、化滞之功，使脓血便消失，腹痛好转、痢疾痊愈。

【加减】气滞腹痛加青木香，便血多加牛血莲。

【应用】现代研究，叶下珠、奶浆草对志贺氏杆菌有抑菌作用。现常用本方治疗细菌性痢疾有较好的疗效。

【注意事项】本方主要适用湿热痢疾，禁口痢可配合输液，纠正水电介质平衡。对于休息痢有湿热征象者可选用。

【备注】翻白草又名地蜂子，地锦又名奶浆草。

【附方1】麻栗木香饮（《单验方选编》） 红麻栗树皮30g，木香12g，三月苞根30g。水煎兑红糖服，每日一剂，一日三次。功效化湿行气、清热除痢。主治赤白痢。

【附方2】地锦治痢汤（《鄂西药物志》） 地锦草、红辣蓼、铁苋菜各30g，红糖适量。先将药炒焦，再加入红砂糖，炒至糖溶解后取锅冷后水煎服。禁忌辛辣。功效赶毒清肠，止痢止泻。主治痢疾腹泻。

2. 马齿八月大蒜饮《单验方选编》

【药物】马齿苋50g　八月瓜根30g　大蒜9g

【用法】水煎服，红痢兑红糖，白痢兑白糖，每日一剂，一日三次。

【禁忌】辛辣生冷。

【功效】清热化湿，败毒除痢。

【主治】赤白痢，症见腹痛、腹胀、大便呈冻状，色以红白相杂为主，每日数次，舌红苔黄腻、脉滑。

【方解】痢疾热毒在肠，全身症状不重，以腹痛、腹胀、大便赤白相杂，呈胶冻状，为湿热俱在。治宜清热化湿。方用大剂量马齿苋为主药，清热败毒化湿；八月瓜根化湿为帮药，更用大蒜败毒理气，使湿热除气滞行，使赤白痢愈。

【加减】腹痛明显加青木香，赤多加牛血莲、水蜈蚣，白多加白头翁，去大蒜。

【应用】本方为赤白痢而设，以腹痛、腹胀、大便红白冻子为治疗要点。现代应用本方治疗细菌性痢疾无恶寒、发热、身痛等中毒症状。

【注意事项】主要用于痢疾轻症。

【备注】大蒜用地下部分。

【附方1】齿苋地瓜汤（《单验方选编》） 马齿苋50g，地瓜藤（印地枇杷）30g。水煎服，每日一剂，一日三次。功效清热化湿。主治湿热痢疾（热重于湿）。

【附方2】田螺麝香饼（《单验方选编》） 马齿苋60g，大田螺2个，麝香0.6g。将田螺捣烂，加麝香作饼烘热，贴脐上。马齿苋水煎内服，一日三次。禁忌辛辣。功效清热败毒、通窍。主治噤口痢。

【附方3】子桐消痢汤（《单验方选编》） 子桐根9g，水栗板15g，毛竹根12g，三月苞15g。水煎服，一日三次，每日一剂。禁忌辛辣。功效清热赶毒，化湿止痢。主治赤白痢。

3. 火痢汁《土家医方剂理论整理研究》

【组成】地苦胆　百味莲各适量（9~12g）

【用法】上药磨水服或研细粉服。每日一剂，分三至四次服。

【禁忌】忌辛辣食物。

【功效】赶火败毒，止痢。

【主治】火痢，腹痛，里急后重，肛门灼热，大便脓血，小便短红，舌苔黄腻、脉滑快。

【解析】火痢因湿热瘟毒积结中元，肚肠传导失司，故腹痛、里急后重、大便脓血。病由热毒所致，故见肛门灼热、小便短红、苔黄腻、脉滑快。方中地苦胆性冷味苦，赶火败毒，止痢，除中元温热瘟毒。百味莲赶火败毒，健肚止痛，止痢。二药互配，共治火痢，痢止则诸证悉除。

【应用】本方为火痢而设，以里急后重、肛门灼痛、脓血便为治疗要点。现用于治疗急性菌痢。

【注意事项】磨汁或研粉服，起效快。

【备注】地苦胆又名九牛胆、青牛胆，百味莲为中华雪胆。

【备考】火痢为土家医对痢疾分类的一种证型。

【附方1】慢痢益（《土家族医药学》）　铁马鞭草10g，石榴皮10g，三月泡10g，野南瓜10g，六月凉10g。水煎服，每日一剂，分二次内服。忌辛辣。功效清热止痢。主治湿热痢疾。

【附方2】败毒止痢汤（《鄂西药物志》）　棕榈根，六合草，红斑鸡窝各60g。水煎服，每日三次，每日一剂。禁忌辛辣。功效败毒理肠，排脓止痢。

【主治】红白痢疾。

【附方3】乌泡马鞭汤（《单验方选编》）　乌苞刺叶30g，马鞭草30g。水煎服，红痢兑红糖，血痢兑白糖，一日三次，每日一剂。忌辛辣。功效清热化湿。主治孕妇痢疾。

4. 龟龙汤《寿世得效方》

【组成】水黄连10g　山乌龟（米炒）10g　岩丸子10g　隔山消（米炒）10g　百味连（米炒）5g　青根10g

【用法】水煎服，每日一剂，每日二次。

【禁忌】忌辛辣食物、酒类。

【功效】散热赶毒，宽肠止痛。

【主治】派乃病，症见大便干呈颗粒或干稀交替出现，伴有黄色或白色黏液。腹胀明显，腹痛无定处，时发时止，反复发作，口干苦，舌质红、舌苔黄，脉滑数。

【解析】派乃病由食物不节不洁引起，毒邪入粮仓、精库，肠膜受损，转运失常，故见腹胀、腹痛，大便干呈颗粒。毒邪与湿气合作，见脓血便，或白色黏液。常因进酒、辣椒等刺激物而发作或加重。方中山乌龟、青根败毒气，为主药；水黄连、百味莲散热败毒，为帮药；隔山消赶气消胀，为客药；岩丸子入肠厚肠，为信药。全方共奏散热败毒、宽肠止痛之功。

【加减】腹胀明显加赶山鞭、南木香，大便带血加路边青根，里急后重加白头翁。

【应用】现临床用于慢性溃疡性结肠炎、慢性菌痢。

【注意事项】用此方应排除肠结核、阿米巴痢疾、结肠肿瘤。

【备注】水黄连为青鱼胆草，山乌龟为金钱吊葫芦，岩丸子为秋海棠。

【备考】派乃病，相当于中医肠毒、大瘕泄病。

【附方】肠得清汤（《寿世得效方》） 奶浆草15g，马齿苋15g，穿心莲15g，岩丸子10g，赶山鞭10g。水煎服，每日一剂，每日三次。忌辛辣、酒。功效清热厚肠，止泻止痢。主治肠毒、大瘕泄。

5. 慢痢停散《寿世得效方》

【组成】地锦15g 隔山消（米炒）10g 大叶泡子10g 石榴皮10g 三月泡叶10g 滴水珠3g

【用法】将上药分开烘干，研细末过细筛，葫芦壳内装，每次内服5g，米汤水送服，每日三次。

【禁忌】忌酒类、辛辣食物。

【功效】赶毒化湿，收肠止泻。

【主治】慢痢症，症见反复腹痛腹胀，便后减轻，大便稀，有黄白色黏液，伴纳差，精神差。舌淡胖，边有齿痕，脉缓。

【解析】慢痢症多由急性痢疾引起，使肠膜受伤，化物功能减退，抗病能力差，湿毒长期不去，故缠绵难愈，反复发作。方中地锦散湿毒，活肠络，消隐疾，为主药；米炒隔山消降低凉性，增强补肚肠功能，又有消胀之功，为帮药；滴水珠理气止痛，大叶泡子、石榴皮厚肠膜而止泻，为客药；三月泡叶引药入肠，为信药。用散剂仅其性味强，作用大，米汤水又健肚气，是为用法得当，增强疗效。

【加减】腹不胀去隔山消，无腹痛去滴水珠，食物不化加内金。

【应用】现临床用于治疗慢性结肠炎脾虚型有效，对肠易激综合征效好。

【注意事项】用此散应排除细菌性肠病。

【备注】石榴皮为番石榴皮壳。

【备考】慢痢为土家医病名，是一种反复发作性疾病。

【附方】白改消胆散（《单验方选编》） 白改10g，白色消15g，地蛋子15g。研细粉，酒送服，每次10g，一日三次。忌油腻。功效化湿消痢。主治赤白痢。见大便周围或便后有白冻，伴轻微腹胀痛，反复发作。

四、通热利脬

1. 雪丝汤 龙山县民安镇李连文

【组成】雪里梅16g 丝茅草根（鲜品）40g 土牛膝（鲜品）25g 土茯苓 滑石 蒲公英 金银花 蛤蚂草 扁竹各15g 黄柏皮 万年藤 七星剑 土防风 水通草各12g 黄栀子 上天梯各9g 甘草6g

【用法】加水1500毫升，文火煎取500毫升，二煎加水1000毫升，煎取400毫升，两次药液混匀，每次服150毫升，每日三次，分两天服完，六天为一个疗程。

【禁忌】忌辛辣、油腻、酒类之品。

【功效】泻火解毒，利水通淋，调和气血。

【主治】尿急病，症见尿频、尿急、尿痛、尿黄而短。

【解析】尿急病多因温热蕴于下焦，或性交不洁，菌毒感染，肝经湿热下注或湿热邪毒的侵袭，里外结合，秽浊之气向外阴上犯，入膀胱郁为热毒。方中水通草利水通淋；土牛膝味苦、性降，清热解毒，活血通经，祛湿利尿，引药下行，引热外出；万年藤入心、小肠、膀胱，性甘平，泻诸经之火；土茯苓味甘性凉，利湿去热，能入络搜剔湿热之蕴毒；蛤蚂草通五淋；七星剑清茎泄热，利水开癃；丝毛草根性味甘寒，能清血分之热；土防风气味颇清，理气解结；黄栀子清肺热，利小便；滑石淡渗利湿；蒲公英泻火不损土，且入阳明、太阴；金银花相配其功更大，使阴回热解；扁竹苦涩，清热解毒；上天梯利水消肿；雪里梅味厚沉下，善清下焦湿热；甘草引药入病所。全方共奏清热解毒，利水通淋之功。

【加减】膀胱虚热加白芍，肝气郁结加紫胡。

【应用】现代用于治疗急慢性肾盂肾炎、膀胱炎、尿道炎。

【注意事项】治疗期间注意休息、禁止剧烈运动、房事。夏天不坐热板，饮食宜清、淡、凉。

【备考】近代研究扁竹对金黄色葡萄球菌有抑制作用。丝茅草根能缓解肾小管痉挛，使血流量及肾滤过率增加而产生利尿效果。

第四节　温化水湿

温化水湿剂，适用于湿从寒化或火气虚不能化水所致的寒化痧、水肿等病症。

温化水湿剂，常用升火气药合利湿药之桂香枝、乌肚抱儿、枞茯苓、白土苓等为主组成。由于阳不化水或湿从寒化，均可导致气机阻滞，或兼见中元气虚之证。故本类方剂在组成时常须配伍理气或补中元之品，如树朴、香樟及棉花根、漂术等。代表方有急痧阴阳水、健肚壮腰消肿汤等。

1. 急痧阴阳水《土家医方剂理论整理研究》

【组成】土细辛　五虎劲　隔山消各10g

【用法】上药研细，冲阴阳水服，每天二次。

【禁忌】忌食肥甘油腻、生冷、鱼虾之品。

【功效】化湿调气，升火止痛。

【主治】寒化急痧，起病急，头晕扑地，继则肚子痛，泻肚不止，呕吐频繁，目陷，肌瘦，怠惰神昏，病危。

【解析】急痧因瘟气侵入人三元脏器，阻滞筋脉，气血失调，闭塞上元脑神，故头晕倒地；扰乱中元肚肠功能，而见肚子痛，呕吐。本方用味辣之土细辛为主药，取其除瘟开窍通上元之功；五虎劲活血止痛，使阻滞筋脉气血失调得解；隔山消味甜，赶食积，和肚开味，使肚子痛、呕吐之症皆除。肚肠吸纳水谷正常，上元得养而脑神清醒，于是急痧症得愈。

【加减】肚虚水湿重加枞茯苓、漂术，呕吐加砂仁，气滞腹胀加香樟子。

【应用】本方为急痧（寒化）而设，以突然昏倒、腹痛腹泻、呕吐、目陷肌瘦为治疗要点。现代用于治疗急性胃肠炎，伴有失水症，以腹痛、恶心、呕吐、皮肤干、目陷为主症。

【注意事项】本方为急救之用，腹痛、吐泻缓解后需对因治疗，失水较重应配伍补液及纠正水电介质平衡紊乱。

【备考】寒痧为土家医古病名。

2. 健肚壮腰消肿汤《群方集》

【组成】对叶参　枞茯苓12g　牛膝9g　杜仲9g　陈皮6g　牡丹皮6g　苦参9g　隔山消9g　八棱麻9g　升麻6g

【用法】水煎服，每日一剂，一日三次。

【禁忌】忌生冷，咸盐。

【功效】益气健肚，补腰利水。

【主治】肚腰虚肿，症见全身浮肿，压之没指，面色不华，食少便溏，畏寒怕冷，舌淡胖大，边有齿痕，苔白滑，脉沉细。

【解析】水肿有虚实之分，虚症多见于肚不健运，水湿潴留，腰子虚则蒸化功能差，水气弥漫全身。方中对叶参、枞茯苓益气健肚利水，杜仲、牛膝补腰化水，为主药；隔山消赶水气，八棱麻、陈皮行气运水，为帮药；少佐苦参、丹皮清热燥湿，增强利水之功，防温热药影响水运，为克药；更用土升麻畅通水道，引药直达病所，为信药。全方共奏补肚益腰，行气利水之功。

【应用】现临床用于治疗慢性肾炎水肿，肝硬化腹水，证属虚肿范畴皆可选用。

【注意事项】实证水肿慎用，服药期间注意休息，配合淡盐饮食。水肿消退后应停用，不宜久服。

【备注】对叶参又名小人参。

【备考】肚腰虚肿为水肿病一种类型。

第五节　化浊溶膏

化浊溶膏剂，适用于下元虚寒，不能温化膏脂所致的膏淋、白浊等病症。

膏脂为人体必需的营养物质，从肠吸收，由腰中火气化生转化为人体动能物质，营养全身。一旦腰中火气功能低下，转化脂膏功能障碍，从尿中排出而出现白尿、膏块。化浊溶膏剂是针对这一病理过程而设置相应药物，达到生化正常。

化浊溶膏剂，常用助腰火气药无根藤子、韭子、三月泡、八角、香叶根、胡椒等，配合溶膏补漏的杉树脂、枫树脂、白鸡冠花、左转藤、搬倒正等为主组成。由于膏脂已成，易阻尿路，常加蛤蟆草、茅根、满天星等药促进排泄，通利尿道。常用代表方有摆白猪腰花、茴香二浆化浊汤、化浊清尿汤、二猫搬正汤、温阳正白方等。

1. 摆白猪腰花《群方集》

【组成】乌药　白鸡冠花　满天星各12g　胡椒3g　猪腰1个

【用法】将前三味药煎水一大碗，再将猪腰和药水煮熟放胡椒食之。每日一剂，每日三次。

【禁忌】忌豆腐、肥肉、猪油、酒。

【功效】温腰澄浊。

【主治】中老年白浊，症见腰酸痛冷、下肢无力，小便频数尤以夜间明显。尿呈纯白色，尿后有黏丝经流出，舌淡苔白，脉沉细。

【解析】入到中老年腰子亏虚，火气减少故见腰酸痛、冷，下肢无力，小便频数夜间明显，腰气不固黏丝流出。舌淡苔白、脉沉细乃腰亏火衰之象，治宜温腰澄浊。方中乌药、胡椒温腰之火，为主药；白鸡冠花分请别浊，为帮药；满天星清理尿路，为客药；猪腰以腰补腰，引药入腰，为信药。全方共奏补腰、温腰、分清别浊之功效。

【加减】火气虚、阳痿加铁脚仙；小便不通加小通花。

【应用】以腰酸冷痛，下肢无力，夜间小便多、尿白为治疗要点，现临床用于治疗中老年非菌性前列腺炎、前列腺增生。

【注意事项】乳糜尿非本方所宜。

【备注】猪腰要选新鲜公猪腰

【备考】白浊又称摆白，此方专治中老年尿后白丝。

2. 茴香二浆化浊汤《鄂西药物志》

【组成】小茴香5g　水灯草5g　车前草10g　地榆10g　桑树浆5g　枫树浆5g

【用法】煎汤服，每日一剂，每日三次。

【禁忌】忌食豆腐，猪油。

【功效】清热化浊。

【主治】湿热白浊，小便频数，混浊不清，白如米汤水。

【解析】本方所治白浊，是由腰中火气功能低下，湿邪不化下注所致。腰中虚，封闭功能不全，故小便频数；火气不足，失于气化，清浊不分，故尿混浊；湿性粘滞故小便不利。治宜补腰壮火利湿，分清化浊。方中小茴香补腰中之火，桑树浆、枫树浆分清别浊，是主药；车前草利湿，为帮药；地榆收膏，为客药；水灯草引药入尿路，为信药。诸药相配，共奏补火，化湿，分清之效。

【加减】冬天去桑树浆，加圆叶香叶根；热痛加萹蓄；腰痛加刺果根皮。

【应用】以小便频多、混浊不清、白如米汤为治疗要点。现多用于慢性前列腺炎、小儿白尿。

【注意事项】应用此方主要治白浊，膏淋次选。

【备注】桑树为蚕桑，枫树为枫香树。

【备考】白浊又称摆白。

【附方1】化浊清尿汤（《单验方选编》）　樱桃树上菌子30g，茅草根15g，大茴15g，豆豉草根15g。水煎兑甜酒服，每日一剂，一日三次。禁房事，忌白酒。功效化浊清尿。主治白浊（慢性前列腺炎），症见腰酸、尿频、尿急、阴部胀，小便白，尿后有白膏状丝流出。

【附方2】左转汤（《单验方选编》）　左转藤15g，锯锯叶根15g。水煎兑甜酒服，每日一剂，一日三次。忌酒等刺激食物功效转化火气，清浊止白。主治白尿，膏脂物质不上反下所形成小便白色浑浊。

3. 茴香二浆化浊汤《鄂西药物志》

【组成】倒猫草12g　猫耳朵15g　搬倒正12g　杉树浆12g　白鸡冠花15g

【用法】水煎服，每日一剂，一日三次。

【禁忌】忌辛辣食物及白酒。

【功效】化浊通淋。

【主治】膏淋证，症见全身软弱无力，或下肢肿胀，小便时有糊状物流出或成块堵塞尿道。

【解析】人进食油、粮食经肚肠消化吸收后转为膏脂，储存于体内，作备存能量，一旦储库破坏，或转化不全，腰中过多的膏脂物质从小便排出，而临床上见膏淋。方中倒猫草、猫耳朵化膏脂，为主药；搬倒正解善流向，为帮药；杉树浆、白鸡冠花补脂膏库，又引药入脂膏循环路，为信药。全方共奏化脂膏、断向、堵漏洞之功。

【加减】膏状物流出时间长、病情反复者加粉土苓，小便淋漓不通加五叶木通，带血者加血水草，先白后黄者加黄柏，下肢肿胀者加南瓜子、苡仁。

【应用】本方为膏淋而设，以乏力、下肢肿胀、小便膏状物为治疗要点。现用于血丝虫或其它原因引起的乳糜尿。

【注意事项】血丝虫检查发现微丝动者，应配合杀灭丝虫药服，其它原因导致的，应针对病原治疗。

【备注】倒猫草为土家常用药，学名不详。猫耳朵为长叶贯众根块。

【备考】膏淋为淋证一种类型。

【附方1】五根止白方（《群方集》）　棕树根、狗屎泡根、龙船泡根、桑树根、三月泡根各适量。水煎服，每日一剂，一日三次。禁忌豆类食品及辛辣之物。功效化膏清浊。主治白浊，膏淋以湿热为主，见小便黄白膏糊状，灼痛。舌红苔黄腻，脉滑数。

【附方2】水枣化浊汤（《鄂西药物志》）　水蜈蚣、黑枣各60g。水煎服，每日一剂，连服十五天。忌辛辣等热性食物。功效补肚生火、分清别浊。主治摆白（乳糜尿）、尿浊，症见纳差，腰酸冷，小便频数，尿混浊或有膏糊状物。舌淡胖、脉沉细。

4. 温阳止白方《单验方选编》

【组成】小杆子6g　海金沙根6g　山高粱6g

【用法】水煎兑甜酒服，一日三次，每日一剂。

【禁忌】忌生冷。

【功效】温下元，止白尿。

【主治】白浊（尿浑浊），小儿先天火气不足或后天失养所致的小便清长，量多，冷天尿过几分钟后变白，伴有纳差，精神差。

【解析】小儿属纯阳之体，小便应清。由于先天不足或后天失养，火气低下，不能温暖下元，精微物质不能得到升化，而随尿排出，一般没有尿道症状，家长只从尿变白才能发现。平时伴有夜尿多、纳差、精神差，可见大便稀软。方中小杆子温下元，固精微，为主药；海金沙根清尿止白，为帮药；山高粱壮肚气补后天，提转精微物质，为客药。诸药合用有温下元、壮肚气、转化精微物质功效。

【加减】腰中火气虚明显者加益智仁、鸡内金，肚虚食物不化加麦芽、谷芽、山药。

【应用】现本方多用于营养不良出现尿白症状。

【注意事项】应排除肾炎所致的蛋白尿及血丝虫所致的乳糜尿。

【备注】小杆子为山良姜根。

【备考】白浊，土家人又称尿白症。

［松祛剂小结］

湿邪重浊黏滞，致病缠绵难愈，故治法应以松解为主，祛湿为辅，先松后除，方能见效。故本章方剂统称松祛剂。

松祛剂共选正方 24 首，附方 24 首。按其功用分为祛风胜湿、化湿和中、清热撒湿、温水化湿、化浊溶膏五类。

1. 祛风胜湿　本类方剂适用风寒湿邪在表所致的头痛、身体重痛或风湿着于筋骨所致四节及腰、项顽麻痹痛等症。祛风胜湿剂常由祛风湿药和益气活血、补养肝肾、强筋壮骨药组成。其中五藤汤祛风除湿、活络止痛，是治疗骨痹的代表方。风湿关节痛方有赶风化湿、散寒止痛功效，主治风湿寒症。三加除风汤有散热除湿、祛风活节功效，用于治疗风湿热痹。风湿止痛散瘀汤有赶风散湿、散瘀止痛功效；用于治疗外伤合并风湿。风湿骨痛酒，有祛风散湿、强筋壮骨、散寒止痛功效，用于治疗慢性风湿骨节痛。

2. 化湿和中　本类方剂适用于湿浊阻滞中元之症。常由芳香化湿或苦温燥湿药为主组成，根据气候配伍理气或解表散寒之品。其中乌鸦症汤调中败毒，治疗乌鸦症。霍乱缓筋汤化湿和中、缓拘止痛，用于治疗霍乱转筋症。枣树舒筋汤有赶湿气、止吐泻、舒腿筋功效，用于治疗湿热霍乱转筋。

3. 清热撒湿　本类方剂适用于湿热外感的发热症及湿热内蕴的黄疸、痢疾、肠毒、热淋病症。常用清热利湿药为主，配芳香化湿或泻火通便或通淋药组成。其中拦救风汤化湿清浊、赶风醒神，用于治疗湿热外感之拦救风。慢痧饮有化瘟理气，散热通节功效，用于治疗湿热外感慢痧症。湿热内蕴有在肝胆、大肠、尿路之脏器不同。其中珠胆退黄汤有清热利湿、通胆退黄功效，用于治疗胆热的黄疸。泡桐茵陈汤有清肝热、退黄疸功效，用于治疗湿热肝性黄疸。叶珠翻白地锦汤能清热燥湿、行气化滞，用于治疗湿热痢疾。马齿八月大蒜饮，有清热化湿、败毒除痢，用于治疗赤白痢。火痢汁有赶败毒、止痢功效，用于治疗火痢。龟龙汤有散热赶毒、塞肠止痛功效，用于治疗派乃病。慢痢停散有赶毒化湿、收肠止泻功效，用于治疗慢痢症。雷丝汤有泻火解毒、利水通淋、调和气血功效，用于治疗尿急病。

4. 温水化湿　本类方剂适用于腰中火气虚造成的寒化痧、水肿等病症。常用升火气药和利湿药为主组成。其中急痧阴阳水能化湿调气，生火止痛，用于治疗寒化痧。健肚壮腰消肿汤有益气健肚、补腰利水功效，用于治疗肚腰虚肿。

5. 化浊溶膏　本类方剂适用于下元虚寒、不能温化膏脂的膏淋、白浊症。化浊溶膏剂常由补腰火和溶膏补漏药为主组成。其中摆白猪腰花有温腰澄浊功效，用于治疗中老年白浊症。茴香二浆化浊汤有清热化浊功效，用于治疗湿热白浊证。二猫搬正汤有化浊通淋功效，用于治疗膏淋。温阳止白方，有温下元、止白尿功效，用于治疗小儿尿浑浊。

第四章　撒开剂

凡以活化、发散药为主组成，具有活血散瘀、温里散寒等作用，用于治疗瘀血症、里寒症的方剂，统称撒开剂。

瘀阻、寒凝，多为致病因子作用机体气血经脉所形成的病理征象，常见的有外伤、气滞、寒邪等，以致血瘀、脉阻、气运障碍、筋脉不利，影响脏腑、气血、筋肉、经络功能。由于病因是由血瘀和寒凝所致，本章方剂又分散血、散寒两大类。

瘀、凝为病，有血瘀、寒凝之分，所犯部位有内外、表里、脏腑部位不同，治疗方法各尽不同。如瘀血在头，则在活血药中加入开窍之品；在胸，需加入宽胸理气之药；在下加赶排之品。气行则血行，在血瘀证中，除用活血药物外，还应适当配伍行气之品，促进血液运行，达到祛瘀目的。寒邪致病，在上在外可以表散，在内在下者可温散，火虚寒偏胜者当以补火散寒。

瘀凝为病，与脏腑功能至为密切，主要有关的脏腑为心、肝、肾。心主血脉，补心可推动血运，在散血药中配伍补心气药，促血流动，以散瘀血；肝藏血、主疏泄，与血运有关，治疗瘀血证时可配伍舒肝理气药，促进血行；肾主一身火气，生少火温养全身，故在散寒方中加入补火气药，以蒸发体内寒邪。所以治疗上述病症，应密切联合相关脏腑，进行辨症施治。

应用撒开剂应注意：1. 撒开剂多由活血、破血药和温热药组成，易于耗伤阴血、津液，故对于阴虚、血虚、津亏及孕妇当忌用。2. 气温过高时及发热病人要慎用散寒之剂。3. 同时在治疗寒证时应辨清寒热真假，切忌热热之戒。4. 温散剂是针对寒瘀证而设，应中病而止，切勿过剂。

第一节　散　血

凡以散血药为主组成，具有散血活血作用，治疗瘀血病证的方剂，统称为散血剂。

血是营养人体重要精微物质，在正常情况下行于脉中灌注三元、十窍、肢节，循环反复，永生不息。一旦某种原因，造成血行不畅，瘀蓄内停，不在索筋或青筋中运行，则可引起血瘀证。本章方剂只适用于血行不畅血瘀轻证，而不是死血。

血瘀证病情十分复杂，除有寒热虚实之分，还有缓急轻重之别。治疗时必须探明其病因，分清轻重缓急，正确运用急则治标，缓则治本的原则。至于死血证，当用破血赶血之法，当以别论。在应用散血法时，勿忘散血不伤正，可辅以扶正之品。此外，散血活血剂，有动血、坠胎之弊，故月经过多或孕妇均当慎用。

一、活血散瘀

活血散瘀剂，适用于各种轻度瘀血内停的污血证、黑血证，症见胸胁、心、胃刺痛，妇女闭经、痛经、产后恶露不行，以及外伤瘀肿等。

活血散瘀剂，常用活血散瘀的血水草、血通、地瓜儿苗、红藤、桃仁、血盆草等药为主组成的方剂。血之运动，靠气的推动，故常配行气药回头青、川芎等。此外，由于瘀血病证的病机病位不同，故本类方剂组成时视其表现分别配伍恰当的信药和兼证药物，如瘀热用大黄，寒用香桂枝，头部用川芎，上肢用桑枝，胸胁加柴胡、狗柑青皮，下肢用牛克膝等。代表方有：散血活筋挺伤劳汤、内伤挡血酒、腰杆痛饮、打劳酒、转节劳酒、通心活络饮、紫檀心痛汤、四藤通经汤、叶下红汤、痛经散、产后血通汤等。

1. 散瘀活筋挺伤劳汤《土家医方剂理论整理研究》

【组成】强盗草 30g　散血莲 30g　五花血藤 20g　地罗汉 20g　铁灯台 5g　映山红 15g　肺经草 10g

【用法】水煎，日一剂，分二次内服。

【禁忌】忌生冷。

【功效】赶气活血，退火止咯。

【主治】挺劳伤，外力挺伤胸背后出现刺痛，吸气时疼痛加剧或有胸背发烧现象，咳时痰中带血丝，胸闷气短。

【解析】本方症因外伤胸背部，气血挡于胸背处，故见胸背刺痛，有时呼吸亦加重。胸内有黑血，见局部发烧，咯吐涎沫，痰中带血，胸闷气短。本方用强盗草、散血莲为主药，用其赶气活血，消肿止痛之功，除胸背瘀血，使刺痛消止；地罗汉、五花血藤、铁灯台活血散瘀，退火败毒，除胸中黑血及发烧之症；痰中带血，为肺中火盛所致，映山红赶火止咯，除咯吐之症，四味为帮药。肺经草走胸退肺火，润肺经、通筋止痛，除胸闷气短之症，为信药。

【加减】无胸背发烧去铁钉台。

【应用】现临床多用于慢性支气管炎，支气管扩张之胸痛、咯血之症。

【注意事项】药液宜冷服。

【备注】强盗草又名大救驾，地罗汉又名土鳖。

【备考】挺伤劳为土家医古病名，属七十二劳之一。

2. 内伤挡血酒《土家医方剂理论整理研究》

【组成】血当归 15g　打不死 10g　拐子药 10g　四两麻 8g　斑鸠窝 20g　散血草 20g　三百棒 30g　大血藤 30g　见血散 15g

【用法】上药切片，泡白酒2斤，三天后内服。每次20毫升，日三次。

【禁忌】忌腥臭物。

【功效】赶血止痛。

【主治】内伤挡血。肌肉筋脉深层刺痛，固定不移，疼痛持续，压痛明显，表面肌肤无红肿，活动不便，肚子胀痛。

【解析】内伤挡血证由于挺、撞或打伤人体表面某部位，体外没明显伤痕，而使深层肌肉筋脉受损伤，血挡于内，故肌肉筋脉深层刺痛，固定不移，损伤较深，故表面无红肿，压痛明显。筋脉受损，故活动不便。如损伤肚肠，血挡于内，出现肚子痛难忍，肚子胀。本方用血当归为主药，意在取其止血散黑血之功效，配以打不死、拐子药、四两麻、斑鸠窝、散血草、三百棒、大血藤赶气活血止痛。主帮药相配，共奏赶血止痛之效。

【加减】无青筋显露去斑鸡窝。

【应用】现临用于肌肉闪挫伤之局部肿痛。

【注意事项】用此方应排除骨折。

【备注】拐子药又名救命王。

【备考】挡血证，为土家医古病名，相当于深部瘀血证。

【附方1】救驾泥　大救驾20g，散血莲20g，烂泥巴树皮20g，岩泽兰20g，五虎进15g，乌蔸10g，润筋草15g。上药捣烂外敷患处，日一次。

【附方2】土狗罗汉散　土狗儿10g，飞蚂蚁10g，地罗汉20g，自然铜10g，臭虫5g，软螃蟹10g，獭蛤蟆10g，黄豆芽10g。上药烤干研末，在瓦上露七天七夜，然后内服每次0.5～3g。日三次。

3. 腰杆痛饮《土家医方剂理论整理研究》

【组成】强盗草50g　散血莲30g　活筋草30g　地罗汉15g

滚山珠 2g　八角莲 2g　桂鱼风 10g　娘儿红根 15g

【用法】水煎，日一剂，分三次煎内服。

【禁忌】忌水牛肉。

【功效】赶气活血，舒筋止痛。

【主治】腰杆痛。腰杆中间或两侧胀痛，重者不能转侧，坐久后，腰伸不直，活动后减轻。

【解析】腰杆痛症因挑、抬、背重物时不慎闪着或扭伤腰杆，致使筋脉受损，故腰杆中间或两侧胀痛，不能转侧。久坐或久睡，使气血挡阻于受损于筋脉，故坐久后，突然站起腰伸不直。活动后气血流通故疼痛减轻或消失。由于损伤在深层筋脉故压痛不明显。治当赶气赶血，舒筋脉，活血止痛。强盗草赶气活血，消肿止痛，为主药，是针对筋脉受损之一主因而设；散血莲、活筋草、地罗汉、滚山珠、八角莲，活血散瘀，舒筋止痛，为帮药；桂鱼风、娘儿红根补养腰子，为引子，引药行至腰部。主、帮、引三药共达赶气赶血、止痛功效，使腰杆痛得治。

【加减】新伤去八角莲。

【应用】本方为腰痛而设，以痛不能转，久坐不能伸腰为特点。现用于治疗腰肌劳损、腰腿痛。

【注意事项】应用此方排除腰椎结核、肿瘤。

【备考】腰杆痛又称腰痛。

【附方 1】腰痛岗龙汤　过岗龙 20g，蜂窝球 20g，夜牵牛 10g，十大功劳 20g，九龙杯 20g，苕芋 10g。水煎，日一剂，分三次内服，亦可用白酒泡服。

【附方 2】二腰止痛汤　猪腰子藤 30g，公猪腰子 2 个。将二药分别切片，同煮，加少许盐，吃肉喝汤，日一剂，分三次内服完。

4. 打劳酒《土家医方剂理论整理研究》

【组成】三百棒 20g 半节烂 1g 散血草 10g 大血藤 15g 四两麻 5g 千锤打 15g 打不死 15g 强盗草 20g 大救驾 10g 白酒 750 毫升

【用法】上药切成片泡在白酒 750 毫升内，泡 3 天后可用，内服每次 10 至 20 毫升，日三次。

【禁忌】忌生冷。

【功效】赶血活血、行气止痛。

【主治】打伤劳，人体受伤后某处有肿块青斑，肿胀疼痛，体内有黑血蓄积，眼睛有青斑点，指甲青紫色，舌质黯红，大便干，小便黄。

【解析】打劳是外力导致人体某处或多处损伤，故见肿胀，黑血、眼睛有青色斑点。大便干、小便黄是黑血内停化热之象。本方用性热的三百棒为主药，行瘀活血，是针对黑血阻滞，气血不流通而设；半节烂、散血草、大血藤、四两麻、千锤打、强盗草、大救驾七味，为帮药，活血行瘀，消肿止痛。主、帮药共用，同除指甲青紫色，舌质黯红之症；打不死性冷，赶火败毒，消除大便干、小便黄之热象，为客药；酒为药引，引诸药直达打劳伤患病部分为信药。本方赶血散血、消肿止痛，使打劳得愈，瘀热消除。

【加减】在胸部加枳壳，吐血加仙桃草。

【应用】本方为打伤劳而设，以紫斑、胀痛、大便干、小便黄为治疗要点。

【注意事项】半节烂有毒，不能量大或久服。不能饮酒者可加工丸散服。

【备注】三百棒又名剥皮血，半节烂又名雪里见。

【备考】打伤劳为土家医古病名，以陈伤和青紫征象为主要表现。

【附方】天葵饮　千气老鼠屎2枚，童溲半碗。将药捣烂，放入碗中，再加7岁以下男童溲半碗。一次服下，一般连服用二至三次，不能久用。

5. 转节劳酒《土家医方剂理论整理研究》

【组成】龙须藤25g　活筋草20g　岩泽兰20g　牛克西15g

【用法】上药切片放入瓶中，加白酒1斤浸泡五至七天后内服，日三次，每次10~20毫升，亦可用药酒擦腰部，日二次。

【功效】活血壮腰。

【主治】转节劳，腰痛脚软无力，腰伸不直，坐小月时腰痛加剧，各椎节时有疼痛，尿黄。

【解析】本方为妇女转节劳而设。病因为妇女产后坐大月时从事挑、背或提重物等活动，损伤腰子气血而形成。常见症状有腰痛，脚软无力，腰有时伸不直，各关节疼痛。妇女在坐小月时气血更伤，故腰痛加剧，小便黄为虚热之象。本方用活血止痛的龙须藤为主药，是针对损伤腰子气血之因而立；活筋草等三味均为活血止痛，通筋壮骨之品为帮药，加强活腰子气血功效，使腰子气血畅，则腰痛止，筋骨壮则脚有力，腰直如常人；酒为药引，引药性直达周身，故关节活动自如，疼痛消除，转节劳愈。

【加减】有些土家医方剂加丝棉皮、六汗。

【应用】主治转节劳，以腰痛僵直，月经期痛甚、尿黄为治疗要点。

【注意事项】服药期间注意卧床休息，经期加当归。

【备注】牛克西为红牛膝。

【备考】转节劳为土家医古病名。

6. 活络心痛饮《寿世得效方》

【组成】血盆草根 30g　乌莵抱儿（炮）6g　黄檀木 15g　元寸 0.15g

【用法】先煎前三味药，水煎三次共取液半斤，元寸冲，分三次口服，每日一剂。

【禁忌】忌生冷，孕妇禁用，出血慎用。

【功效】散瘀通络、赶寒止痛。

【主治】铁蛇钻心症（真心痛），症见突然心痛，胸憋闷，短气面青，手足冷，舌淡紫、脉细涩。

【解析】铁蛇钻心症，属暴病。平素肥胖或心气不足，劳则气短胸闷。突然受惊吓或气候变化，造成心气乱，寒邪入心络，阻塞心脉，不通则痛。寒气盛，气火不温四肢见面青，手足冷，血淡紫。脉细涩为心气虚，心脉阻之征象。方中血盆草散瘀血，通血脉，为方中主药；黄檀木行气止痛，促进血行，为客助药；元寸芳香通窍醒神，为信药。诸药合用，使瘀血散，寒气除，气行动，心神醒。

【加减】以突然心痛、胸憋闷、短气面青、手足冷，舌淡紫、脉细涩为治疗要点。气虚加刺芪、红参；寒盛加香桂皮，痛甚加三百棒。

【应用】现临床用于治疗冠心病、心绞痛。

【注意事项】本方为急救方，痛止，请停服，不必尽剂。病情缓解后，根据疾病门辨证分析，当以益气、化痰、溶膏治疗。

【备注】血盆草为紫丹参，元寸为麝香，黄檀木为柏树木心。

【备考】铁蛇钻心症为土家医古病名，相当于中医胸痹心痛，现代医学心绞痛。

【附方】罗汉通心散（《单验方选编》）　铜罗汉（土鳖虫）

三个。焙干研末，温开水冲服。功效活血通心络。主治心跳，心慌，心痛突然昏倒。

7. 紫檀心痛汤《寿世得效方》

【组成】神寒鸟粪9g　丹参12g　黄檀木心9g　臭屁虫9g　山胡椒根9g　地雷9g

【用法】水煎服，每日一剂，每日三次。或研细粉每次服6g，每日三次，米汤水送服。

【禁忌】忌与人参、党参类药同用。

【功效】活血散瘀，行气止痛。

【主治】恶蛇盘肚症，症见心下、脐上刺痛或如刀割，伴嗳气、胀或触及硬块，舌紫暗、有瘀点，脉紧或紧涩。

【解析】肚尖血瘀，阻滞不通，肚气不降见腹胀呃逆，心下痛无休止，如针刺样或刀割状难受，拒按。方中神寒鸟粪、紫丹参活血化瘀、消肿，为主药；黄檀木、山胡椒行气止痛，为帮药；臭屁虫健肚消食，又有化瘀之功，地雷祛腐生新，活络止痛，为客助药。诸药合用，共奏活血散瘀，行气止痛，消食健肚之功。

【加减】痛轻无肿块去地雷，腹胀不明显去山胡椒根，吐酸水加墨鱼骨，出血加白及、三七。

【应用】以心下痛如刀割，伴上腹胀、嗳气、心下硬块为治疗要点。现临床用于萎缩性胃炎，胃癌疼痛。

【注意事项】胃溃疡有出血倾向忌用。

【注解】神寒鸟粪中药名为五灵脂，臭屁虫为九香虫。

【备考】恶蛇盘肚症为土家医古病名。

8. 四藤通经汤《群方集》

【组成】大血藤根12g　小血藤根12g　红血藤根12g　花血

藤 12g

【用法】水煎服，一日三次，每日一剂。

【禁忌】忌冷性食物。

【功效】破血通经。

【主治】停经证。此方适用于闭经半年以上者，为胞中络脉瘀阻，月经不按月来潮，伴有腹痛、舌紫暗或有瘀点、脉涩。

【解析】妇女停经，应注意与妊娠鉴别，错把妊娠停经诊断为闭经证，危害不浅。闭经证有虚有实，虚者宜补，实者宜通。本方所治闭经为实症，以络脉瘀阻，胞脉不通所致。方中大、小血滕破血通经，使瘀阻除月经通，为主药；红血滕有养血生新功效，助进经血生，花血滕活血行气，气行则血行，为信药。全方共奏破血、生血、行气活血之功。

【加减】血虚加当归。

【应用】现代用于继发性闭经，以血瘀症为主要病因所致的经闭。

【注意事项】血虚闭经者禁用，虚实挟杂者随证加减。

【备注】大血藤又名血通。

【备考】停经又称闭经。

【附方 1】化血连汤（《单验方选编》） 化血连 15g，活血连 15g，大、小血藤各 12g，指甲花 10g，田少于 12g，鸡冠花 15g，牛 12g。水煎服，每日一剂，一日三次。忌生冷。功效活血化瘀，调经通道。主治闭经（停经痨），停经时间长，身体消瘦，皮色暗淡，舌紫暗，脉细涩。

【附方 2】血藤金铃饮（《单验方选编》） 小血藤 15g，金铃子 12g，倒毒散 10g，益母草 20g，水菖蒲 10g，路水草 12g，月月红 12g。水煎兑红糖服，每日一剂，一日三次。油腻辛辣之品。功效活血行气，通经止痛。主治闭经（停经痨）。经血不通日久，气滞胞脉，小腹胀痛，经水数月不至。

【附方3】散瘀化浊通经汤（《单验方选编》） 白木槿花15g，月月红12g，桐木果15g，地古牛10g，白荆条12g，白菊12g，红牛膝15g，生杉木尖15g。水煎兑白糖服，每日一剂，一日三次。

禁忌禁油腻食物。功效活血散瘀，化浊止带。主治血瘀兼湿浊之经闭症。

【附方4】水罗桃皮汤（《单验方选编》） 水萝卜12g，车前草15g，牛膝15g，桃子树皮12g。水煎服，一日三次。每日一剂。禁忌辛辣。功效清胞热、散瘀阻。主治胞热闭经。

9. 叶下红汤《群方集》

【组成】大血藤15g 小血藤12g 叶下红12g 月月红15g 花血藤15g 大通草10g

【用法】水煎服，每日一剂，日三次。

【禁忌】忌与性冷药同用。

【功效】活血调经，化瘀止痛。

【主治】瘀滞痛经，在月经末来或来潮之时，时觉少腹隐痛或刺痛，经色深红或暗或有小块。

【解析】月经在经期以通畅为顺，不通则痛。本方所治痛经，为胞络阻滞，经血不能应时顺下而引起的以小腹及腰骶部痛为主，呈刺痛感，经血有块状排出。方中重用大、小血藤活血化瘀，为主药；花血藤走络行气，助经血流出；叶下红、月月红调整周期，兼散瘀热；大通草畅通胞门。全方共奏活血通经，化瘀止痛，兼散胞中郁热之功。

【加减】在经前一至二天服此药一剂后，去叶下红，加四块瓦10g，陈石灰6g，服两剂。若五心发热者先用包谷3~9g，枸杞根皮15g，共打烂，同淘米水混合，去渣后同上混合服。

【应用】本方用于经前或月经初期腹痛，以经色暗或色紫有血块者为治疗要点。

【注意事项】注意服药加减方法。

【备注】月月红为月季花。

10. 痛经散《中国民族药炮制集成》

【组成】大风沙藤 15g　歪叶子兰 10g　香附（醋制）16g　胡椒 10g

【用法】共研细末，每次 6g　开水送下，每日二次。

【禁忌】忌生冷食物。

【功效】舒肝理气，散寒活血止痛。

【主治】痛经（肝郁气滞血瘀证），以小腹痛伴有胁痛、乳房胀痛为主。

【解析】妇女痛经原因有气滞、血瘀、胞宫虚寒等，临床表现各不相同。肝气郁结，经脉气滞出现胀痛，伴有胁痛、乳房胀痛、经期乳房肿结，舌边红，苔薄白，脉弦；血瘀痛经多表现下腹刺痛，经血紫暗挟有血块，舌有瘀点，脉微涩；胞宫虚寒多见小腹冷痛，喜温喜按，得热则舒，经血色淡，量少，舌淡苔白，脉沉细。本方中大风沙滕、歪叶子兰舒肝，为主药；香附醋制入肝，增强理气之功，为帮药；胡椒走胞宫而止痛，为信药。全方共奏舒肝理气、散寒止痛之功。

【加减】肝郁气滞明显者加柴胡、川楝，兼血瘀者加活血藤、血通，血虚者加血当归，兼肾虚加丝棉皮、野萝卜。

【应用】现临床用于继发性痛经，以情志不佳所致的痛经效显。

11. 产后血通汤《群方集》

【组成】大血藤　剥皮血　桥连七　六棱麻各 9 ~12g

【用法】水煎服，每日一剂，日三次。

【禁忌】忌生冷、辛辣。

【功效】赶血止痛。

【主治】产后腹痛，生婴儿后产妇下腹仍然疼痛或时痛时止或微痛。

【解析】新产后，小儿落地，宫内一切物质皆排出体外，一旦气虚、血瘀、宫寒，使宫闭早闭，污血不去，留于胞中，出现腹痛。在此书中主治证提示“时痛时止或隐痛”分析，属胎盘残留剥脱不全所致。方中大血藤活血祛瘀，兼养血，为方中主药；剥皮血助残留胎盘剥出，为帮药；荞连七联通内外，畅通阴道，为客药；六棱麻舒宫止痛，为信药。

【加减】气虚加对月参、刺芪，寒痛加香桂皮，气滞加回头青。

【应用】临床用于胎盘剥脱不全。

【注意事项】胎盘剥脱不全面积大，流血多，应请产科医生会诊，行手术治疗，以免发生大流血。

【备注】剥皮血为飞龙掌血根皮。

【附方1】产后腹痛方（《中国民族药炮制集成》） 红四块瓦15g，鹿蹄草12g，川芎9g，香血藤9g，小蛇参6g。水煎服，日一剂，分三次服。禁忌生冷、酸、辣之物。功效活血养血，去污止痛。主治产后血瘀少腹满痛。

【附方2】血藤四棱汤（《单验方选编》） 大血藤15g，四楞草12g，夜牵牛12g，白刺苞根15g。水煎，兑火酒、童便服，一日一剂，分三次服。禁忌辛辣之物。功效活血去污，止痛。主治产后腹痛，见新产后恶露不去，停于胞中之产后腹痛。

12. 产后腰痛汤《单验方选编》

【组成】牛克膝　茴香　棕树根　故子（盐水炒）各30g

【用法】水煎服，一日三次，每日一剂。

【禁忌】生冷食物。

【功效】补腰强筋，去瘀止痛。

【主治】产后腰痛，平素腰亏，新产后伤腰出现腰痛，又因恶露不尽，而加重腰腹痛。

【解析】平素腰亏，筋脉失养，腰酸痛，加上新产伤腰，使腰痛加重，复因恶露排出不尽，腰痛更明显。方中牛克膝补腰强筋，兼去瘀血，为主药；小茴暖宫温腰，为帮药；补骨脂入肾补腰，为助药；棕树根祛瘀生新以治恶露，为客药。全方共奏补腰强筋，祛瘀止痛之功。

【加减】腰酸加丝棉皮，筋伤加犬片。

【应用】临床用于肾虚产后腰痛，以腰肌劳损为治。

【注意事项】排除腰椎体、椎间盘病变。

【注解】牛克膝为红牛膝，茴香为小茴，故子为补骨脂。

二、温通散血

温通散血剂，适用于血寒或气虚所致的瘀血证，如寒滞胞脉的停血病，寒滞经络的冷骨病，气虚所致半边风等。

温通散血剂常用散血寒的香桂、樟枝和补气的土芪、棉根配伍活血药为主组成的方剂。血寒、气虚所致瘀血起病缓慢，病程长，常导致血虚。因此，本类方剂常配伍补血药，如崖豆藤、土当归等，使新血生，存血去，保持体内血液平衡。代表方有赶血暖宫汤、刺芪还原汤、中风纠偏丸等。

1. 赶血暖宫汤《寿世得效方》

【组成】血通 15g　香桂 6g　桃核 9g　川芎 9g　血归 9g

【用法】水煎服，每日一剂，每日三次。

【禁忌】忌生冷、房事。

【功效】暖胞宫，赶畜血。

【主治】停血证，证见妇女小腹冷痛，硬胀、拒按，或见阴血紫暗成块。舌紫暗，脉细涩。

【解析】妇女在经期感受寒冷之气，停于胞中，影响血行，气滞血瘀，宫血不能排出，居停胞中不散而出现小腹冷痛、硬胀拒按，血停日久血变暗紫色。方中血通活血行气，赶血通胞络，为主药；桃核、当归活血散血祛瘀，为帮药；香桂性温散寒暖宫，为客药。全方共奏暖胞宫、赶畜血之功效，使寒气去，畜血除，停血病愈。

【加减】大便干加大黄，死血多加地罗汉，重症加制蚂蝗、牛蚊虫。鲜血多加蒲叶炭。

【应用】现试用于妇女子宫肌瘤，子宫内膜异位症。

【注意事项】本方为破血之品，非停血病不用，血亏气虚忌用。

【注解】香桂为桂香皮。

【备考】停血症，相当于中医畜血证。

2. 刺芪还原汤《寿世得效方》

【组成】刺芪 50g　岩崖豆根 15g　血当归 10g　千丑蛐 10g　桃核 10g　大救驾 10g　香桂枝 6g

【用法】水煎服，每日一剂，每日三次。

【禁忌】肥猪肉、猪油、生冷。

【功效】补气温经，还原纠偏。

【主治】半边风证，症见突然出现半身瘫痪，不能动，对冷、热无感觉或低下不灵敏，舌淡边有瘀点，脉细涩。

【解析】半边风，平素因气虚血运不畅，突然遇到风邪侵犯，上扰脑筋，下干四肢，故出现不省人事，口眼歪斜，半边手足不能动，皮温低，时间久后出现肌肉缩小。方中刺芪大补行气，以推血动，岩崖豆养血，两者俱有推血运动、养活弱血，为方中主药；血流变慢易成死血，故选血当归、千丑蛐、桃核活血散瘀，促进血动，为帮药；大救驾活经脉，为客助药；香桂枝走经络，散寒邪，为信药。全方共奏补气、养血、活血、温经功效，达到恢复病肢目的。

【加减】血干加黄葛，头痛加川芎，头昏加天麻，，四肢不灵活加伸筋草，上肢加桑枝，下肢加牛克膝。

【应用】现临床用于中风偏瘫（脑血管意外后遗症）及雷诺氏病。

【注意事项】中风急性期，有颅内出血现象忌用。治疗期间可配合针灸，推摸治疗。平时加强肢体锻炼，促进恢复。

【备注】千丑蛐为红头蚯蚓。

【备考】手稿中有为土司王宫医传授此方记录。

3. 中风纠偏丸《鄂西药物志》

【组成】螃蟹七 6g　白三七 6g　灵芝 6g　峨参 10g　钩藤根 10g　当归 10g　红牛膝 10g

【用法】共研细末，白糖为丸，每日服三次，每次 5g。

【禁忌】辣物、生冷。

【功效】熄风活筋，通络纠偏。

【主治】半边风证，口眼歪斜，半身不遂。

【解析】中风后气血流通受阻，四肢失于气血濡养而不用；风中经络经气不通，不能随意运动。大风之邪侵经筋，上犯影响脑经，使脑指挥功能受阻是本病主因。因此，选白三七活血养脑、灵芝调脑筋指挥系统，两者相配，使脑神调，指挥正常，更用螃蟹七通络，使传达道路通畅。峨参补气，促进血运，又助白三七养脑，相得益彰，钩藤根祛风，当归养四肢之血，补充能量，促进运动，红牛膝引药入四肢，共奏熄风活筋、通络纠偏之效。

【加减】头晕加天麻，加强祛风之效。四肢麻痹不用加蝎子、僵蚕。上肢加桑枝。语言不清加石菖蒲。

【应用】现临床用于缺血性脑血管意外、脑梗塞之后遗症。

【注意事项】高血压应配合降压药，糖尿病注意降低血糖，患病时间长，可配合针灸、推拿治疗。

【注解】白三七为竹节参。

【备考】半边风为土家医病名，相当于中风后遗症。

【附方】粱泡纠偏汤（《鄂西药物志》） 高粱泡根60g，四匹风根10g，铁脚仙根15g，青香根6g，丹参根60g，甜酒少许。将前五药水煎，开后加入甜酒，约20分钟取汁服。禁忌：反一苑棕。功效活血赶风。主治中风偏瘫。

第二节 散寒

凡以温里散寒药为主组成，具有温中元散寒气，补真火散寒饮，温经散寒等作用，用于治疗里寒证的方剂，统称散寒剂。

里寒证的形成，有素体火气衰，阴寒内生者；有外寒直中，深入脏腑经络者；亦有误治损伤火气而致。无论何因，其治皆当以"冷者热之"为原则。由于里寒证有寒踏脏腑经络之异，病情有缓急轻重之殊，故本节方剂可分为温中散寒、补火散寒和温经散寒三类。

寒为阴邪，易伤人体火气，因此临床表现多伴有火衰气弱之症，故本类方剂组成除以温热药为主外，常需配伍助火补气之品。

本节方剂多由温燥热之品组成，故应用时首先应辨清寒热真假；其次应注意病人体质，素体阴虚或血亏者，当注意用量，切不可过剂，以免伤阴动血；此外，如属阴寒太盛，火气浮于外，服药入口吐者，可予热药冷服，或于方内少用客药，以便服下。

一、温中散寒

温中散寒剂，适用于中元虚寒证。症见心窝下冷痛，肢体倦怠，手足不温或吞酸吐诞，呕吐恶心，或腹痛便溏，不思饮食，口淡不渴，舌苔白滑，脉沉细或沉迟等。

温中散寒剂，常用温中散寒药干姜、熟油子、花椒为主，配伍补气健肚药对叶参、白术等组成。寒邪深入常致气滞不行、中阳不运，且易蕴湿生痰，故常配伍行气助运、缓急止痛、化湿和中之品，如隔山香、柑皮及小杆籽、生姜、三步跳等，代表方有冷气饮、阴蛇症汤、十八症散、茗辛鸽子丸、冷痢煎等。

1. 冷气饮《土家医方剂理论整理研究》

【组成】吴珠子 10g　回头青 10g　花椒 8g　马蹄香 6g　生姜 3g　胡椒 2g

【用法】水煎，每日一剂，分二次内服。

【禁忌】生冷饮食。

【功效】赶寒温中。

【主治】腹部冷气证，小肚子或脐周围冷痛，得热后痛减，手足冰凉，全身怕冷、饮食差，小便多。

【解析】患者体虚，加上晚上睡觉或天热贪凉，小肚子外露，寒气从肚脐而入，内阻于中下元，故小肚子脐周疼痛，遇热则痛减。三元失和，故手足冰冷，全身怕冷，寒冷伤肚，故饮食差。寒气入尿脬，水液不化，故小便多。当以性热味辣之品治之，方能赶寒气而除因。本方用性热味辣的吴珠子为主药，用其赶寒温中之能，除中下元寒气；回头青赶气畅中止痛，既调和中下元，又止小肚子及脐周疼痛；花椒、马蹄香赶寒，活血止痛，解手足冰冷，除寒气；生姜、胡椒赶寒赶气，温和中下元，除尿脬中寒气，化水液而小便正常。综观全方，乃是赶寒温中之意，故冷气得除。

【加减】痛不明显去花椒。

【应用】本方为腹部冷气证而设，以腹冷、脐周痛，畏寒怕冷、小便多为治疗要点。现临床用于寒凝腹痛，亦可治疗虚阳灌顶病。

【注意事项】胃阴虚忌用。此方为大热之药，一般寒去痛止停服，不可尽剂。

【备注】吴珠子为吴萸，回头青为香附。

【附方】赶寒行气汤　打火草10g，枯姜10g，青木香10g，毛儿头10g，花椒10g，老葱苑7个，土人参15g，平术10g。水煎服，日一剂，分三次内服。

2. 阴蛇症汤《土家医方剂理论整理研究》

【组成】山胡椒10g　木子树根15g　藤豆根5g　铁灯台3g　乌莵3g　岩丸子5g　青木香10g

【用法】水煎，日一剂，分三次内服。

【禁忌】忌生冷、糯米类食品。

【功效】散寒败毒，行气止痛。

【主治】阴蛇证，肚子胀，心里如针刺痛，面色铁青，手足发乌，冰凉。

【解析】饮食不洁，毒气随饮食而入，肚肠被伤，故见肚肠胀。毒气攻心，心血阻滞，见心痛如针刺，面色铁青。气不温四肢，故手足发凉、发乌。本方用性热味辣的山胡椒为主药，赶毒气而消肚肠胀，木子树根、藤豆根、铁台灯、乌莵败毒、活血止痛，而止心痛，共为帮药；青木香、岩丸子理肠行气而温四肢，除手足发凉、发乌，二味帮引兼用。如此配合，使阴蛇证得愈。

【加减】阴寒不甚全去乌莵，腹泻加牛血连。

【应用】以腹胀、腹冷痛、面青手足发乌、发冷为治疗要点。现临床用于治疗急性胃肠炎，消化不良。

【注意事项】乌莸有毒，不能随意加大剂量，用时应炮制。

【备注】乌莸为紫花草乌，岩丸子为滴水珠。

【备考】阴蛇症为土家医古病名。

【附方1】山胡椒叶5g。将药捣烂用温开水兑服，日二次。

【附方2】雄黄1g，大蒜籽20g。上二味药共捣烂，服汁水，每次2毫升，日二次。

3. 十八症散《中国民族药炮制集成》

【组成】十八症10g　豆豉姜10g　细辛2g　碧血雷10g　鸡蛋壳30g

【用法】共研细末，每次服4g，开水冲服，每日二次。

【禁忌】忌生冷食物。

【功效】温中散寒，缓拘止痛。

【主治】肚冷气痛，症见突然中元上腹冷痛，吐清水，喜温喜按，可见四肢冷。舌淡苔白，脉紧。

【解析】冷气痛，多因暴饮凉饮食，或感受寒邪，直中入里，伤及中阳，气收络缩，卒然而痛。按摩、温熨可以缓解。四肢冷是阴气收不能温所致。方中十八症味辣性热，有温中散寒作用，为方中主药；豆豉姜温中止呕，助十八症散寒，为帮药；细辛性热，有温络止痛之功，走四肢温阳气，治肢凉，为客药；碧血雷通络止痛，唯鸡蛋壳有缓拘收敛，保护胃膜，促进恢复。

【加减】胀加树朴、木香；呕吐加苏梗、炮姜。

【应用】以上腹冷痛、吐清水、四肢冷、舌淡苔白、脉紧为治疗要点。临床用于暴寒胃痛。

【注意事项】胃热症忌用，伴出血者禁用。

【注解】碧血雷为红色地雷。

【备考】冷气症为土家医病名，有部位之别。

【附方】姜胡散（《单验方选编》） 干姜6g，胡椒2g，砂仁4g。研末，每次4g，白开水冲服，一日三次。禁忌生冷食物。功效温胃行气。主治心腹胀满，症见上腹隐痛、胀满、呕吐。

4. 茗辛鸽子丸《群方集》

【组成】茗叶细辛 鸽子屎（炒） 荞粉子各等量

【用法】共研末为丸，白酒引服。

【禁忌】忌生冷硬物食品，禁与中药黎芦同用。

【功效】散寒安肚。

【主治】冬蛇钻窝症，症见上腹心窝处冷痛，腹按压减轻，痛时可牵引背心，舌淡苔白、脉沉紧。

【解析】心窝处为肚尖，是寒邪易侵犯部位。寒气收引，故作痛。茗叶细辛性大热，散寒之功强，尚能入血，温血而增强血行，达到散寒止痛功效；鸽子屎，健肚消食、温肚，又降低大热伤津之弊；荞麦粉为赋形剂，又保护胃膜。丸剂取得缓治，白酒散寒，促使药速起效。

【加减】吐酸水加小杆籽；苔白腻加公丁。

【应用】临床用于治慢性心窝冷气痛。与十八症散同治上腹冷气痛。前者兼见四肢冷，此方治痛引背心；前者以散剂速治，后者以丸药缓治。

【注意事项】热药易伤胃津，故津亏胃热禁用。

【注解】茗叶细辛为南细辛。

【备考】冬蛇钻窝证为土家医古病名。

【附方】散寒饮（《单验方选编》） 铁绒风9g，防风9g，豆根6g，白刺根9g。水煎，兑糖服，一日一剂，分三次服。功效散寒止痛，祛风和肠。主治小儿腹痛，症见腹冷痛、胀大，喜温喜按。

5. 冷痢煎《土家医方剂理论整理研究》

【组成】小杆子10g　厚朴10g　三月泡根10g　铁线草10g　瞿麦10g　平术10g　青木香6g　柑子皮5g

【用法】水煎，日一剂，分二次内服。

【禁忌】生冷硬物。

【功效】赶寒毒，调中元。

【主治】冷痢。属痢日久不愈，时发时止，发作时屙脓血，里急后重，腹部疼痛，饮食减少，少气懒言，疲倦怯冷，舌苔腻，脉虚。

【解析】寒湿瘟毒客于中元，气血挡阻肚肠中，传导失司，故见腹痛，里急后重，屙白冻冻等。病由冷毒所致，故口淡无味，头重身困，小便清，舌淡苔少，脉缓。本方以性热味辣的小杆子、厚朴为主药，赶寒止痛，温中元；三月泡根涩肠止泻，主治冷痢；铁线莲止泻止痢；青木香理肠调中；平术补中元；瞿麦破血通经，使气血畅通，传导正常。肚肠吸纳正常，故痢止而病体渐渐恢复正常。

【加减】气虚加对叶参，挟热加马齿苋，寒湿重加香桂皮，腹痛不明显去青木香。

【应用】以下痢日久不愈，反复发作，伴疲倦怯冷、舌苔白腻为治疗要点，现临床用于治疗慢性痢疾。

【注意事项】湿热痢、疫毒痢忌用。

【注解】小杆子又称湘良姜。

【备考】冷痢又称寒湿痢。

【附方】寒痢饼（《单验方选编》）　胡椒6g，巴豆3g，绿豆6g。研细末，水调敷脐部。功效散寒解毒。主治白痢。

二、补火散寒

补火散寒剂，适用腰中命火衰弱，不能温养入体筋肉筋脉和骨节而出现的手足逆冷、头晕乏力、精神差等一派功能低下之证。

补火散寒剂，常用温养人体少火之桂皮、干姜、乌头儿等温热之品，配合补养元气的对叶参、刺芪，以及温补真火的土巴、无根子、仙茅、铁脚仙等组成。代表方有硫磺胡椒散、补火回阳汤、壮阳起阴汤等。

1. 硫磺胡椒散《单验方选编》

【组成】硫磺 1.2g　胡椒 2.4g

【用法】共研细末，分三次白酒送服。

【禁忌】禁生冷。

【功效】补火、散寒、止痛。

【主治】火衰腹痛证，症见畏寒怕冷，精神差，蜷卧，四肢冷，得温不减，腹隐痛或鸡鸣泻，舌淡苔白滑，脉沉细。

【解析】平素火气不足，怕冷，复因寒邪侵犯，加重火气低下，不能温养全身，故见畏寒肢冷，蜷卧；寒邪犯肠，出现鸡鸣泻；舌淡苔白滑是火气衰征象。方中硫磺性热补真火，升散火气以温全身；胡椒性温热散寒止痛。两药合用共奏补火气，散寒邪、止痛之功。

【加减】五更泄加肉蔻、五味、石榴皮。

【应用】临床用于虚寒性腹痛、五更泄、胃肠神经官能症见虚寒证象者。

【注意事项】禁与明火接触，防燃烧。硫磺有毒不可久服，阴虚者忌用。

【注解】硫磺又称炮磺。

【备考】火衰腹痛证相当于中医虚寒性腹痛。

2. 补火回阳汤《单验方选编》

【组成】韭菜根 15g　阳雀花根 15g

【用法】水煎取汁兑白糖服，每一剂或二剂，每日二至三次。

【禁忌】忌生冷食物。

【功效】补火回阳。

【主治】火虚证，症见畏寒肢冷，面色蜡白，精神差，男子阳痿、女子经闭。

【解析】命火生于腰中，见于功能体现。一旦生命之火衰退，使人体功能下降，表现为功能不足。命火衰退不能温养四肢而见畏寒肢冷，面色蜡白，精神差，男子阳痿不举，女子性淡经闭。方中韭菜根补命火，生火气；阳雀根补中气、提神气。两药合用，一补先天，一补后天，一补中元，一补下元，先天之命火充足，促中元运动，生化能量；后天中元健运，不断为下元提供物质基础，使下元旺盛。

【加减】火衰重症加乌莸抱儿（炮制）、香桂皮，中元虚弱在先应加峨参，下元不足，男子阳痿加草狗肾。

【应用】本方为火虚证而设，以畏寒肢冷、面色蜡白、阳痿为治疗要点。现临床用于阳痿，经闭。

【注意事项】阳虚火旺者忌用。

【注解】韭菜为细叶种类。

【备考】火虚证为土家医古病名，相当于中医肾阳虚证。

3. 壮阳起阴汤《寿世得效方》

【组成】铁脚仙 15g　韭菜籽 9g　草狗肾 9g　土巴载 12g　无根果 9g　乌莸抱儿（炮）6g

【用法】煎水服，每日一剂，一日三次。

【禁忌】忌与中药十八反药配伍。

【功效】壮腰补火，起阴举阳。

【主治】火衰腰虚证，症见畏寒怕冷，四肢不温，头晕耳鸣，腰酸腿软，男子阳事不举，精滑；女子带下清稀，小便清长无力。舌淡胖，有齿迹，脉沉细。

【解析】腰子中藏命火精水，为人体生化之本。劳作过度、纵欲过多易导致精水不足，命火减退，过食烈酒也易致腰伤。火衰不能温体，则出现畏寒怕冷，四肢不温，阳事不举，带下清稀。方中铁脚仙、韭菜籽壮腰生火气；草狗肾、土巴载、无根果生精水，两类药相配使火生有源，源泉不断，精得火助，生化充足。更用乌莵抱儿壮火散寒，促阴寒蒸散。全方以壮腰生火药及生精水和壮火散寒之药相配伍，达到壮腰补火，起阴举阳之功效。

【加减】偏精水不足加黄精，火衰寒盛象明显加香桂皮，女子带下清稀明显加蛇床子、茨实，男子遗精加糖果、三月泡。

【应用】临床用于阳痿、早泄，带下。

【注意事面】火热证，阴虚火旺忌用。

【注解】铁脚仙又名淫羊霍，无根果为大菟丝子。

【备考】火衰腰虚证相当于肾阳虚证。

三、散寒温经

散寒温经剂，适用于火气不足，寒凝经脉引起的手足逆冷，肢体疼痛，以及冷气流。

温经散寒剂，常以温经散寒药香桂枝、透身汗、皮子药等为主，合养血调血药血当归、老虎姜等组成。以其火气虚血弱多伴气虚，寒凝经脉易致痰滞痹阻，故常配伍补气和化痰药孩儿参、阳雀根等。代表方有身痛透寒汤、赶寒健腰汤、冷骨风汤等。

1. 身痛透寒汤《寿世得效方》

【组成】透身汗6g　四匹箭9g　三百棒9g　一支箭9g　透骨草9g　香桂枝6g　孩儿参9g　清明花根12g　藤乌（炮）6g

【用法】透身汗、四匹箭、藤乌先煎，余药共煮，水煎二次，分三次温服。服药加衣被，以取微汗。

【禁忌】忌冷水洗浴，避风寒，禁食生冷食物，不能与中药十八反药相配。

【功效】补火散寒，温经通脉。

【主治】虚寒身痛证，症见畏寒怕冷，身体蜷卧，面色暗白，一身尽痛，冬天指趾节冷明显，伴麻木，小便清长，舌淡胖、苔白，脉沉细紧。

【解析】平素命火虚，难于维持体内外温度平衡，一旦气候突变或重感寒邪，体内火气下降，则见畏寒怕冷，身体蜷卧；命火不能温养经络、肌肉、筋脉而出现全身尽痛。指趾末端火气供应少，而如冰。故组方应根据虚寒这一特点选用透身汗、四匹箭温养命火，驱除寒气，为主药；三百棒温血通脉气，透骨草入骨透内寒，两药为帮药；火虚与寒邪均易导致气虚，故加孩儿参、清明花根益气，火衰恐透身汉力弱，更加藤乌生命火，共为客药；一支箭，香桂枝性温，能通关过节，引药到达全身，生姜降低藤乌毒性，为信药。诸药合用，达到补火散寒、温经止痛功效。

【加减】指趾没有冰冷现象去藤乌，气虚不明显去孩儿参，血不足加岩崖豆根，命火衰微加铁脚仙。

【应用】本方为虚寒身痛症而设，现临床试用治疗雷诺氏症有效。

【注意事项】阴虚火旺、血虚患者忌用。

【注解】透身汉为单叶细辛，一支箭为摇竹消。

【备考】虚寒身痛证又称寒滞经脉证。

2. 赶寒健腰汤《群方集》

【组成】野花椒根　剥皮血根皮　水菖蒲根　老君扇根　搜山虎　牛大碗　大血藤　小血藤　皂角刺　松树尖　六汗　牛膝　竹节七　包谷七各等分（3~6g）

【用法】水煎服，也可兑白酒服，每日一剂，每日三次。

【禁忌】忌冷浴及生冷食物。

【功效】赶寒温经，健腰止痛。

【主治】冷气腰痛证，症见腰冷背痛、精神差，双腿酸软、无力，可有耳闭、耳鸣，小便清长，舌淡苔白，脉细。

【解析】平素腰亏，又受寒冷之邪，阻遏命火不能温养经脉，在上不能温养脑筋，下不能温养下肢，而见前述症状及舌脉征象。方中野花椒根散寒邪、剥皮血温血气，共为主药；六汗、牛膝、竹节七、包谷七健腰舒筋止痛，为帮药；水菖蒲通窍治耳闭耳鸣，老君扇、搜山虎、牛大碗、大小细藤以散经筋之寒气，兼活血通络而止痛，为客助药；天丁、杉树叶尖引药入经筋、血中，为信药。全方共奏赶寒温经、健腰止痛功效。

【加减】无耳闭、耳鸣去水菖蒲，体虚不重去牛大碗。

【应用】临床用于因感寒邪冷气所致的腰痛、慢性腰肌劳损。

【注意事项】服本方可能出现大便稀溏，停药后自行好转。脾虚滑泻患者忌用。

【注解】野花椒为麻口皮子药；老君扇为射干。

【备考】冷气腰痛证相当于寒湿腰痛。

3. 冷骨风汤《单验方选编》

【组成】接骨木15g　山豆根12g　牛膝15g　算盘树根12g

三角风 12g　老龙须 12g　蒙花根 12g　臭牡丹 15g　香桂皮 10g

【用法】水煎兑酒服，每日一剂，分三次服。

【禁忌】忌冷水浴，禁食生冷食物。

【功效】赶寒温骨。

【主治】冷骨风病，症见骨中冷痛，体表不冷，加衣被难于解冷，或形成冷气流，破溃流清水。舌淡苔白，脉沉细。

【解析】冷骨风，因骨中空虚，冷气侵入，骨髓受寒，火气压抑不能外扬，出现骨中冷痛，寒在骨中，所以加衣被不能缓解，冷气停留时间长，骨受伤无养分供应而破溃出清水。方中接骨木温骨养骨，山豆根赶寒通络，三角风祛风散寒，三药合用达到赶寒散风，温骨养骨作用，故为方中主药；算盘树根、老龙须、蒙花根健骨长骨，臭牡丹根养筋膜，保骨髓，更用香桂皮补命火，生骨髓，使体内火生，骨寒自除。

【加减】腰虚加土巴戟、鹿蹄草，伴肉寒加透身汗。

【应用】临床用于冷骨风及冷脓疡。

【注意事项】应用此方要辨清寒热真假。真热假寒证忌用。

【注解】冷骨风为土家医古病名。

【备考】原方中有千里光，无香桂皮，恐传授记录人笔误，作者补之。

［撒开剂小结］

凡以活化、发散药为主组成，具有活血散瘀、温里散寒等作用，用于治疗瘀血证，里寒证的方剂，统称撒开剂。

撒开剂共选正方 29 首，附方 16 首，按瘀血和里寒不同性质及临床表现，其方剂分为散血、散寒两大类。散血类又分活血散瘀和温通散血两小类，散寒又分温中散寒、补火散寒、散寒温经三小类。

1. 活血散瘀　本类方剂适用血行不畅，或瘀血内停之证。常用活血散血药和行气药为主，根据不同证候表现分别配伍兼证药和信药如散瘀活筋、通心活络、调经通经组成。其中挺伤劳酒以散血疗外伤为主，治疗挺劳伤证；内伤挡血酒赶血止痛，以疗内伤为主；腰杆痛饮，赶气活血，舒筋止痛，以治腰伤为主；打劳酒赶血活血、行气止痛，治打伤劳内有黑血畜积陈伤；转节劳酒有活血壮腰之功效，用于治疗转节劳证；心痛饮有散瘀通络、赶寒止痛功效，用于治疗铁蛇钻心症（胸痹心痛）；紫檀心痛汤能活血散瘀，行气止痛，治疗恶蛇盘肚症；四藤通经汤有通经破血功效，治疗妇女停经病；叶下红汤有活血调经之功，治疗瘀滞痛经；痛经散有舒肝理气，散寒活血止痛作用，用于治疗肝郁气滞血瘀之痛经；产后血通汤有赶血止痛之效，用于治疗产后腹痛；产后腰痛汤有补腰强筋、祛瘀止痛功效，用于治疗产后腰痛。

2. 温通散血　本类方剂适用于血寒或气虚所致的瘀血证。如寒滞胞脉的停血病、寒滞经络的冷骨病、气虚所致的半边风，常用散血寒和补气、补血药为主组成。其中赶血暖宫汤有暖胞宫、赶畜血功效，用于治疗妇女停血证；刺芪还原汤有补气温经、还原纠偏之功，用于治疗半边风证；中风纠编丸有熄风活筋、通络纠偏作用，用于中风后遗症。前者以补气为主，后者以熄风为主。

3. 温中散寒　本类方剂适用于中元虚寒证，常用温中散寒和益气壮肚、行气助运、缓拘止痛、化湿和中药为主组成。其中冷气饮长于赶寒温中，为治腹部冷气证要方；阴蛇症汤长于散寒败毒、行气止痛，用于治疗阴蛇症；十八症散，长于温中散寒、缓急止痛，用于治疗肚冷气痛症；茗辛鸽子丸，有散寒安肚功效，长于治疗冬蛇钻窝症；冷痢煎，长于赶寒毒、调中元，用于治疗冷痢证。

4. 补火散寒　本类方剂适用于腰中命火衰弱，不能温养全身的虚寒性功能低下证，常用生火化寒与补气药为主组成。其中硫磺胡椒散长于补火散寒又止痛，用于治疗火衰腹痛证；补火回阳汤长于补命火、回阳气，用于治疗火虚阳痿、经闭证。壮阳起阴汤长于壮腰补火，起阴举阳，用于治疗火衰腰虚证。

5. 散寒温经　本类方剂适用于火气不足，寒凝经脉病证。常用温经散寒、养血通脉药配合补气药组成。其中身痛透寒汤长于补火散寒、温经通脉，用于治疗虚寒身痛证；赶寒健腰汤长于赶寒温经、健腰止痛，用于治疗冷气腰痛证；冷骨风汤长于赶寒温骨，用于治疗冷骨风病。

第五章　攻杀剂

凡以赶水逐涎、消食导滞、驱虫杀虫药为主组成，具有赶水份、控涎膏、消食滞、杀灭虫等作用，用于治疗水湿壅盛的水肿、小便不通；涎膏壅盛于胸膈、胸胁的实证；食滞脘腹的隔食症、痞积；肠内寄生虫如蛔虫病、蛲虫病、绦虫病、钩虫病等；体外皮肤感染的疥疮、粪毒、霉疾等，统称攻杀剂。

水与涎膏异名同类，清稀者为水，黏稠者为涎膏。在滞留部位上水与涎膏有别，壅盛在皮肤、浅表筋膜易流动者为水，滞留在深部筋膜之胸、胁、关节内不易流动的为涎膏。故本节又分为赶实水、控涎膏、排皮水三类。

食物是人体必需的营养来源，通过肚肠消化来实现。一旦暴饮暴食，过食不易化的食物或平素肚肠功能不全，易导致食物不化、停滞在肚肠内，出现腹胀、嗳腐吞酸，或腹泻、便秘、谷物不化等。根据伤食种类不同，本节方剂又分为谷物类和肉食类助消剂。

虫类感染大多为人体内寄生虫及专染皮肤小虫。常见体内寄生虫有蛔虫、蛲虫、钩虫、寸白虫、姜片虫等；体外皮肤虫有二十四霉疾、疥虫、粪毒等，本节方剂又分为驱体内虫和杀体表虫二类。

使用攻杀剂，首先要辨清虚实及虚实挟杂，实证用之对症，虚人需慎用。对于虚实挟杂采用攻补兼施，或以扶正兼祛邪，或祛邪兼扶正，总之，祛邪不伤正，扶正不留邪。其次要掌握剂量与疗程，如逐水剂应用，水肿消退后停用；食滞用消导药得以消化后不继续服用；杀虫剂按疗程和特殊方法服用。总之，以邪去正安为目的。攻杀剂有坠胎之弊，故孕妇忌用。

第一节　逐水

凡以赶水逐涎药为主组成，具有赶水气、逐涎化膏作用，用于治疗水湿壅盛的水肿、小便不通和涎膏停留胸胁实证的方剂，统称为逐水剂。

水与涎膏异名同类，清稀者为水，黏稠者为涎膏。在部位上划分，在皮肉间的透明易见的为皮水，在肉内深部的为里水，在筋膜间为涎膏。故本节又分为赶实水剂、排皮水剂、逐涎膏剂三类。

使用逐水涎剂，首先要辨清病情的虚实及挟杂症。水涎内停多由他病日久，身体虚弱等造成的水积涎聚，多虚实同在，或水涎在体内停积日久，变生内热或瘀阻。因此，在组方时应配伍补气、养血、清热、散瘀之品，或攻补兼施。由于逐水剂性猛力大，当中病即止，勿使用过剂。对于孕妇当忌用，体虚明显者，先当扶正，后祛邪。

一、赶实水

赶实水剂，适用于水湿壅盛所致的水肿、小便不通等病症。

赶实水剂常以赶水除湿药枞茯苓、黑苓、水芋、大通条、搜山虎等药组成。由于实水在病因上多责之肝郁肚虚，而临床证候又与水停气滞、膀胱气化不利有关，故本类方剂在组成时，常须配伍舒肝软肝、益气健肚、理气化气药物，如清明花根、棉根、漂术、香桂枝等。常用代表方有白药瓜金消臌汤、隔山消满汤、刮金蛊汤、参白消水汤等。

1. 白药瓜金消臌汤《鄂西药物志》

【组成】白药子　蛇舌草　瓜子金　紫丹参　车前子　过路

黄各 30g

【用法】水煎服，每日一剂，每日二次。

【禁忌】忌油腻厚味及辛辣之品。

【功效】软肝消臌。

【主治】水臌胀，腹大如鼓，青筋显露，身体消瘦，纳差、便溏，舌淡胖有齿痕，苔白腻或黄腻，脉沉实。

【解析】水臌胀以病态形象命名，由于湿热熏肝或过食酒酪，湿热内生，长期蕴积不散所形成。肝主疏泄、藏血，由于湿热熏蒸，疏泄功能减退，使水湿潴留，久之不去，使腹胀大如鼓，脐外突出，皮肤发亮；气血运行受阻而见青筋暴露。方中白药子软肝运水，丹参软肝活血，为主药；蛇舌草攻毒，瓜子金健肚运水，两药为帮药；车前子、过路黄赶水消臌。全方共奏软肝消臌之功。

【加减】小便不通加大通条根、土狗，肚虚纳差加隔山消，黄疸加茵陈蒿、垂盆草、虎杖。

【应用】以腹大如臌、肢体消瘦、纳差为治疗要点。现临床用于治疗酒精性肝硬化腹水、肝炎性肝硬化腹水。

【注意事项】服用本方要低盐饮食，适当控制进水量。

【注解】白药子为金钱吊葫芦块根，紫丹参又名血盆草。

【备考】此方为鄂西自治州土家医常用方，《鄂西药物志》只收载药物组成及用法、主治，余为作者补充。

【附方】泽漆消水丸（《鄂西药物志》）　泽漆　红枣肉。泽漆晒干研粉，枣肉为丸，丸重 6g，早晚各服一次，温开水送服。功效赶水化饮、益肚扶正。主治大腹水肿。

2. 隔山消满汤《群方集》

【组成】隔山消　牛角七　牛膝　一枝蒿　大通草　大血藤　萝卜子各 10 ~ 12g

【用法】水煎服，每日一剂，每日二次

【禁忌】忌油腻、酒、辛辣硬物。

【功效】赶水消肿，活血化积。

【主治】实水肿，身体不虚，全身浮肿，以腹大、脚肿为甚，伴气促，不能平卧。

【解析】水肿有虚实或虚实挟杂之分。本方主治水肿以实证为主，主要是水湿泛滥，弥漫全身，腹大如鼓，下肢肿胀明显，水盛于腹内而不能平卧，气促，精神尚好，纳可。方中隔山消健肚利水，牛角七赶水消胀，为主药；大通草赶水利小便，为帮药；一枝蒿、大血藤活血，萝卜子理气消胀，为客助药；牛膝引药下行，使水从小便出，为信药。诸药合用，具有赶水消肿、活血消胀、化积功效，主治实水肿。

【加减】青筋显露加血盆草，腹痛加木香，小便不通加五叶木通。

【应用】以全身浮肿、腹以下肿甚、气促不能平卧为治疗要点。现临床用于慢性肾炎、肾病综合症、早期肝硬化腹水。

【注意事项】忌食生冷食物，淡盐饮食。

【注解】一支蒿又名蓍草。

【备考】实水肿为水鼓症中的一种证型。

【附方1】散瘀消臌汤（《单验方选编》） 见肿消10g，隔山撬15g，白气消12g，内红消12g，大血藤15g，小血藤15g，气血藤15g，豆豉草根15g，通草根15g，蒙花根12g，杉木皮15g。水煎兑酒服，每日一剂，分三次服。功效活血散瘀，行气消臌。主治水臌症（气滞血瘀型）。

【附方2】见肿消水汤（《单验方选编》） 见肿消60g，隔山撬15g，称锤消15g，白气消30g，内红消15g，牙猪蹄二只。炖服，每日一剂，每日三次。禁忌油腻辛辣食物。功效软坚散结，行气消水。主治腹水（气滞水壅型）。

3. 刮金消蛊汤《鄂西药物志》

【组成】刮金板根 3g　土茯苓 9g　土知母　土大黄　五叶木通　棕树根　水皂角各 6g　五谷子根 9g

【用法】水煎取汁加少许酒冲服，每日一剂，日二次。

【禁忌】油腻、辛辣。

【功效】攻毒消积，化瘀散块。

【主治】水蛊、血蛊，腹胀大，如盖小撮箕，硬，青筋显露，面暗淡无气色，口干心烦，大便干不通，小便少。

【解析】蛊症分水蛊、虫蛊、血蛊。蛊症为毒气内侵，扰乱气血运行，水湿不走水道，停在腹中所致，见腹腹大如撮箕；血瘀运行不畅，而面部暗淡无光，青筋显露；毒邪内蕴化热而见口干心烦、大小便不畅。方中刮金板根败毒消蛊、土茯苓解蛊毒，共为主药；土知母退火除烦，棕树根走血分以消血蛊，为帮药；土大黄通大便泻热、兼散瘀，五叶木通、水皂角、五谷子根利小便，使水蛊从小便去。此方针对水蛊、血蛊而设，两者皆有效。

【加减】大便通畅去土大黄，血蛊加血通、血三七，鬼蛊加鬼见羽，气蛊加南木香。

【应用】专为蛊症而设，凡放蛊、中邪蛊皆可用之。

【注意事项】有蛊症表现才能用，非此莫用。

【注解】水皂角为田皂角，五谷子根为薏仁根。

【备考】蛊症，土家医病名，分五种蛊类型。

4. 参白消水汤《单验方选编》

【组成】土党参 15g　隔山消 15g　苡仁根 30g　大七口 15g　白水消 15g　白花草 15g

【用法】水煎蒸乌骨鸡吃，二日一剂，吃鸡肉和汤，每日二次。

【禁忌】忌油腻、辛辣食物。

【功效】补气赶水。

【主治】水臌胀（肚虚气滞型），腹胀大软，纳差、乏力，面色不华，大便溏，舌淡胖大有齿痕，脉濡。

【解析】水臌胀，乃肚虚不化水湿，中元不运，水气停留在腹中；水湿壅盛，阻遏气机而见气滞，故见上述征象。方中土党参、隔山消补肚健中元，助运化为主药；苡仁根、白水消化湿利尿，白花草消水为帮药；大七口行气消胀，为客助药。更用乌骨鸡增加补土益腰中生命火功能，使效更佳。

【加减】水湿重肚虚加枞茯苓、漂术，火气不足加香桂枝、乌莌抱儿。

【应用】以腹胀大柔、纳差乏力、面色不华、大便溏，舌胖大、脉濡为治疗要点。现临床用于肾病水肿、早期肝硬化之肝郁脾虚型水肿。

【注意事项】水鼓胀实症慎用本方治疗。

【注解】白花草又名白花蛇舌草。

【考证】水臌胀为土家医病名。

【附方】参陆消臌汤（《单验方选编》）　土党参10g，商陆12g，绿豆消12g，大蓟9g，碎月草9g，隔山撬9g，白花月草9g，乌骨鸡一只。乌骨鸡去肠灶，诸药捣碎加少量食盐布包放鸡腹内，蒸熟吃鸡。功效补气赶水消胀。主治臌胀（肚虚水壅型）。按商陆为红色商陆。

二、控涎逐膏

控涎逐膏剂，适用于水涎壅盛于里的实证。临床主要表现为悬涎内停，或水肿腹胀，二便不利，以及涎膏隐伏于胸膈致胸背、颈项、股胯疼痛病症。

控涎逐膏剂以峻下逐水药大戟、甘遂、藤藤菜、肥猪头等为主组成。由于水涎壅盛，极易导致气机痹阻，涎凝膏聚或肠腑不通，故往往配伍赶气化痰或泻下通腑之品，如南木香、青皮、芥子菜、或大黄等。常用代表方有泽漆化饮煎、葫芦消满汤等。

1. 泽漆化饮煎《鄂西药物志》

【组成】泽漆　法夏　生姜各6g　红苏　白前　茯苓各9g　甘草4.5g

【用法】水煎服，每日一剂、每日二次。

【禁忌】忌盐、油腻。

【功效】化饮止咳，利水消肿。

【主治】胸胁停涎证，咳嗽喘逆，面目浮肿。

【解析】膈上涎膏乃为风寒或寒饮射肺，影响气化，津与寒相凝结，变成涎膏，阻塞气道或渗到肺外、胸壁内，影响肺的功能，而出现咳嗽喘逆，倚息不能平卧，或咳吐涎膏。方中泽漆化饮控涎，利胸膈，为方中主药；法半夏燥湿防止涎饮产生，杜绝来源，茯苓利水渗湿，使饮从小便出，共为帮药；红苏、白前散风寒，宣肺气，止咳嗽，生姜温散经寒，为客药；甘草调和诸药，为信药。全方共奏化饮止咳、利水消肿之功。

【加减】涎膏在胸胁内加白芥子，无寒象去生姜、红苏。

【应用】以咳嗽、面目浮肿为治疗要点。临床用于慢性支气管炎、肺水肿、胸腔积液。

【注意事项】泽漆有小毒，一般用量为3～6g，极量每一日10g。服用此方有恶心呕吐现象，一般不要停药，严重者停服。

【备注】泽漆，土家医又一片云、肉奶浆草。

【考证】胸胁停涎证为土家医古病证，相当于胸腔积液。

2. 葫芦消满汤《群方集》

【组成】干葫芦壳　干笋子各9～15g

【用法】水煎服，每日一剂，每日二次。

【禁忌】忌盐或用淡盐。

【功效】化饮除满。

【主治】上满症，症见心下痞满、闷胀，自觉硬肿支撑，走路时有水响声或呕吐大量涎液。

【解析】上满症，多由寒饮损伤中元之气，停留心下肚上，久之不去，积久存多，而见心下痞满、胀，有块团状物撑着，涎在心下而有声响，过多时呕吐出涎液。方中葫芦壳化饮散涎，消胀除满；干笋子吸收水气涎膏，两者合用使涎膏散，胀满除，呕吐涎沫止。

【加减】肚虚加焦术，寒重加香桂，呕吐加法半夏、陈皮。

【应用】本方可试用于胃潴留症，急性胃扩张。

【注意事项】本方性猛，不宜久服。

【注解】干笋子为楠竹幼笋切片晒干用。

【考证】上满症为土家医病名，土家医将满症分为上、中、下满。

三、赶皮水

排皮水剂，适用于水气盛于皮下的实证，临床主要表现为面目四肢浮肿、发亮，按之没指或胸膈胀满，呼吸不利；或水膏在皮内肠外，单腹胀大，随体位移动，二便不畅等。

排皮水剂常用疏通皮里膜外之水道，又兼有利二便药之钩鱼杆、藤菜子、芥菜子、山消、肥猪头等为主组成。由于水涎壅盛，极易导致气机阻滞，肤膜水道不通，肠府不通，或由于气滞血瘀、络脉不畅等。故往往配伍行气、化痰、活血或泻下通腑之品，如青柑皮、南木香、血通、赶山鞭或耳叶大黄等。常用代表方有金巴消肿汤、糯米狗崽消肿汤、脚气散、缩囊酒等。

1. 金巴消肿汤《单验方选编》

【组成】金巴木 50g　茅草根 60g　岩泽兰 50g　搬倒正 50g　三叶木通 50g　见肿消 15g　老龙角 50g　桂枝 40g　桔梗 30g　花粉 30g

【用法】水煎内服外洗，一日三次，每两日一剂。

【禁忌】忌盐或淡盐饮食，禁酸辣。

【功效】通阳化气，赶水消肿。

【主治】皮水肿，症见面、眼皮、四肢浮肿，明亮光泽，按之没指，口干、小便少。舌胖大，边有齿痕，脉沉实。

【解析】水入于肚，经吸收分布到全身各处，主要在水路中运行，经充分利用后从小便、汗孔、口水、涕、泪中排出体外。一旦水路阻塞、水从经隧中渗出，在局部或全身发生水肿。本方所治水肿，主要是外受风寒之气，收缩水路，使水流通发生障碍，部分水液渗到皮下，甚至腹内。方中金巴木搜风寒、畅气机，岩泽兰活血兼利水，搬倒正疏通水道、分清别浊共为主药；茅草根、三叶木通、见肿消赶水利小便，花粉清热，生脉中津液为帮药；老龙角、香桂枝通阳化气，蒸散水份为客药；桔梗走上入肺透皮窍，促进宣化通窍，使水邪从口和汗孔出为信药；诸药合用，共奏通阳化气、赶水消肿之功。

【加减】无热象津伤去花粉。

【应用】本方为皮水肿而设，以面、四肢浮肿为治疗要点。临床用于治疗肾病水肿，部分土家医用治疗心性水肿。

【注意事项】此方剂量偏重，适用于正胜邪实的重度水肿，作者认为一剂药分两天四次服较适合，体虚者慎用。

【考证】皮水肿为土家医病名。

【附方 1】棕根消水汤（《鄂西药物志》）　棕榈鲜根 30g，腹水草，车珠子根各 15～30g。水煎服，每日一剂，每日二次。

忌盐。功效理水道，消水肿。主治水肿。全身水肿，腹内少量积水。

【附方2】石蒜消肿外用散（《单验方选编》）　石蒜、一支箭、重阳花、各等分，老鸦蒜1至2个，蓖麻子70~80粒。共捣烂摊于布上贴足心，布带固定，日夜换贴二次，连续五至六天，若未尽愈，可间隔七天后再贴。功效通窍利水。主治水肿，全身水肿，明亮，按之没指。

2. 糯米狗崽消肿汤《单验方选编》

【组成】牛补药15g　牛大碗15g　小人参15g　糯米菜30g　隔山撬30g　土狗崽（土狗）6个

【用法】前四味水煎服，狗崽研细冲服，一日三次，每日一剂。

【禁忌】忌茶、辛辣食物。

【功效】益气消水。

【主治】水肿（虚肿），身体虚胖，水肿，面色无华，乏力，纳差。大便溏，小便少。舌淡胖，脉虚。

【解析】中元虚弱，运化无权，水湿潴留在肌肤之间，证见身体浮肿，面色淡，乏力，纳差，舌淡胖，脉虚等一派中元不运，水湿滞留征象。方中牛大碗、小人参补中元、益气血、防水渗为主药；糯米菜、隔山撬赶水消肿为帮药；土狗利尿消水肿，使水液从小便排出为帮药。诸符合用共奏益气消水之功。

【加减】血虚加当归，气不足加黄芪，小便不利加车前仁。

【应用】本方为虚肿而设，现临床用于治疗营养不良性水肿及低蛋白水肿等。

【注意事项】实水肿及瘀血水肿非本方所宜，临床辨清虚实证候。

【注解】牛补药，土家医又称牛大力，小人参又称对叶参，土狗崽为田中土狗虫。

【附方】四水豆腐汤（《单验方选编》）　组成水灯草15g，水葛藤12g，水案板12g，水菖蒲12g，豆腐一块。前四药煎水取汁，煮水豆腐吃，每日二次，每日一剂。功效赶水消肿。主治水肿（虚人水肿）。

3. 脚气散《单验方选编》

【组成】米皮糖50g　红沙糖50g

【用法】混匀每次用25g，开水冲服，一日二次，连服一月。

【禁忌】油腻，辛辣食物。

【功效】壮肚消肿。

【主治】脚气水肿（肚虚型）。脚气水肿是由久病体虚、小儿慢性腹泻，使体内营养物质丢失，水液溢出皮下所形成。在治疗上除治原发病外，应及时治疗水肿。方中米皮糖为谷中精华有补肚益气消肿功效，配红砂糖一为补充营养，二是调味便于服用。两药合用共奏壮肚消肿之效。

【加减】肚失健运加苍术、内金。

【应用】现用于治疗粗皮病、维生素B1缺乏水肿、营养不良水肿。

【注意事项】1. 除上述水肿外，其余水肿非本方所宜。2. 所选水稻谷没有化肥、农药等污染，纯天然品。

【注解】米皮糖为去谷壳后再将粗米外内皮，用细筛去米粒即得。

【考证】脚气水肿土家医分肚虚、气滞、湿盛三种类型。

4. 缩囊酒《群方集》

【组成】干石榴　干八月瓜（未开口）　枯茶泡　枯桃子泡各等分（30g）白酒1市斤

【用法】泡酒服，每次 20 ~30 毫升，每日二次。

【功效】赶水收囊。

【主治】水囊胞病，症见睾丸肿大，单侧或双侧，不红不痛，软，见亮透光。

【解析】水囊胞病多由外伤等引起，开始不明显，以后逐渐肿大，如小柴锅状，刺破后流清水，土家医认为是水停囊中。组方全选果实药材，方中干石榴、八月瓜行水枯水，疏通水路，为主药；枯茶泡、枯桃子收囊赶水，促进水液流动，使囊胞小病愈。白酒性热，促使气化升腾。全方共奏赶水收囊之功。

【加减】火气不足加乌药、小茴香。

【应用】现临床用于治疗睾丸鞘膜积液。

【注意事项】服药效不理想考虑手术治疗。

【注解】干石榴为番石榴干燥未成熟果实，枯茶泡、枯桃子为在树上未成熟干果实。

【备考】水囊胞病，相当于现代医学睾丸鞘膜积液。

【附方】遂茴散（《单验方选编》） 甘遂、小茴各等分。研末，兑酒服，每次一克，日二次。禁与甘草同用。功效遂水消肿。主治睾肿（鞘膜积液）。

第二节 赶食导滞

凡以消食运肚药为主组成，具有消食导滞、和肚化积等作用，治疗饮食内停、食积不化的方剂统称赶食导滞剂。

赶食导滞剂与泻下剂均有消除实邪、攻逐积滞的作用，但在临床运用时，二者应当有所区别。一般而言，赶食导滞剂重在“消磨”，药力较为和缓，用于逐渐形成的实邪积滞须缓以消之者；而泻下剂重在“攻下”，药力较为峻猛，宜用于实邪积滞须急攻之者。临床应消而反泻之，则易伤正气，须泻而反消之，则病必不除。

本类方剂的作用较为和缓，但毕竟属消积克伐之方，对正气内虚者宜加补益之品。同时尚须根据不同兼证灵活化裁运用。

一、消谷类

赶食导滞剂，适用于饮食内停、食滞不化的病证。症见胸脘痞闷、胀满不舒，嗳腐吞酸、恶心呕吐、腹痛腹泻等。此外，也可用于因积滞内停而导致的下痢赤白或痞症。

赶食导滞剂常以墙果、甜酒曲、麦芽、谷芽、鸡合子皮、山消、萝卜子等药为主组成。由于食滞不化，极易致气机不顺，且二者常互为因果，并由此而蕴湿化热，故常须配伍理气、化湿、清热药物，如南木香、陈皮、枞苓、水黄连、黄皮树等。常用代表方有花胎汤、猴胎散等。

1. 花胎汤《土家医方剂理论整理研究》

【组成】鸡合子 10g　麦芽子 10g　疳积草 8g　甜酒曲 6g

【用法】水煎，日一剂，分三次内服。

【功效】消食化积，调养中元。

【主治】走花胎，耳后筋上有一小团，可见几个象小花瓣样的东西，头发黄而无光泽，面色黄瘦，饮食无味，爱吃酸腐之物，大便稀。

【解析】走花胎是由于饥饱无常或母乳喂养不当损伤中元，肚伤则纳少，肠伤则不化，肝伤精不生，气血生化之源匮乏，故见耳后有一小团，周围可见几个象小花瓣样东西，纳食无味，爱吃酸腐之物，大便稀。气血不荣于头，见头发黄而无光泽，面色黄瘦。治当消食导滞补养中元。本方主药鸡合子、性平味甜，有消食化积之功，治肚伤纳少，肠伤不化；麦芽子消食和中，使中元纳五谷之养，生气化血，疳积草味甜之品，消积健肚之力强，共同补养中元为帮药；甜酒曲既补中元，又引药入肝，为信药。诸药合用使肝伤得治，走花胎愈。

【应用】本方为走化胎而设，以面黄肌瘦、纳差、喜吃酸腐之物、耳背后有一个花样小团为治疗要点，现多用于治疗小儿疳积。

【注意事项】临床应用需辨清走胎类型，专方专用。

【注解】鸡合子又名鸡内金，炒焦研粉用。

【备考】走化胎为土家医古病名，是走胎类型的一个证型。

【附方】隔山消10g，青木香6g，白三七4g，薏米15g，甘草3g。水煎，日一剂，分三次内服。

2. 猴胎散《土家医方剂理论整理研究》

【组成】五谷虫30g　大麦芽20g　甜酒曲15g

【用法】先将五谷虫在清水中洗净，焙干，大麦芽亦焙干，三药合并研细末备用，每次服1~3g，日三次。

【功效】补肚消食，祛胎益体。

【主治】走猴胎。耳后一筋起一小坨，形如猴象，形体消瘦，不欲饮食，腹胀，面无华、无力，喜吃生米等。

【解析】走猴胎因肚肠功能低下，五谷精微吸收差，造成小儿气血不足。气阻耳背后，故见耳后筋起一小坨，形如猴象；气血不足，形体失养，故见肢体消瘦乏力；中元不足，故不欲饮食，面黄无华，腹胀，喜吃生米等。治当健肚祛胎，使气血充盈，形体得以滋养，诸症悉除。本方主药五谷虫，健中元，消胎，针对本方主症因而设立；大麦芽味甜，补养中元，消食；甜酒曲行气，补中元，使腹胀消除。全方共奏补肚消食、祛胎益体之功效。

【应用】本方为走猴胎而设，以纳差腹胀、乏力、喜吃小米，面色无华，耳背后红筋扭团象猴为治疗要点。

【注意事项】服药期间注意饮食调养。

【注解】五谷虫为人类便在粪池中生的蛆，是取出洗净的干燥品。

【备考】猴胎为土家医古病名，是走胎证型的一种。

【附方】猴骨10g，地胡椒8g，红枣子5枚，土人参10g，鸡合子8g。水煎服，日一剂，分三次内服。

二、消杂食类

消杂食剂，适用于肉类、杂粮等食物在肚肠内久停，食积不化的病证。症见脘腹胀满、有物撑着、腐气口中出、厌食，或恶心呕吐、腹痛腹泻等。

消杂食剂常以赶山鞭、地枇杷果、山楂、隔山撬、野南瓜果、饿蚂蝗等药为主组成。由于杂食积滞易伤肚肠内膜，影响气机，使消磨功能低下，易出现虚实挟杂，故常配伍理气、健肚、益肠之类如萝卜子、木香、牛皮消、地蜂子、野绿豆等。常用方有：赶食消积汤、山撬逐胃汤、地蜂消疳汤、饿蚂消胀散等。

1. 赶食消积汤《鄂西药物志》

【组成】蜘蛛抱蛋9g　水菖蒲6g　地枇杷（果）15g　莱菔子15g

【用法】水煎服，每日一剂，每日三次。

【禁忌】禁与对叶参、奶参同用，忌油腻食物。

【功效】赶食消积、理气除胀。

【主治】食积腹胀，症见餐后上腹饱胀、打馊呃或恶心呕吐，泻下不化食物。

【解析】平素中元虚弱，或恣食冷饮凉物，损伤中元。或暴饮暴食，难于运化，致使食物停在肚里，出现上腹饱胀、苦闷难受。食物停留久，在肚中发酵，而打馊呃。中元不运，食物难以入肠而见恶心呕吐，吐出未化食物，或食物不化，从大便中排出。方中蜘蛛抱蛋赶食消积，理气促运为主药；水菖蒲性温醒肚，促进运化以消食为帮药；地枇杷果化食消谷，萝卜子行气降气共为客药。诸药合用共奏赶食消积理气除胀之功。

【加减】肉食积加蔷薇果、鸡内金，谷积加叶下珠、谷芽。

【应用】本方为食积腹胀而设，以餐后上腹胀，打馊呃、呕吐泻下为治疗要点。临床用于消化不良。

【注意事项】1. 水菖蒲皮毛要去干净，莱服子要炒爆。2. 食消肚舒要停用，不必尽剂。

【注解】蜘蛛抱蛋又名赶山鞭。

【附方】消食皂角汤（《单验方选编》） 甜酒曲10g，烧焦萝卜子30g，皂角9g。水煎服，每日一剂，一日三次。忌加参类药物。功效赶食消气。主治伤食腹胀。

2. 山撬通胃汤《单验方选编》

【组成】隔山撬15g 刺五加15g 野棉花根9g 茅草根12g 鱼鳅串15g

【用法】水煎兑酒服，一日三次，每日一剂。

【禁忌】忌油腻食物。

【功效】消积清热，通络止痛。

【主治】食积肚痛，症见腹胀、嗳腐吞酸、灼辣感，上腹痛，恶心呕吐，泻下清谷。

【解析】食积肚中，损伤中元，日久发热，食热伤络而出现腹胀、嗳腐吞酸、灼辣感，疼痛；食物消磨不全而呕吐食物。方中隔山撬消磨食物，促进运化，又有健肚功能为主药；刺五加叶健肚理气、醒肚化谷为帮药；鱼鳅串清食热，消腐食，野棉花根通络止痛为客药；茅草根有走串之效为信药，全方共奏消积清热、通络止痛功效。

【加减】不痛去野棉花根，肉食加小山楂，谷物类加内金、炒麦芽、炒谷芽，胀明显加木香、萝卜子。

【应用】临床用于食积日久，肚热腹痛，伴恶心呕吐。

【注意事项】野棉花根有小毒，不能久服。

【注解】隔山撬又名隔山消，此方应米炒用。鱼鳅串又名田边菊，用全草。

3. 地蜂消疳汤《中国民族药炮制集成》

【组成】地蜂子6g　耳叶牛皮消9g　小槐花根6g　麦斛6g　羊齿天门冬6g　野南瓜叶　广木香各6g

【用法】水煎服，每日一剂，每日三次。

【禁忌】忌油腻食物。

【功效】健肚消疳，润肚止渴。

【主治】小儿疳积。症见纳差、消瘦、烦躁，饭用水服，腹胀如鼓，大便腐臭，完谷不化。

【解析】疳积多由伤食或肚虚所致，病机为肚失健运中元不振，消磨差，精华物质不能化生。临床表现为纳谷不香，无口味，吃饭时一口饭一口水，面黄肌瘦，烦躁，腹胀如鼓，大便腐臭，完谷不化。方中地蜂子、牛皮消健肚消疳，振奋中元为主药；麦斛、天冬生津气，润肚膜以治口干为帮药；小槐花根、野南瓜叶消食滞、祛肚风，广木香行气消胀，共为客药。诸药合用，共奏健肚消疳、润肠止渴功效。

【加减】面黄肌瘦加叶下珠、野黄豆根瘤。完谷不化明显加鸡内金、麦芽。

【应用】现用于治疗小儿营养不良腹泻、消化不良症。

【注意事项】小儿营养不良应找出病因，如淋巴结核应配合抗痨治疗。慢性肝炎配合治肝药物等。

【注解】地蜂子又名翻白草根，麦斛又名果上叶，野南瓜又名算盘树。

【附方】响铃蛋（《单验方选编》） 鹅不食草（响铃草）10g，地胡椒6g，山高粱6g，鸡蛋1～2个。水煎煮鸡蛋吃，每日一次，每日一剂。功效健肚开味，除疳养体。主治疳积。

【附方2】决明目盲方（《单验方选编》） 草决明6g，石决明6g，鸡肝50g。前二味研末合鸡肝加酒蒸熟炒饭吃，每日一剂，每日一次。功效养肝明目。主治疳积（眼疳）。

4. 饿蚂消胀散《单验方选编》

【组成】饿蚂蝗（烙草子）6g 野绿豆6g 老君散（又名知妙根）6g

【用法】研末蒸鸡肝服，每日一剂，每日一次。

【禁忌】忌油腻、干燥食物。

【功效】赶积荡肠。

【主治】小儿食积腹胀，饮食不节，腹臌胀如鼓，大便腐臭难闻，每日数次。

【解析】小儿肚肠正在发育，不成熟，由于饮食不节暴饮伤食，或日吃多餐，肚肠受伤，不运受阻，见腹胀如鼓，敲之空响，大便完谷不化，腐臭难闻。方中饿蚂蝗赶食消胀，野绿豆健肚消食，老君散消积通便。诸药合用，共奏赶积荡肠之功效。

【加减】腹痛加南木香，完谷不化加小山楂、炒麦芽。口渴加黄葛。

【应用】临床用于小儿食积腹胀，伤食重症。

【注意事项】此方有通泄作用，虚胀慎用或不用。适用于伤食早期，以荡涤食滞。

【注解】饿蚂蝗为山野草子的成熟果实，需炒炸后用。

【附方】除疳消胀散（《单验方选编》） 铁扫帚、饿蚂蝗（草子），鸡蛋1～2个。研末炒蛋吃。每日一剂，每日一次。功效赶食运肚。主治疳积（小儿腹胀）。

第三节　驱赶杀虫

凡以驱赶或杀灭虫药为主组成，用于治疗人体内寄生虫及体表皮肤生虫的方剂，统称驱赶杀虫剂。本节根据虫在部位和种类不同，又分为赶肠内虫和杀体表虫两类。

人体内寄生虫种类很多，治法、方剂各不相同。本节所论赶杀肠道寄生虫是指蛔虫、痒屁虫、钩钩虫、节节虫等为主的常用方剂。

人体表皮肤染虫种类也很多，一般很小，肉眼看不清楚，是以症状部位判断其种类。如皮肤颜色变白，奇痒是霉虫；脚部生水泡为粪虫沙；全身起红色粟样小疮，头黑、奇痒为疥虫；皮肤起指头大肿块，不红肿，此消彼长为打洞虫；成块成团起红粟，如铜钱是癣虫等。凡用毒性药物直接杀死虫子，一般以外用药为主。

应用赶杀灭虫剂应注意：

1. 内服药时间以早晨空服为宜，并忌油腻食物。

2. 掌握适当剂量，有些方药含有毒性，用量过大易引起中毒或伤正气。

3. 驱赶杀虫剂大多有攻伐作用，对老年、体弱、孕妇等应当慎用或忌用。

4. 服赶杀灭虫剂后当调理肚肠，以善其后。

一、赶肠内虫

赶虫剂适用于肠道寄生虫病，症见脐腹疼痛，时发时止，痛后能食，或嗜食异物，面色萎黄，或青或白，或生白斑，或见赤，或肛门周围痒，舌苔花剥，发作时脉大，休止时脉小等；若迁延日久，可见肌肉消瘦，饮食不思，精神萎靡，毛发枯槁，肚大青筋，成为虫疳。

驱赶杀虫剂常以赶虫药涕枣、红榧子和杀虫剂红藤、苦楝根白皮、南瓜子、石灰水等为主组成。由于肠道寄生虫病多以腹痛为其主症，且临床表现多有寒热夹杂之象，故常须配伍赶气及调和内脏寒热药物，如南木香、花椒、鸡爪连、黄皮树、干姜等；若虫积成疳，尚须配伍赶食消滞和中调肚之品，如甜酒曲、枞苓、谷芽等。常用代表方有酸枣安虫汤、长蛇症汤、二梨安蛔汤等。

1. 酸枣安虫汤《寿世得效方》

【组成】酸枣子30g　马蹄香5g　青鱼胆草10g　黄树皮10g　对月参10g　家花椒6g　花血藤10g　赶山鞭10g　一点血6g　干姜6g　香桂6g

【用法】水煎服，每日一剂，每日二次。

【禁忌】油腻生冷食物。

【功效】安蛔止痛。

【主治】蛔虫拱胆证。症见突然右上腹剧痛，钻顶样，时痛时休，伴恶心呕吐或手足逆冷。

【解析】本方主治蛔虫拱胆症。蛔虫生于肠内，有喜温而畏寒，喜碱怕酸的特性。今肠寒中元热，虫动不安，故见腹痛、烦闷呕吐，甚则吐蛔虫、腹痛剧烈，阴阳之气不相顺接，故手足逆冷。蛔虫动静无常，故痛、呕、烦、冷诸症亦随之时发时止。治当寒热并用，酸、苦、甜、辣药同施。方中重用酸枣子味酸以安虫，制其动为主药；家椒、马蹄香、干姜、香桂温中元止痛，青鱼胆草、黄树皮味苦下虫，性冷清热，共为帮药；对月参益气、花血藤活血养血共为客助药；赶山鞭退虫驱下，一点血通血脉以治手冷。综观全方，寒热并治，邪正兼顾，既能安蛔退蛔，散寒清热，又通血脉以治手足逆冷。

【加减】若无上热，可去青鱼胆草、黄树皮；若无寒象，可去干姜、香桂；体不虚者，可去对月参；手足无逆冷者去一点血；目黄、身黄者可加茵陈蒿、酸筒根、土大黄。

【应用】临床主用于治疗胆道蛔虫症、蛔虫性肠梗阻。

【注意事项】蛔虫退出胆道后，还需用杀虫剂以根治，本方杀灭蛔虫作用力弱。

【注解】酸枣子又名野枣、涕枣，青鱼胆草又名水黄连，黄树皮又名黄柏，对月参又名小人参。

【考证】土家医称的蝳虫，相当于蛔虫，蝳虫拱胆是指蛔虫钻入胆道、胆囊内。

2. 长蛇症汤《土家医方剂理论整理研究》

【组成】生南瓜子 50g　苦楝树皮 10g　三棵针 10g　核桃树内皮 10g　青木香 8g　回头青 10g

【用法】水煎服，每日一剂，分早晚二次空服。

【禁忌】忌油腻食物。

【功效】打虫止痛。

【主治】长蛇症，肚肠疼痛难忍，展转不安，肚子阻梗如蛇盘肚中，食差，头额冒汗。

【解析】本方症因喜食生冷不洁之物，肚肠疼痛难忍，故展转不安。食不洁之物而致蝳虫内生，阻于肠中，而见肚中起梗如蛇盘肚中。痛则不想食，头冒汗。本方用具有杀虫之功的生南瓜子为主药，意在杀灭肠中蝳虫，解除肚中起梗之症；核桃树皮、苦楝皮亦为杀虫佳品，配合主药加强杀虫之功；三棵针赶火败毒，赶祛因食不洁之物而入体内的火毒；青木香，回头青能行气，止痛，共治肚肠疼症。本方具有打虫、败毒、止痛之功，使长蛇症诸症皆除。

【加减】虫动明显加酸枣子，疼甚加马蹄香，大便不通加土大黄，梗阻去苦楝皮。

【应用】临床用于肠蛔虫病及蛔虫抱团引起的不完全梗阻。

【注意事项】本方苦楝皮有毒，不能久服，有梗阻应去，加安蛔药。

【注解】回头青为香附子。

【备考】长蛇症为土家医古病名，属七十二症之一。

【附方】红藤苦楝汤（《群方集》） 大红滕60g，苦楝根皮60g，棕树根60g，鸡蛋2～3个。水煎后煮鸡蛋吃，成人每次3个，儿童药、蛋减半。禁忌油腻食物。功效杀虫排蛔。主治肠蛔虫病。

3. 二梨安蛔汤《群方集》

【组成】白梨树皮 麻梨树皮 棕树根 木油树根 白杨树根 茅草根各等分（10～15g）

【用法】水煎服，每日一剂，每日三次。

【禁忌】油腻、腥臭食物。

【功效】安蛔止痛。

【主治】蟮虫病，发作时脐周腹痛，上下往来，剧痛时呕吐清水或吐蛔，能触及虫包。

【解析】肠中有虫，遇到腹中寒热错杂而虫动不安，忽动忽静，如此则腹痛时作时止，虫扰于肚则吐清水或吐蛔虫，结成团则成包块。方中白梨树皮、白杨皮安蛔，麻梨树皮麻痹虫，棕树根理肠，木油树根宽肠下蛔，茅草根顺气下滑，促虫排出体外。诸药合用，能安蛔，麻蛔、驱虫外出。

【加减】虫多加生南瓜子、苦楝皮，成团不散梗阻加通条根，花椒树皮。

【应用】用于治疗肠道蛔病，蛔虫性肠梗阻。

【注意事项】此方只供蛔虫动甚，腹痛明显时用，能安蛔止痛，待痛止后，再服杀虫药。

【附方】安蛔排虫水（《群方集》） 茅根10g，蛇泡草10g，野胡萝卜根10g，茶枯烧存性各等分10g，石灰20g。前三味煎汤，石灰另用清水冲澄，茶枯烧趁热放入石灰水中，与前三药汤混匀分二次空服。禁忌油腻食物。功效安蛔杀虫。主治肠蛔虫病。

4. 天青地白汤《单验方选编》

【组成】天青地白10g　五匹风6g　三匹风6g　金挖耳6g

【用法】水煎对红糖服，每日一剂，一日三次。

【禁忌】油腻，辛辣食物。

【功效】祛风杀虫，燥湿止痒。

【主治】痒屁虫（小儿蛲虫），症见纳谷不香，喜吃零食，头发不荣，时有脐腹隐痛，肛门周痒，特别是喜欢用手指抓肛周部位，检查时有手抓痕，夜间睡后可在肛门周围发现活动小虫体。

【解析】痒屁虫，多由有虫染的生冷食物，在肠中生长繁殖。虫好动，故时有脐腹隐痛，虫在肠内影响中元运化而见纳谷不香，喜吃零食，虫吸营养而出现头发不荣；夜间虫喜外出，可在肛门发现虫体，出现肛门周围痒。方中天青地白、金挖耳杀虫祛湿为主药；五匹风、三匹风散风止痒为帮药，四药合用，共奏祛风杀虫，燥湿止痒功效。

【加减】加苦参、艾叶水煎外洗肛周以治外虫。

【应用】现用于治疗小儿蛲虫病。

【注意事项】内裤勤换，用水煮以杀虫，防再次生虫。

【考证】痒屁虫病为土家医古病名。

5. 龙牙草汤《寿世得效方》

【组成】龙芽草 30g　白瓜子 30g

【用法】先将白瓜子炒香，嚼烂吞服，隔 1～2 小时再服龙芽草煎成的浓汁，约 2 个时辰可见腹泻，排出虫体，如无腹泻，可加皮硝 10g，开水冲服；头节未出，隔半月后再服。

【禁忌】忌食油腻食物。

【功效】赶杀节节虫。

【主治】节节虫病，临床见腹胀不适，或腹痛、腹泻。或消瘦，大便带有白色节片状物。

【解析】节节虫系由误食未煮熟的含有小虫的猪、牛肉而得。方中龙芽草、白瓜子都有赶杀节节虫的作用，共奏赶杀节节虫之效。

【应用】现代用于治疗绦虫病。

【注意事项】服药 4 小时未泻，一定要加皮硝泻下促虫体排出，如未见虫头出来，半月后再服，以排尽为止。

【注解】龙芽草为仙鹤草冬春时未出土嫩芽。

【考证】临床实践证明，本方有较好的驱虫作用，且毒性很小，对绦虫有显著的治疗作用，能麻痹虫体使之瘫痪而排出体外。临床以大便排出白色带状节片为应用依据。

二、杀体表虫

杀体表虫剂，适用于身体皮肤虫染引起的疮、水疱、脱皮等表现的霉病、疥虫、癣虫、粪毒、沙虫诸病。

杀体表虫剂，多以杀虫、燥湿、祛风药如炮磺、雄黄、花椒、烟油、木鳖子、茶枯、苦参、七倍子、九里光、大枫子等为主组成。由于虫伤皮肤易溃烂、红肿，常须配伍败火、解毒的黄树皮、蛇泡草、地丁草等。杀体表虫方剂有毒，一般外用，切忌内服中毒。常用方剂有疥疮散、白头霉汤、肥疮散、铜钱癣外擦剂、落地霉油、沙虫脚擦剂等。

1. 疥疮散《单验方选编》

【组成】硫黄100g　蜘蛛香50g　马钱子30g　金毛狗脊50g　木鳖子50g　花椒30g　蛇床子30g　向日葵60g　雄黄50g　细辛30g　炉甘石100g　白矾50g　冰片10g

【用法】研细末，取适量药粉调茶油敷患处，一日三至四次。

【禁忌】腥臭、辛辣食物。

【功效】杀虫止痒，败毒生肌。

【主治】疥疮，机体皮肤长疥疮后，首先起红色粟样小疮，奇痒难受，后疮头变黑色，抓破流水。

【解析】疥疮是疥虫侵犯皮肤后发生，一般有接触史。疥虫在皮下走动，故外见小疮，痒，所到处都发生同样症状。未治或误治，手抓后皮肤溃烂，红肿，形成疮毒。方中硫磺杀虫作用明显，是方中主药；雄黄、马钱子、木鳖子有毒，能杀诸虫，为帮药；花椒、蛇床、向日葵、燥湿止痒，为客药；金毛狗、细辛、蜘蛛香败毒气，能祛腐生新，为信使药。诸药合用共奏杀虫止痒、败毒生肌之功。

【加减】皮未破溃去金毛狗，痒不甚去细辛。

【应用】现用于治疗疥疮及湿疹。

【注意事项】1. 本方有毒，切忌入口。2. 勤换衣被，曝晒或开水洗内衣裤、被，防再次感染。

【注解】蜘蛛香又名满山香。

【考证】疥疮与中西医同名。

2. 白头霉汤《土家医方剂理论整理研究》

【组成】苦参20g　枯矾10g　七倍子10g　木子油适量

【用法】上药烤干研细，加木子油一两，调匀备用。先将头部用茶叶水洗后，用鸡毛蘸药涂患处，每日二次。

【禁忌】腥臭、辛辣食物及发物。

【功效】赶火败毒、杀虫止痒。

【主治】白头霉，头部初起一点或数点小疮，瘙痒，抓破后溃烂，流少量黄水，结白痂，不及时治疗，逐渐蔓延，融合成片，头发脱落，流脓滴水，腐臭，喜抓搔。

【方解】白头霉为头皮染虫毒湿热，阻塞络脉，导致气血不过关，故初期起小点或小疮，奇痒，抓破后流黄水，结痂。不及时治疗火毒久留腐蚀肌肤，故小疮增多，融合成片，头发脱落，脓水淋漓。治当赶火败毒，杀虫止痒。方中苦参赶火败毒、杀虫止痒，是方中主药；五倍子、枯矾燥湿，为帮药；木籽油调和诸药，为信药。全方共奏赶火败毒，杀虫止痒之功。

【加减】白痂形成后加炮黄、花椒。

【应用】临床用于治疗头癣（白癣）。

【注意事项】忌内服。

【注解】木子油为木油树籽炸出的油料。

【考证】白头霉为土家医七十二霉病之一。

【附方】净癞散（《单验方选编》）　枯矾30g，硫磺20g，花椒15g，蛇床子15g，烟油适量。共研细末茶油调搽，每日三次。禁忌腥臭发物。功效燥湿、杀虫、上痒。主治癞癣（白癣）。

3. 肥疮散《单验方选编》

【组成】花椒6g　木鳖子6g　大枫子6g　九里光9g　老鸦

酸 12g　藜芦根 9g

【用法】焙干研末，水调敷患者，每日二次。

【禁忌】辛辣食物。

【功效】燥湿祛风，杀虫止痒。

【主治】肥疮（黄癣）。肥疮乃为手粘油腻之物又往头上摸，油在头上聚虫生长而产生。症见患处起黄色痂，逐渐增厚，内有脓液，痒，取痂后皮肤出血，头发可脱落，初未治愈，可整个头部都长。

【解析】肥疮乃为湿热所生，虫邪内长，故见结痂黄疮，一层又一层堆积，奇痒难受，虫邪内窜全头皮都可长，久之头发脱落成光亮头。方中花椒、木鳖子杀虫止痒，为主药；大枫子祛风，九里光燥湿兼清热败毒，共为帮药；老鸦酸收敛疮面，促进头皮生长，黎芦根渗水利湿，使湿邪从疮内流出，促进干水、痂脱，肥疮愈。

【加减】痒甚、虫多加炮磺，变生脓疮用疮疡药外敷。

【应用】临床用于治疗黄癣。

【注意事项】用药前用炮磺水浸洗、去痂，然后用上药外用，每日二次。

【考证】肥疮为土家医古病名，相当于黄癣病。

【附方】地椒金刀泥（《单验方选编》）　地胡椒 20g，大金刀 18g，雨点草 30g。捣烂敷患处，每日一次。禁忌腥臭食物。功效杀虫止痒。主治头疮（小儿黄癣）。

4. 铜钱癣外擦剂《土家医方剂理论整理研究》

【组成】芥皮树叶 100g　食醋适量

【用法】鲜叶捣烂加醋调匀（干品焙干研末），外搽患处，每日数次。

【禁忌】辛辣食物

【功效】败毒止痒。

【主治】铜钱癣，患处瘙痒，边缘清楚，呈圆形或卵圆形，形如古铜钱，如雀蛋至鹅蛋大小不等，高出皮肤，摸之有粗糙感，色暗红，可在人体任何部位发病。

【解析】铜钱癣多由毒气侵袭皮肤，留而不去，故见患处瘙痒，边缘清楚，由小到大扩展而形如铜钱。毒气侵犯皮肤，色暗红。方中芥皮树叶败毒气、杀癣虫、止痒；食醋味酸，癣虫喜碱怕酸，食醋能破坏虫体，使之消灭，食醋又能透皮引药入皮内，产生直接作用。

【应用】临床用于治疗体癣。

【考证】铜钱癣为土家医对癣症分类的一种，相当于体癣。

【附方】铜癣散（《单验方选编》）　苦菜、天泡子、过路黄、五爪蛇、千里光、黄硝皮、花椒各等分。捣绒调菜油外搽，每日二至三次。禁忌辛辣食物。功效退火败毒，杀虫止痒。主治铜钱癣破烂流水，皮肤红肿、流脓。

5. 落地霉油《土家医方剂理论整理研究》

【组成】岩龙须 30g　香油 30 毫升

【用法】将岩龙须焙干研细末，加入香油（煎油）调匀备用。先将患处用盐水或用茶水洗干净，再用鸡毛蘸药涂患处，一日二次。

【禁忌】辛辣、酒。

【功效】燥湿祛霉，杀虫止痒。

【主治】落地霉，双脚奇痒，抓破后疼痛，结痂多长在脚趾缝中，重者脚趾、脚背肿胀溃烂流黄水，行走不便，病常反复发作，难以根治。

【解析】落地霉因脚沾湿毒或与患该病的人共鞋袜，洗脚等接触而患病。湿毒侵入肌肤，故双脚奇痒，抓破后疼痛，结痂。

湿毒不去，逐渐加重，故见脚背肿胀，溃烂流黄水，行走不便，反复发作。治当燥湿杀虫止痒，岩龙须性燥杀虫、止痒为主药；香油则有诱虫外出，调和药粉之用。

【应用】本方为落地霉而设，以脚趾缝癣、起水疱为治疗要点，现临床用于治疗脚气。

【注意事项】切勿用酸性洗涤剂洗脚，红肿发热忌用。

【备考】落地霉病是土家医霉病的一种。

【附方1】百部杀虫液：梅片10g，百部50g，土茯苓50g，鸡爪黄连50g。上药切片装于瓶中或罐中，加入食醋3斤，泡7天后，用药汁洗患处，每日二至三次。

【附方2】粪毒方（《群方集》）　泽南、黄柏、夏枯草各等分。捣烂贴患处，每日一次。禁忌辛辣。功效败毒杀虫。主治粪毒，在浇人畜粪菜地赤脚行走后出现脚趾缝痒，趾红肿。

6. 沙虫脚擦剂《土家医方剂理论整理研究》

【组成】茶枯适量

【用法】将茶枯研末，用少许茶油调匀，涂擦患处，一日2至3次。

【禁忌】辛辣食物。

【功效】杀虫止痒。

【主治】沙虫脚，脚掌或脚叉奇痒，起小米大小凹陷点，重则溃烂，行路不便。

【解析】本方症因感受水毒或霉雨湿气，久之则形成沙虫，腐蚀脚掌或脚叉，而见奇痒，起小米大小凹陷点。重则溃烂，行路不便。茶枯味苦，具有杀虫之功，虫灭痒即止，本方症可愈。

【应用】用于治疗脚癣。

【注解】沙虫脚，土家医古病名，见足底皮点状烂、痒，脱皮。

【备考】茶枯为油茶枯饼。

【附方1】辣蓼洗液　辣蓼草100g。将鲜辣蓼全草洗净，捣烂连药与汁擦每日三次。

【附方2】苦楝树叶根或皮100g，将鲜树叶洗净捣烂，外敷患处。日2至3次。

［攻杀剂小结］

凡以赶水逐涎，消食导滞，驱虫杀虫为主组成，具有赶水份、控涎膏、消食滞、杀灭虫等作用，用于治疗水湿壅盛的水肿、小便不通；涎膏壅盛于胸膈、胸背的实症；食滞脘腹的隔食症、疳积；肠内寄生虫、体外皮肤疥癣、霉病、粪毒等，统称攻杀剂。

攻杀剂共选正方25首，附方21首。按其功用分为逐水、消食导滞、赶杀灭虫三大类。

1. 逐水剂　根据水的量大小及部位不同，又分赶实水、控涎膏、赶皮水三小类。本类方剂适用于水湿壅盛的水肿、小便不通和涎膏停留在胁的实水症。常由赶水除湿药枞茯苓、黑苓、水芋、苡仁根、牛大碗、泽漆、见肿消、通草、腹水草等药为主组成。水湿壅盛，易阻气机，故组方时常加理气之品，如木香、回头青等。水湿泛滥多责之中元肚虚，组方时需加补肚益气之品。水湿胀满，与血瘀有关，组方常加紫丹参、血通等药。其中白药瓜金消臌汤，有软肝消臌之功，用于治疗水臌胀病；隔山消满汤，有行水消肿、活血化积之功，用于治疗水湿的实水肿。刮金消蛊汤有攻毒消积、化瘀散块功效，用于治疗水蛊、血蛊症；参白消水汤有补气赶水功效，用于治疗气虚水臌胀。涎膏与水有别，治疗有异，其中泽漆化饮煎有化饮止咳，利水消肿之功，用于治疗咳嗽喘逆、面目浮肿；葫芦消满汤有化饮除满之功，用于治疗上满症。皮水与里水主要是病因病机不同，而水停部位有异，所以治法、组方各不相同。消皮水的金巴消肿汤有通阳化气、赶水消肿功效，用于治疗皮水肿；糯米狗崽消肿汤有益气消水之功，用于治疗虚水肿；脚气散有壮肚消肿之功，用于治疗脚气水肿；缩囊酒有赶水收囊之功，用于治疗水囊泡病。

2. 赶食异滞剂　以消磨药为主，配合赶动药组成，适用于饮食内停、食滞不化的病症。其中花胎汤有消食化积、调养中元功效，用于治疗花胎；猴胎散有补肚消食，祛胎益体之功，用于治疗猴胎；赶食消积汤有赶食消积、理气除胀功效，用于治疗食积腹胀；山撬通胃汤有消积清热、通络止痛功效，用于治疗食积肚痛病症；地蜂消疳汤有健肚消疳、润肚止渴功效，用于治疗小儿疳积；饿蚂消胀散有赶积荡肠功效，用于治疗小儿食积腹胀。

3. 赶杀灭虫剂　以驱赶或杀灭药为主组成，用于治疗人体内寄生虫及体表皮肤染虫的病症。如蛔虫、痒屁虫、钩钩虫、节节虫方剂和治疗皮肤上霉虫、疥虫、癣虫方剂两小类。因此本节又分治疗肠内寄生虫如其中酸枣安虫汤有安蛔止痛功效，用于治疗蛔虫拱胆症；长蛇症汤有打虫止痛功效，用于治疗长蛇症；二梨安蛔汤有安蛔止痛功效，用于治疗蛔虫所致的腹痛；天青地白汤有祛风杀虫功效，用于治疗痒屁虫（蛲虫）；龙芽草汤有赶杀节节虫（绦虫）功效，用于治疗肠内节节虫病；和皮肤杀虫如疥疮散有杀虫止痒功效，用于治疗皮肤疥疮病；白头霉汤有赶火败毒，杀虫止痒功效，用于治疗白头霉（白头癣）病；肥疮散有燥湿祛风、杀虫止痒功效，用于治疗头皮肥疮病；铜钱癣外擦剂有败毒止痒功效，用于治疗体表铜钱癣病；肖地霉油有燥湿祛霉、杀虫止痒功效，用于治疗落地霉病；沙虫脚擦剂，有杀虫止痒功效，用于治疗沙虫脚病。

第六章　通泄剂

凡以排出体内废物（粪便、尿液、毒物）药为主组成，具有通便、利尿、泄毒等作用，用于治疗里实证的方剂，统称为通泄剂。

里实证的范围很广，本章方剂所治之里实证，系为实邪内聚、下元腑气不通、浊气内壅和毒气内结的一类病症。临床由于其形成的病因不一，证候表现各异，如火热巴肚肠的热结症、寒气巴肚肠的寒结症、燥气伤津的肠燥症、毒物入肚肠的内毒症，又有火热灼尿路的尿急病，故本章方剂根据组方作用的不同通泄药分为败火通下、温里通下、润燥通下、通闭畅尿四类。

通泻剂专为以大便不通、误吞毒物、尿液难出的里实证而设，故只在里实已成，外无表证时方能使用。表证未解，里实已成，则应视表里证的轻重，或先解表而后攻里，或表里双解。若夹血瘀、虫积、痰停、瘀热，则宜分别配合相应药物。对于老年体弱、病后津伤、气阴不足、阴虚血亏者，采用攻补兼用之法。排毒之用宜急，在肚应急催吐，不可延误；入肠应急下，以快速除毒。对于妇女妊娠期或经期，应当慎用。另外，通泄剂易伤肚气，故得效即止，切勿过剂。服药期间忌食油腻及较硬食物，以免伤及肚肠。

第一节　败火通下

败火通下剂，适用于里热积滞实证。其临床表现主要为大便秘结，腹部胀、满、痛、阵热，舌苔黄厚、脉实等，以及火热灼肠、气血凝聚所引起的肠痈初起。

败火通下剂常用冷性下药大黄、皮硝、搜山虎等为主组成。由于里热积滞壅阻，影响肠腑气机通降，甚或导致气血瘀滞，故常须配伍行气与活血药物如树朴、狗屎柑、桃仁、红藤等。若见燥热肠液干引起大便秘结，则须配伍润下药与养阴生液之品，如胡麻仁、黑参、松子仁等。常用方有：肚肠腑实汤、大黄通便汤、退火通便汤等。

1. 肚肠腑实汤《寿世得效方》

【组成】牛耳大黄 12g　搜山虎 9g　大通条 6g　仔柑壳 9g　皮硝 9g　甜草 3g

【用法】取牛耳大黄后下，皮硝冲服，余药水煎，同服。大便通停用。

【禁忌】忌辣味及干燥食物。

【功效】泻实通便，除满排毒。

【主治】中、下元腑实证，见痞、满、燥、实象，以腹胀满、不通气、腹痛拒按，按之硬，大便干燥不解为多见，舌红苔黄燥，脉实。

【解析】本方为败火通便的代表方。其证为中下腹拒按，大便不通，属下元腑实，由热邪与积滞结聚肠腑而成。邪热与积滞互结，浊气填塞，肠气不行，故大便不通，腹痞满，腹痛，坚硬有块。舌红苔黄燥及脉实等亦为燥实内结、里热燥津之象。综观上述，乃腑实为患，津液干枯，故当急下实热燥结，以救津液。方中牛耳大黄泻热通便，荡涤肚肠，为主药；皮硝咸寒泻热，润燥软坚，为帮药；二者相配，使峻下热结力增。积滞内阻，腑气不行，故以仔柑、搜山虎、大通条行气破结，消痞除满，泄填塞之壅，助黄、硝推荡积滞，通降肠气，共为客药；甜草调味，为信药。诸药合用，共奏泄热通便、急下保津、通塞畅闭之功。

【加减】大便不燥去皮硝。

【应用】急性单纯性肠梗阻、粘连性肠梗阻、蛔虫性肠梗阻、急性水肿性胰腺炎、急性菌痢初起均可用本方加减治疗。

【注意事项】应用本方具备脘腹闷塞重压感、胀满按之有抵抗，大便干结燥屎不下，腹痛拒按。

【注解】仔柑壳为狗屎柑幼果切片干品。

2. 大黄通便汤《群方集》

【组成】牛大黄15g　小木通10g　大木通10g

【用法】水煎服，每日一剂，每日二次。

【禁忌】辛辣食物。

【功效】赶实通便。

【主治】大便闭，大便干结，数日不解，见腹胀、满、实，伴有口干，小便赤，舌红、苔黄燥，脉滑数。

【解析】外感热邪，里与粪便相结，形成燥热，内停肠道，腑气不通，见腹胀、满、实，需急下保津。方中牛大黄败火赶实，荡除积粪，以消胀、实；小通条除满，大通条助牛大黄除实通便。对于燥邪，方中无针对性药，恐缺，应加皮硝以润燥方能取效。由于实邪内存日久，影响肠中气运，应加枳实破气除胀，使组方更加全面，使胀、满、实、燥化解。

【加减】燥盛加皮硝，满重加枳实。

【应用】临床用于实热便秘。

【注意事项】应用此方须具备胀、满、实、燥。

【注解】土家医小木通多指小通条，大木通为大通条。

3. 退火通便汤《群方集》

【组成】黄包皮　苦参　豆根　木香　大通条　三月泡蔸　血蜈蚣各3～6g

【用法】水煎服，每日一剂，每日三次。

【禁忌】忌辛辣、燥食物。

【功效】退火败毒，行气通便。

【主治】火气郁结之大便闭，以方推证，应是大肠燥热便秘证，症见腹胀痛，大便干呈颗粒，夹脓血或黄色黏液或带血，虽大便不干燥，但不易解，伴口干渴。舌红苔黄，脉滑数。

【解析】大便闭有肠燥、实满、气滞、燥热之分。本方证病位在大肠，病机属火热炽盛，肠气不通之便秘。方中黄包皮退火气，清肠热，苦参味极苦，能退火，败毒气，两者共为主药；豆根、木香行气，通条通腑气，是为帮药；三月泡蔸理肠，为客药；血蜈蚣性凉入血，以引药入肠是，为信药。此方与大黄通便汤相比较，退火通便汤败毒行气力强，而赶实除满之力弱。用大黄通便汤意在急下保津，而此方在败毒理肠，兼凉血止血。

【加减】大便干呈颗粒状加皮硝。

【应用】临床用于直肠炎性病变所致的大便秘结。

【注意事项】用此方应排除直肠占位病变。

【注解】黄包皮为川黄柏，豆根为黄豆根，血蜈蚣为裂叶秋海棠。

第二节　温里通便

温下剂，适用于里寒积滞实证。临床主要表现为腹痛便秘、手足不温、脉沉紧等。

温下剂常用下药牛耳大黄、下山虎与温里散寒为乌肚抱儿、干姜等组成。由于冷气积留，不仅可使肠府气滞，同时又会损伤中元，导致气虚，故常须配伍行气药及补气之品，如树朴、一点血、小人参、手掌参等。代表方有脚黄乌蔸攻积汤、肚虚冷积汤等。

1. 脚黄乌蔸攻积汤《寿世得效方》

【组成】鸡脚黄9g　乌蔸儿9g　（炮）满山香根6g

【用法】水煎服，每日一剂，分三次温服。

【禁忌】忌生冷食物。

【功效】温里散寒，通便止痛。

【主治】冷闭，寒积里实证见脐周腹痛、便秘、腹灼热、手足逆冷，舌苔白腻，脉紧。

【解析】本方主治由寒邪内凝，脏器积冷所致。寒实内结，内阳不运，故腹痛，手足逆冷；寒积阻于肠间，传化无力，故便结不通；气机郁滞肠中，故见发热。本方用热性药之乌蔸，温里散寒，除寒凝而止脐周痛；鸡脚黄泻下通便，荡里实以行肠中积滞，共为主药；满山香性热走窜，通气散寒止痛，助乌蔸儿温散冷积，为客药。三药合用，温散寒凝以开闭结，通肠泻下而除积滞，共成温下寒积之效。

【加减】腹痛甚加香桂皮以温里止痛。腹胀满，积滞较重者，可加树朴、木香行气导滞。体虚较甚加孩儿参、血归益气养血。

【应用】现临床用于治疗寒积里实的脐腹痛、便秘、手足冷，现用于治疗慢性阑尾炎、肠梗阻。

【注意事项】本方为攻下剂，积滞缓解后停服，不必尽剂。

【解析】鸡脚黄为牛耳土大黄，乌蔸儿为乌蔸附生根。

【备考】寒积里实证相当于土家医冷闭。

2. 肚虚冷积汤《寿世得效方》

【组成】鸡脚黄12g　乌蔸儿（炮）9g　干姜片6g　对叶参9g　盘龙参6g　赶山鞭9g

【用法】水煎服，日一剂，分三次服。

【禁忌】忌生冷饮食。

【功效】泻下冷积，温补中元。

【主治】中元命火虚之冷积症，脐腹冷痛，大便秘结，或泻下白冻，手足不温，脉沉弦。

【解析】本方为中元命火不足、冷结闭滞而设。中元命火不足，肠通降失司，故冷结留阻，大便秘结；虚寒久留，积冷不化，而见泻下白冻；寒凝气滞，故见脐腹冷痛，手足不温，乃为中元命火不足之象。此时单用温补中元命火，则积滞难去，纯用通导，便伤中元，只有下寒积与温补中元并用，才是两全。方中鸡脚黄攻下除积，乌莵儿温中元以散寒凝，共为主药；干姜片助乌莵儿温中祛寒，为帮药；对叶参、盘龙参调补中元益气，赶山鞭行气，三药二补一行，为客药。合而用之共成温补通便之功，使积滞行，里寒散，中元复，诸症自愈。

【加减】长年痼冷，腹痛泄泻，休作无时加树朴、香桂枝。腹痛较重加一点血、香桂皮。见呕吐去乌莵儿加制三步跳、小杆子。泻脓血、寒中挟热者加金银花、三棵针。

【应用】临床用于虚寒冷积不化的便秘。白痢去干姜片加茯苓。加车前子、车珠子可用于治慢性肾炎尿毒症。

【注意事项】真热假寒之便秘、气闭当忌用。因方中乌莵儿有毒，不宜久服及大剂量用。

【注解】赶山鞭又名蜘蛛蛋。

【考证】冷积病为土家医病名。

第三节　润燥通便

润燥通下剂，适用于肠燥便秘症。临床主要表现为大便数日不解，呈颗粒状或“羊粪”状，大便结硬不散，舌苔黄燥等。

润下剂常用润滑药如火麻仁，冬古仁、蜂蜜、柏子仁与通便泻热之土大黄、搜山虎及行气破结之树朴、幼狗屎柑等为主组成。由于热燥在肠易伤肠液，故常配伍绿水子、肉罗汉等。常用方有润肠通便丸、木油通便汤等。

1. 润肠通便丸《寿世得效方》

【组成】火麻仁 250g　冬古仔 250g　幼狗柑 250g　土大黄 500g　树朴 250g　肉罗汉 250g　松子 250g　搜山虎 125g

【用法】共为细末，炼蜜为丸，黄豆大，每次服 9g，一日一至二次。

【禁忌】忌辛、燥食物。

【功效】润肠退热，行气通便。

【主治】肠燥便秘证。大便干燥，腹胀，舌苔黄燥。

【解析】本方主治中元燥热，津液不足所致。中元肚纳水谷生津液，今肚中有燥热，不能生津液以润肠，故大便干结。治宜润肠退热，行气通便。方中火麻仁甘润下气、润肠通便，为主药；土大黄通便退热，冬古仁降气润肠，肉罗汉养肚润肠，松子仁润肠燥，均为帮药；幼狗柑、树朴行气破结，以加强通便泄热之力，搜山虎荡肠中积滞，共为客药；蜂蜜甘凉滋润，助上药润肠，为信药。诸药合用，为丸以缓治，奏润肠退热行气通便之功。

【加减】腹胀不明显，便秘时间不久去搜山虎。

【应用】现多用于虚人、老人及病后肠燥便秘、习惯性便秘。

【注意事项】本方为缓泻剂，对实热积滞便秘忌用方。

【注解】冬古子又名瓜蒌仁，幼狗柑可用枳实。

【附方】木油通便汤（《单验方选编》）：木油树根 15g，野鸡苞根 15g，水爬虫 9g，辣柳 12g。水煎服，一日三次。忌辛辣燥食物。功效润肠通便。主治大便秘结。

第四节 通闭畅尿

通闭畅尿剂，适用于因热、瘀所致的尿急证，症见尿频、尿急、尿闭、尿痛，伴小腹痛，尿黄等。

通闭畅尿剂常以清热、化瘀、消肿、利尿作用的蛤蚂草、华口尖、铜钱草、白茅根、马鞭草、五叶通、扁竹草等配伍为主组成。尿急证发生部位在尿脬与排尿管道，热邪伤及管膜而红肿瘀血，出现排尿不畅，须配地龙、土狗、雷公稿等化瘀之品，或气滞不通亦影响尿液正常排除，故常配伍行气之左转藤、葱白等，常用方剂有：二车送尿汤、利尿排污汤、通下窍汤、蚯蚓木虫散、麝灸粒等。

通闭畅尿剂，是针对尿路中病变而设，以尿频、尿急、尿痛、尿闭为主要临床征象，同时要排除结石、肿瘤阻塞所致的尿急证。对于尿生成少而无尿的病证，另当别论。

1. 二车送尿汤《群方集》

【组成】车前草 15g　车花子 10g　木通 10g　生石膏 15g　牛大黄 10g　小茴香 6g

【用法】水煎服，每日一剂，每日三次。

【禁忌】辛辣食物。

【功效】清热消肿，行气排尿。

【主治】尿急证，小便闭，量少次数多，尿中痛、急迫感，舌红苔黄。

【解析】尿急证多发生在夏天，因汗多、尿少，热邪伤及尿脬、尿管，出现红肿瘀阻，使尿液排泄不畅或尿脬不能藏尿，而出现尿频、尿急、尿痛，有闭塞之感，可伴有小腹痛、灼热。方中车前草清热消肿，利尿，为主药；牛大黄泄热气，生石膏退火赶热，为帮药；五叶通、车花子消水肿，通尿道，为客药；唯小茴香温阳化气，又引药入尿脬，为信药。诸药合用，共奏清热消肿，行气利尿之功。

【加减】小便赤加血水草、白茅根；热重加扁竹；大便稀去土大黄。

【应用】现用于治疗急性尿路感染，急性膀胱炎。

【注意事项】肿瘤结石另选它方或在本方基础上加用化石排石、消肿散结，攻毒之药。

【注解】木通为五叶木通，车花子为车珠子、山薏仁。

【备考】尿急证为土家医病名，相当于热淋证。

【附方1】铜钱牛角七汤（《单验方选编》） 铜钱草15g，牛角七12g。水煎服，一日三次，每日一剂。忌辛辣食物。功效清热散结、通淋利尿。主治小便不通，以热瘀为主要表现。

【附方2】左转地丁汤（《单验方选编》） 左转藤15g，贯众12g，地丁（铧口菜）15g。水煎，兑酒服，每日一剂，一日三次。忌辛辣。功效清热通淋利尿。主治淋证、湿热气滞。

2. 利尿排污汤《单验方选编》

【组成】马鞭梢15g　海金沙12g　车前草15g　奶酱草15g　黑竹根20g　水灯草15g　笔筒草12g　鸭蛋三个

【用法】煎水煮绿壳鸭蛋吃，每次一个蛋和药汁，一日三次，每日一剂。

【禁忌】忌辛辣、腥臭食物。

【功效】清热泄污，排砂通淋。

【主治】砂淋热证，小便不通畅，浊物与泥砂俱出，伴尿频、尿急、尿痛、尿血。

【解析】本方为热淋，砂淋而设。主因是长期火气煎煮尿液，使尿浑浊，久之变为泥砂、浊物，故见小便不通畅，时有浊物、泥砂排出。热邪与砂石共伤尿管，而见尿频、尿急、尿痛、尿血。方中马鞭竹梢清热通管、畅尿道、化瘀阻，海金砂溶石排泥，共为主药；车前草清热通淋，为帮药；奶酱草活血消肿，黑竹根利尿通淋，水灯草、笔筒草走尿道、通积滞，为客药；鸭蛋性凉，补肾，又祛浊，引药入肾系，是为信药。诸药合用，攻补兼施，在大量清热泄浊、排砂通淋药用后不伤正，少佐益肾更祛邪，共奏清热泄污，排砂通淋之功效。

【加减】泥砂瘀阻加炒甲壳，小便不畅加五叶通。

【应用】本方为砂热淋而设，以小便不畅，尿液浑浊、伴尿频、尿急、尿痛、尿血为治疗要点。现用于治疗慢性尿道炎、肾盂、肾炎、肾泥砂样结石，以闭塞为主病症。

【注意事项】应用此方应具备砂石和热邪两种，伴有肾虚。

【注解】马鞭梢应指竹根新生未出土的笋。海金砂，土家医称叶为斑鸡窝，在此方中多用叶。

【考证】热砂淋证为结石合并热淋。

3. 通下窍汤《单验方选编》

【组成】豆豉草根 15g　笔筒草 12g　铁扫帚 15g　雷公稿根 12g

【用法】水煎服，大便不通兑白酒，小便不通兑甜酒，一日三次，每日一剂。

【禁忌】忌辛辣食物。

【功效】清热扫淋，消肿通便。

【主治】下元热驻证，小便不通，尿频、尿急、尿痛、小腹胀、大小便不通。

【解析】本方为大小便不通的实证而设。大小便为人体废物，应及时排出体外，不然内积为患。此病证多因邪热犯及大肠、尿路所致，故小便不畅与大便不通并见。方中豆豉草根清邪热，通腑气，为主药；雷公稿根消肿利尿，铁扫帚荡大肠积热，排除大便，为帮药；笔筒草入尿路，畅尿道，为客信药。全方共奏清热扫淋、消肿通便之功。

【加减】男人茎中痛加水灯草，大便干结加牛耳大黄。

【应用】用于治疗尿道感染、盆腔炎并大便不通者。

【注意事项】以大小便闭为辨证要点，无大便闭者不用此方。

【备考】下元热驻证为土家医古病证。

【附方】扫雷汤（《单验方选编》）：铁扫帚15g，雷公稿12g，杉木尖15g。水煎服，大便不通兑白酒，小便不通兑甜酒，一日三次，每日一剂。忌辛辣食物。功效清热利尿，畅通大便。主治大小便不通。

4. 蚯蚓木虫散《单验方选编》

【组成】茅草根30g　红蚯蚓15g　老木虫12g

【用法】红蚯蚓，老木虫研末，茅根煎汤分三次送下，每日一剂。

【禁忌】忌生冷、辛辣。

【功效】化瘀通淋，畅通尿道。

【主治】尿路瘀阻证，小便不通，小腹、尿道刺痛，小便排出时有紫暗血块，舌有瘀点，脉细涩。

【解析】本方为瘀阻性小便不通畅而设。小便不通多因湿热、结石所致，也有瘀阻、气滞存在。瘀阻多由慢性损伤所致，以小腹、尿道刺痛、尿血块多见。方中红蚯蚓活血利尿，老木虫消肿通管，畅尿路，祛瘀阻，茅草根性凉，有走窜之性，且凉血止血。三药合用能化瘀通淋、畅通尿道，使肿消、血止、排尿改善。

【加减】兼热象加车前草、扁竹草；瘀阻明显，小便如丝细，加琥珀冲服；血尿加小蓟。

【应用】现临床用于治疗慢性前列腺增生，慢性尿道炎有瘀象者。可试用于膀胱癌早期。

【注意事项】尿路结石，膀胱湿热证非本方所宜。

【注解】红蚯蚓为红头者，又名地龙。老木虫为老树中的白色驻虫。

5. 麝灸粒《单验方选编》

【组成】麝香 0.05g　艾叶 10g　生姜 1 片

【用法】麝、艾研绒，制如米大颗粒，在脐下三寸处隔姜灸之至腹中有热感即止，小便通后停用。

【禁忌】穴位皮肤溃疡、小儿、孕妇禁用。

【功效】通阳化气、开结通尿。

【主治】尿关失灵证，寒凝气滞引起的小便不通、小腹冷痛、阴缩、小便不通畅、面色暗。

【解析】本方为膀胱寒凝气滞、小便不通而设。小便排泄正常，取决于膀胱气化和尿道通畅。今寒邪侵犯尿脬，影响气机，使气化功能失司，不能正常排尿。方中麝香散寒温阳化气，又有走窜之性，善于通络；艾叶性温，善于温下元，又为腻形剂，便于麝香燃烧；生姜性温散寒，又有防火伤皮肤，形成疤痕。脐下为关元穴，有调节下元气机作用，药物通过穴位，能直达病所，产生直接作用。

【加减】有土家医在方中加入少量冰片，增加通窍功效。

【应用】现用于膀胱气化功能失司所致小便不畅，以及膀胱括约肌调节作用差之小便闭。

【注意事项】温热症所致小便闭不用，气血虚慎用。亡阳症小便失灵忌用。

【备考】尿关失灵证为土家医古病证，是小便不通的一种证型。

【附方1】葱白通淋汤（《单验方选编》） 葱白七根，车前草30g。水煎服，一日三次，每日一剂。忌生冷。功效化气通淋。主治气滞小便不通。

【附方2】豆豉葱白饼（《单验方选编》） 淡豆豉10g，分葱白（头）2g，生姜10g。捣绒做成指头大药饼贴脐上，每日换一次。功效行气通淋。主治气滞小便不通。

［通泄剂小结］

凡以排出体内粪便、尿液、毒物药为主组成，具有通便利尿、泄毒等作用，用于治疗里实症的方剂，称通泄剂。

通泄剂共选正方10首，附方6首，按其功用分为败火通下、温里通下、润燥通下、通闭畅尿四类。

1. 败火通下 本类方剂适用于里热积滞实症，常用冷性泻下药为主配伍行气与活血药组成。其中肚肠腑实汤能泻实通便、除满排毒，为治疗中下元腑实、急下保液、排除毒素的代表方剂；大黄通便汤有赶实通便功效，治疗大便干结不通；退火通便汤具有退火败毒、行气通便功效，用于治疗火气郁结之大便闭。

2. 温里通下 本类方剂适用于里实寒积滞症，常用下药合温里药为主配伍行气或补气药组成。其中脚黄乌莼攻积汤能温里散寒、通便止痛，主治寒积里实证；肚虚冷积汤，有泻下冷积、温补中元之功效，用于治疗中元火虚冷积证。

3. 润燥通下 本类方剂适用于肠道津液干枯之大便干燥证，常用润滑药和下药、动气药为主组成。其中润肠通便丸能润肠退热、行气通便，用于治疗肠燥便秘证。

4. 通闭畅尿 本类方剂适用于尿路因热、瘀所致的尿急症，常用清热、化瘀、消肿、利尿药为主组成。其中二车送尿汤能清热消肿、行气排尿，用于治疗热伤尿道、瘀阻不通的小便闭；利尿排污汤有清热泄污、排砂通淋功效，用于治疗热、砂之淋证；通下窍汤有清热扫淋、消肿通便功效，用于治疗下元热驻证之大小便不通证；蚯蚓木虫散有化瘀通淋、畅通尿道功效，用于治疗瘀阻之小便不通；麝灸粒，为外用灸剂，有通阳化气、开结通尿功效，配合关元穴，能散寒凝，化开气滞，用于治疗寒凝气滞之小便不通。

第七章　赶熄剂

凡以赶动气分药或熄风药为主组成，具有理顺气机，达到赶气、降气以及平熄风邪，达到通络、止颤、醒神、纠偏的作用，用于治疗气滞、气逆、外风、内风类病症的方剂，统称赶熄剂。

本章方剂所治病证之病因涉及到气和风邪故分为动气剂和熄风剂二大类、五小类。

生命在于运动。各脏器功能无不时刻处于运动中，不然为患，产生疾病。如气为一身之主，升降出入，贵在调畅。一旦因某种原因引起气机失调，则可导致气滞或气逆。气滞临床以胀痛为主要特征；气逆以肺气和肚气上逆为主，临床见咳、喘、呕、噫气征象。在治疗上，宜行气和降气。

风在自然界中存在，和缓之风有益自然界生物生存，台风飓风则摧残自然界生物。风在正常人体内不需要也不存在，当风作为病邪进入体内，或内生风邪就成为致病因子。风病范围广，病情变化复杂，一般分为“外风”、“内风”、“毒风”三类。外风多因外界风邪侵袭人体肌表、筋脉、肌肉、关节而发，临床表现为头痛、怕风、肌肤瘙痒、筋骨挛痛、肢体麻木、屈伸不利或口眼歪斜等；内风系脏器功能失调引起，主要表现为眩晕、震颤、抽搐、足废不用，或猝然昏倒、不省人事，半身不用等；毒风多因虫兽咬伤，毒邪从经脉入内，发生抽搐，甚至昏迷不省人事，危及生命。风病治疗，外风宜赶散平熄；内风宜赶动平熄；毒风宜攻毒平熄。关于治毒风方剂在第八章专设。

第一节　动气

凡以理气药为主组成，具有赶气、降气作用，用以治疗气滞或气逆病症的方剂，统称动气剂。

气滞以肝、肚气滞为主，气逆以肺、肚内气上逆为主，前者宜赶，后者宜降。故本节方剂分为赶气与降气两大类。

使用动气剂，首先当辨明病情的虚实，如气滞或气逆兼见气虚，则应配以补气之品，虚实并调。此外，由于动气剂组方药物多属香燥之品，易耗气伤阴，故临床运用当中病即止，勿使过剂。对于孕妇及血虚、火旺之人，当慎用。

一、赶气

赶气剂，适用各种原因导致的气滞、气结病证，如肝气郁滞、肚肠气滞、胸气痹结、大怒气结等。

气滞临床表现以支撑胀痛为主，根据各部位不同，临床症状有异，肝气郁滞多见胸胁胀痛；小肠气滞见疝痛；大肠气滞见脐下胀痛，大便失常；肚气滞见心下胀满，嗳气吞酸、呕吐食少；胸气痹结见心胸痹痛，心闷气促；大怒气结见昏睡，不随意活动等。

赶气剂由赶气化滞、散气解郁药为主组成，如回头青、香叶子根、狗柑子、树朴、一点血、赶山鞭、南木香之类。由于气滞易导致血瘀或致生痰湿或兼寒挟热，故本类方剂组成时应根据其临床表现，分别配伍活血化瘀、散痰化湿、温经散寒、清热退火之品，如小血通、桃仁、三步跳、枞茯苓、干姜、树油子、三棵针、水黄连、黄珠子等。代表方有臭檀化肝顺气汤、舒肝顺气汤、气结汤、宽胸散痹汤、文王止痛散、岔气外擦汁、山消木香散、肚肠气药汁、二香理气止痛汤、胡椒树油散、气瘤汤等。

1. 臭檀化肝顺气汤《鄂西药物志》

【组成】臭檀3g　梧桐根　四棱草根　通花根　白敛　山胡椒根各15g　药曲　鱼鳅串各12g　猪肚一具

【用法】炖猪肚服肉及汤，一日或二日一剂，每日二次。

【禁忌】酸辣。

【功效】舒肝理气，化滞消胀。

【主治】胸膈胀满，胸胁闷胀疼痛，膈气不通，嗳气，呃逆，口干苦，舌边红，苔白，脉弦。

【解析】本方为肝郁气滞而设。肝居中元上部，有统领中元脏器作用，一旦肝气郁结，条达功能减弱，会影响整个中元脏器功能，发生疾病。方中臭檀舒肝解郁，条达四旁，畅通气血，理顺气机为主药；梧桐根走肝经舒肝散结，平熄肝火为帮药；四棱草根凉血、活血，促进肝血流动，助臭檀、梧桐根解郁散结，通花根理气、活气、通气，使肝气条达不郁，山胡椒根温肚止痛，药曲化食、护肚，鱼鳅串调肝理肚，共为客药。白敛收肝柔肝，猪肚以脏养脏，引药直达病所为信药。诸药合用，共奏舒肝理气，化滞消胀之功。

【加减】大便稀溏去通花根；无腹胀食滞去药曲、鱼鳅串；胁痛加回头青、狗柑青皮，脾郁明显加八月瓜。

【应用】临床用于胁痛连腹，肝病胁胀痛，胸膈胀病等。

【注意事项】以胁痛、上腹胀痛、口干苦，脉弦为用方要点。

【注解】四棱草又名锯子草、茜草，通花根为小通条根，山胡椒为木姜子。

【考证】胸膈胀满证为土家医病证。

【附方】竹罗气痛汤（《鄂西药物志》）：竹叶连、罗卜七、紫金沙各10g。水煎服，日一剂，分二次服。禁忌辛辣。功效散热行气，和络止痛。主治胸胃气痛。

2. 疏肝行气散沪溪洗溪镇杨宏喜

【组成】小鱼草10g　天青地白6g　满天星10g　杉树皮10g　鲜猪肝100g

【用法】前五味药烘干研末，拌猪肝半蒸熟，再用清油炒服，每次用药粉30g，每日2次，七天为一个疗程。

【禁忌】腥臭，辣味。

【功效】疏肝行气止痛。

【主治】慢性胁肋疼痛，时有腹胀，不思饮食。

【解析】本方为肝郁气滞胁痛而设。肝皮薄肉脆，受排叉骨保护，一旦肝有疾患会出现疼痛，反映到胁部。方中小鱼草疏肝理气，化滞止痛，为主药；天青地白，舒肝柔肝，缓拘止痛，为帮药；满天星清肝热，降胆火，为客药。杉树皮走肝经，舒肝膜、行肝气、解郁结，具备客信药之用；猪肝引药入肝，以脏养脏。诸药合用，共奏舒肝行气止痛之功。

【加减】痛甚加地雷；腹胀加赶山鞭、南木香。

【应用】临床多用于肝病胁痛、肝内胆管结石之胁痛。

【注意事项】应用此方注意辨证，分清虚实。

【备考】胁肋痛病因较多，本方所治为肝胆病所致疼痛。

3. 气结汤《寿世得效方》

【组成】李根白皮15g　水菖蒲9g　羊开口10g　开口箭3g　冬古壳10g　幼狗柑10g　鸭脚当归10g　回头青10g

【用法】水煎灌服，每日三次，每日一剂。

【禁忌】忌辛辣，当着病人讲气话。

【功效】解郁散结，醒神发语。

【主治】气郁症，遇事郁愁，突然昏倒，不能讲话，眼闭，睫毛动，全身软瘫。

【解析】本方为气郁证而设。精神受到打击，肝气郁结不散，胸气不张，遇事想不通，而突然昏倒，全身软瘫不能动弹，眼闭，睫毛不断动，不能言语。治宜解郁散结。方中李根白皮、回头青疏肝解郁，行气散结，为主药；冬古壳、幼狗柑宽胸，行气破结，为帮药；水菖蒲醒神发语，羊开口、开口箭能张口发语开喉窍共，为客药；鸭脚当归入血收气，为信药。全方共奏疏肝解郁，行气散结之功效，使气结散，心里平和，喉窍开，神清。

【加减】脏躁加三月黄麦、红枣、甘草。

【应用】以平素郁闷不乐、突然昏倒、眼闭睫毛动为治疗要点。现代试用治疗癔病发作。

【注意事项】必要时配合暗示疗法和心理治疗。

【注解】李根为麦梨根皮，羊开口又名八月瓜，冬古壳又名瓜蒌壳，回头青又名香附子。

【考证】气郁证，又称怄气病，气结证。

4. 宽胸散痹汤《寿世得效方》

【组成】冬古壳 10g　胡葱头 10g　香桂枝 6g　小兄 10g　幼狗柑 10g　白檀木 10g

【用法】水煎服，每日一剂，每日三次。

【禁忌】油腻，荤菜，生冷。

【功效】宽胸散结，除痹通络。

【主治】气结胸痹证，胸闷，换气困难，胸痛彻背，舌白或紫暗，脉结。

【解析】气在人体各部都可行走，发挥其作用。一旦气滞、气结，便发生疾病，出现闷、胀、痛。本方为气结在胸中而设，专治胸中气滞、气结之证。方中冬古壳走胸中，有宽胸散结、行气之用，胡葱头振胸阳、通气道，理气滞之效，两药共为主药；

幼狗柑有破气结，且力猛，为帮药；白檀木、香桂枝散寒气、温经脉、通阳气为客药；配小兄活血行气，防血滞为信药。全方共奏宽胸行气、除痹通络之功效。

【加减】气虚加箭芪、对叶参；兼血瘀加血盆草。

【应用】以胸闷、胸痛、换气困难为治疗要点，现用于冠状动脉硬化、心肌梗死早期胸痛。

【注意事项】注意本方证与上元中上之胸痛气短胸水症、肺胀之胸闷胀相鉴别。

【注解】冬古壳为瓜蒌壳，胡葱头为野葱磷茎，小兄为小川芎块茎，幼狗柑为枳实，白檀木为老松柏树树心。

【考证】气结胸痹证为土家医对胸痹疾病的分类，相当于冠心病。

5. 文王止痛散《鄂西药物志》

【组成】红毛七　文王一支笔　小蛇参各等量

【用法】研细末，开水送服，每次0.5～2g，每日二至三次。

【禁忌】忌生冷、油腻。

【功效】疏肝和肚、行气止痛。

【主治】肝郁肚痛，胸腹疼痛，时发时止，口苦，嗳气呃逆，舌红苔黄，脉弦。

【解析】本方所治诸痛，系肝郁气滞，中元受伤所致。肝为血脏，喜条达，恶郁结。肝郁气滞，影响中元肚气升降，而见上腹肚痛、嗳气、呃逆；肝在胁内，疏泄失常，血行不畅而见胸腹胁肋疼痛；气郁化火故见口苦、舌红苔黄、脉弦。治宜疏肝和肚、行气止痛。方用文王一支笔疏肝行气，开郁清火为主药；用红毛七为血中气药，活血、通络而止痛故为帮药；小蛇参养肚、调中元为客药。三药合用，使肝得疏，气得行，肚得舒，痛止矣。

【加减】胁痛明显加狗柑青皮、金铃子；腹胀加赶山鞭。

【应用】临床多用于肝气犯肚所致的胁腹疼痛，可试用于治疗胃神经官能症，慢性浅表性胃炎。

【注意事项】一般用散剂，煎剂作用不明显，临床少用或不用煎剂。

【备考】肝郁肚痛证是肚痛病的一种证型。

【附方】香虫陈皮散（《中国民族药炮制集成》） 九香虫3g，车前草12g，陈皮10g，炒白术15g，杜仲20g。共研细末，每次服4g，每日三次。功效温补肚腰，理气消胀。主治胸膈气滞、肚腰亏损。

6. 岔气外擦汁《土家医方剂理论整理研究》

【组成】大救驾10g 田三七10g 四两麻10g

【用法】上药捣烂，外揉患处，每次10－20分钟。

【禁忌】忌生冷。

【功效】赶气止痛。

【主治】岔气痛，两排叉骨及背部突然发生如刀绞样刺痛，腰背部不能转动，呼吸出气时痛加重，用手压摸疼痛稍减，疼痛时间从几分钟至数小时不等，痛有走动，反复发作。

【解析】由于闪着或走路不注意扭伤，气挡于胸背、排叉骨处，故见两排骨及胸背突然刺痛如刀绞，不能活动；气停留难除，故反复发作。本方用大救驾为主药，赶气消冲以除因；三七行气止痛，四两麻止痛，二药配合主药，加强赶气止痛之功。三味合用，共奏赶气止痛之功。

【加减】新伤加马蹄当归；陈伤加小芎叶。

【应用】临床用于急性肌肉闪挫伤，筋膜炎等具有走窜，胀痛表现者。

【注意事项】一般用于浅表气滞疼痛，对深部的多选用行气止痛内服方剂。

【注解】四两麻为南细辛。

【考证】岔气痛是肋痛的一种证型。

【附方】木香气痛汁　青木香15g，田边菊20g。将上生药捣烂，冲开水内服，日二至三次。

7. 山消木香散　沪溪县兴隆场五里坪罗家权

【组成】隔山消　青木香　回头青　陈皮　山木通　甘草各等分

【用法】将上药水蒸香后晒干或烘干研粉备用，每次开水冲服5g，每日三次。

【禁忌】忌生冷，腥臭物。

【功效】理气止痛。

【主治】暑伤肚胀证，夏天伤暑，饮食生冷食物而致腹痛腹胀。

【解析】中元肚为人体气血生化物质来源重要脏器，其特性既怕冷、又怕热，过冷、过热物质皆可伤及肚膜，发生气滞。本方为夏季气候炎热，肚膜张开，食冰凉之物而见腹痛腹胀而设。方中隔山消健肚磨食，促进寒凉之物快速进入肠内，防止再伤，为主药；青木香理气、散寒，能化解气滞而止痛，为帮药；回头青舒肝理气，山木通通气，为客药；陈皮化饮，甘草调和诸药，为信药。全方共奏理气散寒止痛之功。

【加减】寒气痛甚加胡椒，气结不散加柏檀，无气阻去山木通。

【应用】临床用于寒凉伤胃所致肚肠气滞，以肚气滞为主。

【注意事项】用散剂一定要按传统制法，也可水煎服。

【注解】回头青又名香附子。

【考证】暑伤肚胀证，是伤暑病的一种证型。

【附方】岩七木香顺气汤（《单验方选编》） 川岩七12g，木香12g，川芎15g，夜落金钱12g。水煎服，每日一剂，一日三次。忌生冷、油腻、海鲜。功效赶气止痛。主治气滞胃脘痛。

8. 肚肠气药汁《土家医方剂理论整理研究》

【组成】青木香10g 马蹄香5g 地蜂子5g 红老鸦酸3g

【用法】上鲜品捣烂兑淘米水一次服下，日一至二次。

【禁忌】生冷、油腻。

【功效】赶气消积。

【主治】肚肠气滞证，肚子饱胀不适，时有胀痛，气在肚肠窜走，打隔嗳气，矢气，气排出则胀减轻，心里嘈杂，吐清水，不欲饮食。

【解析】本方症因饮食过饱或嗜食辛辣、生冷、硬物而伤肚肠，使肚肠之气逆乱，引起停食胀痛，心里嘈杂，口吐清水，不想吃东西。中气上逆，故打隔嗳气，下窜出现矢气。气排出，则痛减轻。方中青木香赶气动肚，为主药，治肚肠之伤，调和中元气乱；马蹄香、地蜂子行气消积，红老鸦酸清肚肠，除烦止吐，共为帮药；三味同用，消积食，止吐清水，肚肠气可愈。

【加减】有热象加铁马鞭共捣汁服。

【应用】用于急性中元气滞不通所致腹痛，故采用鲜药取汁，以快速取效。

【注意事项】在冬季或病情不急，也可用上药干品水煎服。

【注解】捣汁青木香用叶，水煎服用根。

【考证】肚肠气滞证为腹胀病的一种证型。

【附方1】赶气止痛散 隔山消15g，朱砂莲10g，野花椒10g，鸡合子10g，萝卜子15g，野山茶15g，见风消10g。水煎，日一剂，分三次内服。主治肚肠气滞证。

【附方2】五虎消气汤 线鸡尾10g，苦进中10g，五虎进

10g，白三七 5g，野花椒 10g，土大黄 10g，青木香 10g。上药水煎服，日一剂，分三次内服。主治肚肠气滞，兼大便不通，属气滞腹痛重症。

9. 二香理气止痛汤《中国民族药炮制集成》

【组成】地雷 3～9g　香附　木香各 6g

【用法】水煎服，每日一剂，每日三次。

【禁忌】忌生冷，鱼虾，海带。

【功效】理气消胀，散瘀止痛。

【主治】脘腹痛证，腹胀痛，呃气或牵引两胁，走窜不定。

【解析】脘腹部分上、中、下三部，为气的生化之地，一旦气机不畅，停滞脘腹，故出现胀痛，走窜两胁，痛无定处。本方为脘腹气滞作痛而设，方中香附舒肝理气，为主药；木香调中元之气，能顺能畅，为帮药；地雷化瘀而行气，具有止痛功效，为客助药。三药合用，共奏舒肝理气，散瘀止痛功效。

【加减】胀痛明显、伴食滞加炒萝卜子；肝郁胁痛加八月瓜。

【应用】临床用于肝郁气滞胁脘疼痛，现多用于治疗胃痛、腹痛。

【注意事项】可用此方研粉服用，部分土家医做散剂瓶装备用。

【注解】地雷又名拐子药、救命王；木香多用南木香，也有用广木香。

【考证】脘腹痛证为腹痛病一种证型。

【附方 1】地胆气藤散（《单验方选编》）　地胆、青藤、香气藤、朱砂莲各等分。共研细末，白开水送服 9g，一日三次。忌辛辣、发物。功效清热理气化瘀。主治腹痛，证属肠道热结气滞。

【附方2】一点血散（《单验方选编》）　一点血12g。研末，白开水冲服4g，一日三次。功效行气止痛。主治气滞腹痛。

10. 胡椒树油散龙山县医院梁庭政

【组成】白胡椒1g　树油子1g　回头青10g　小黄花菜（鲜）15g

【用法】前三味研细粉，分三次服，小黄花菜煎水冲药粉服。

【禁忌】忌生冷。

【功效】散寒伸阴，行气止痛。

【主治】缩阴症，少腹冷痛，自感阴器向腹内收缩变小。

【解析】本方专为缩阴症而设。肝经绕阴器，肾经走阴中。两经受寒气侵犯，出现阴器收缩，少腹冷痛。治宜散寒、行气止痛。方中白胡椒走肾经，散肾寒，又止痛，为主药；树油子性温，走肝经，散寒邪，为帮药；回头青理肝气，牵内缩，为客药；小黄花菜入阴部，壮阴器，为信药。诸药合用，共奏温肝肾经络，散经中寒气，伸张阴器之功效。

【加减】气滞加香叶根，寒重加山胡椒、透身寒。

【应用】除治缩阴症外，还可治寒疝。

【注意事项】手术及其它器质性阴器收缩本方不适宜。

【注解】树油子又名小花吴芋。回头青又名香附子。

【考证】缩阴症为土家医古病名。

11. 气瘤汤《土家医方剂理论整理研究》

【组成】五虎进15g　风见消15g　牛皮消15g　香草15g　散血草15g

【用法】水煎，日一剂，分二次内服。

【功效】赶气消结。

【主治】气瘤，多发于躯干、面部和四肢，小的如针状，大的如拳头而下垂，其数1－2个，质地柔软，按之凹陷，放手后又弹起，皮色不变，按之不痛。

【解析】气瘤症因气机失调、气挡阻于筋肤，故肿物逐渐变大。治当赶气散结，使气除结散则瘤去。方中五虎进为赶气主药，针对气挡阻于筋肤而立；见风消、牛皮消、香草，均有赶气散结之功，为帮药；散血草为信药，引药达气瘤部位。上药共奏赶气散结之效，使气瘤得治。

【应用】本方为气瘤而设，以皮肤上出现肿物不变色，无硬块，按之凹陷为治疗要点。可试用于皮下脂肪瘤。

【注意事项】临床注意辨证，分清气瘤、肉瘤。

【考证】气瘤证为体表肿物的一种病证，为土家医古病名。

二、降气

降气剂，适用于肺、肚之气上逆病证。其临床表现，肺气上逆以咳嗽气喘、胸闷短气为主；肚气上逆则可见呕吐、呃逆、嗳气等。

降气剂，常用降气止喘和调肚降逆药为主组成。其中肺气上逆者常选苏麻子、杏仁、灰桑根皮、枇杷叶等；肚气上逆者多用毛葵花、樟树、生姜、三步跳、柿杷、山胡椒之类。由于肺、肚气逆的兼症不同，其配伍应随之而异。肺气上逆，病久多致气不归肾，或变生痰热，故常配伍补肾接气或清热化痰之品，如山桂皮、牛胆星、冬古壳等。肚气上逆往往因于气弱或兼寒挟热，故常配养肚补虚或清胃退火或温肚散寒药物，如孩儿参、盘龙参及百味连、刺黄连或干姜、树油子、樟子等。代表方有肺胀降气汤、白果定喘汤、胡豆止呃散、毛葵止呃汤等。

1. 肺胀降气汤《寿世得效方》

【组成】苏麻子 10g　鸭脚归 6g　树朴（去粗皮）6g　制地枇杷 10g　制三步跳 6g　月华木 10g　炙甘草 5g

【用法】水煎温服，每日一剂，每日三次。

【禁忌】忌生冷，荤油。

【功效】降气消胀，止咳平喘。

【主治】肺胀气逆证，喘咳短气，胸膈满闷，舌苔白滑。

【解析】本方所治咳喘，症属肺胀气逆。由长期咳嗽、肺张不缩，气胀于肺中，不得于下，而见短气，呼多吸少。治以降气消胀、止喘平喘为主。方用红苏麻子降气消胀、平喘，为主药；制三步跳化痰理肺，树朴下气，月华木亮肺透气降气，共为帮药；地枇杷宜通肺气，又止咳化痰润肺，鸭脚当归养血调肝，抑制肝火犯肺，为客药；炙甘草调和诸药，亦能止咳，是为信药。诸药合用共奏降气消胀、止咳平喘之功效。

【加减】兼气虚加孩儿参、盘龙须、南五味以补益肺气。

【应用】以胸胀、肺胀、呼多吸少为应用要点，现多用于治疗慢性支气管炎肺气肿、肺心病。

【注意事项】痰湿壅盛、风寒之喘证非本方所宜，水肿之上实下虚加香桂皮以温肾纳气。

【注解】苏麻子又名紫苏子，鸭脚当归为香独活。月华木为夜发树腐烂之心材，常夜间发紫光。

【考证】肺胀气逆证为喘证一种证型。

2. 白果定喘汤《寿世得效方》

【组成】白果肉 17 个　桐麻皮 10g　红苏子 6g　杏子核 6g　灰桑根皮 10g　三棵针 10g　一碗水 10g　冬芽 10g　制三步跳 10g　甘草 3g

【用法】水煎服，温热慢咽下，每日三次，每日一剂。

【禁忌】辛辣，荤油。

【功效】宜肺降气，平喘止咳。

【主治】喘咳气逆证，痰热内蕴，咳喘痰多，痰稠色黄，脉滑数。

【解析】素体多痰，又感风寒，肺气壅闭，郁而化热，故见咳嗽哮喘，痰多黄稠难咯等症。治宜宣降肺气，清热化痰。方用桐麻皮宣肺平喘，兼散风寒，白果敛肺止咳，化痰平喘，两药相伍，一散一收，共为主药。红苏子、三步跳、一碗水幼芽降气平喘，化痰止咳，共为帮药；三棵针、灰桑皮清肺泄热，降气平喘，是为客药；甘草调和诸药为信药。合而用之，使肺气得宜，痰热得清，风寒外散，咳喘则平。

【加减】咯痰不利、痰稠加胆星、冬古仁；肺热甚加职儿根、金荞麦。

【应用】以风寒外束，痰热内蕴之咳喘，痰黄稠，苔黄腻脉滑数为应用要点。现试用于喘息性支气管炎。

【注意事项】新感风寒，无汗而喘，内无痰热之哮喘及肺气虚弱者均不宜使用。

【注解】一碗水嫩芽为湘冬花，灰桑皮为桑白皮。

【备考】喘咳气逆证为喘病一种证型。

4. 胡豆止呃散《鄂西药物志》

【组成】胡豆连 9g　香血藤 6g　螃蟹七 9g　红毛七 6g　山乌龟（米炒）3g

【用法】共研细粉，每次 2g，每日三次，温开水送服。

【禁忌】忌辛辣、生冷。

【功效】舒肝和肚，降气止逆。

【主治】呃逆证，肝气犯肚，所致呃逆连作，食后呕吐，口苦。

【解析】中元肚气以下走为顺，上走为病。某些致病因子如寒气阻肚把，使肚气上逆，出现呃逆、呕吐；肝气犯肚，也可导致气上窜，出现呃逆。本方为肝气犯所致的呃逆证而设，方中胡豆连疏肝和肚、理肚，为主药；香血藤走肚降气、止呃逆，为帮药；螃蟹七、红气七和肚理气，平降上逆，山乌龟解郁气，兼止痛，共为客助药。诸药合用，有舒肝和肚、降气止呃的功用。

【加减】呃逆频作，连续不断加金沸草花，岩崖豆花；肚中干加果子上、水竹黄；胀加藤朴。

【应用】临床用于呃逆症，可试用于治疗膈肌痉挛。

【注意事项】肠气不通之呃逆非本方所宜，临床应当辨识。必要时配合针刺内关穴，后溪穴。

【考证】呃逆证为气逆病的一种证型。

5. 毛葵止呃汤《寿世得效方》

【组成】毛葵花（包煎）12g　水竹黄 12g　桔皮 10g　盘龙参 3g　生姜三片　红枣 5 枚　甘草 6g

【用法】水煎服，每日一剂，每日三次。

【禁忌】忌辛辣、油腻食物。

【功效】降逆止呕，益气清热。

【主治】呃逆证（虚热型），中元肚虚热气上冲出现呃逆、干呕。舌嫩红，脉虚数。

【解析】呃逆呕吐，有寒热虚实之分。本方所治为肚虚挟热，气逆不降所致。肚虚宜补，气逆宜降，肚热宜清，故治宜补虚降逆清热为主。应用毛葵花降逆，桔皮理气安中，水竹黄清胃止呕，共为主药；盘龙须益气补虚，与桔皮同用，行中有补，生姜和肚止呕，与水竹黄同用则清中有温、振奋肚气，均为帮药；甘草、红枣助盘龙须益气补中，并调诸药，为信使药。诸药合用补而不滞，清而不寒，共奏降逆止呕、益气清热之功。

【加减】兼口渴、舌红、苔少、脉细数者，加绿水子、果上叶。

【应用】呃逆呕吐。现用本方治疗不完全性梗阻，腹部手术致呃逆不止等胃虚有热者。

【注意事项】实热呃逆呕吐、禁用。

【注解】毛葵花为金沸草花，水竹黄为水竹二层。

【备考】呃逆呕吐为呃逆证的一种证型。

第二节　熄风剂

凡以辛散赶风或苦温疏风药为主组成，具有疏散外风、平熄内风的作用，用于治疗风病的方剂，统称熄风剂。

风病的范围很广，病情变化亦较复杂，一般分为“外风”和“内风”两类。外风多由外界风邪，袭人肌表、筋脉、肌肉、关节而发。常见有头痛、怕风、皮肤瘙痒、筋骨痛、肢体麻木、屈伸不利、口眼歪斜等。破伤抽风，属毒风，另在除毒类中论述。内风由脏腑功能失调引起，病机为热极生风，肝病化风，虚损变风。常见表现有眩晕、震颤、抽搐、肢体偏废不用，甚或还昏倒、不省人事、口眼歪斜等。风病治疗外风宜疏散，内风宜平熄。内风抽惊在止惊类论述。因此，本节方剂分散肉络风、赶散皮风、平熄内风三类。

临床运用赶风剂，首先应辨别风病属内属外，属急属慢。若属外风当予疏散，外风入内宜赶祛风邪。其次，应分清风病的兼挟，若兼寒、兼热、兼湿、挟痰、挟瘀者，则应散寒、清热、散湿、散痰、活血等治法配合应用。凡此种种，必须分清主次，全面照顾。

一、散肉络风

疏散肉络风剂，适用于外风所致诸证。临床表现，随感邪的部位和程度轻重、体质强弱、病邪的兼挟而有所不同。风邪上犯可致头痛、眩晕；风邪走窜于肌肤，可见局部痒、麻、痛；若兼瘀血痰湿阻滞于手足经络、经脉，可见手足挛痛，麻木不仁，屈伸不利。致于风邪袭于肌表，以表证为主者，已在解表剂中论述。

疏散肉络风剂，常以辛散风药如小兄、岩防风、土荆等为主组成。由于风邪为病，每与其他病合而为患，故常根据证候表现而分别配伍清热、散湿、散寒、散痰、养血、活血药物，如黄皮、苦参、透身汉、天南星、血当归、活血滕、散血草等。常用代表方有头风汤、鬼摸脸汤、祛风活络汤等。

1. 头风汤《寿世得效方》

【组成】川芎 12g　水蜈蚣 10g　一支黄花 10g　岩防风 10g　苕叶辛 3g　三百棒 10g　薄荷 15g　制甘草 6g　荷叶 6g

【用法】水煎，水蜈蚣、薄荷后下，温服，每日一剂，每日三次。

【禁忌】忌生冷、发物。

【功效】疏风止痛。

【主治】风气头痛，临床见偏正头痛或头顶痛，恶寒发热，鼻塞、舌苔薄白、脉浮。

【解析】本方治风邪所致头痛。为风邪上扰，内窜头皮，故见头痛。风邪在表，邪正交争，故见恶寒发热、鼻塞；风邪滞留不去，或静或动，其痛或偏或正，休作无时，日久不愈，即为头风。方中川芎疏风行血，善治偏正头痛；三百棒辛散风邪，长于止痛，共为主药。苕叶辛、一支黄花散寒止痛，治阴经头痛；水蜈蚣、岩防风疏上部风邪，薄荷量大，意在搜风散邪，清利头经，合而用之，共助主药增强疏风止痛之效，为帮药；荷叶清凉，可上清头目，又能制约风药过于升散之弊，有客药之用；甘草调合诸药，用以为信。本方辛散疏风，升中有降，共奏疏风邪、止头痛之效。

【加减】头痛不重，薄荷量减半；风寒甚者加红苏、生姜；若为风热，加菊花；头痛日久，可配僵蚕、全虫、血当归。

【应用】现用于神经性头痛、外感头痛、慢性鼻炎头痛。

【注意事项】本方多辛散，若为气虚、血虚、肝阳上亢引起的头痛，非本方所宜。

【考证】风气头痛，为头痛一种证型，相当于偏头痛、顽固性头痛。

【附方】石南镇痛汤（《鄂西药物志》） 石南叶9g，川芎3g，白芷5g，天麻5g，女贞6g。每日一剂，水煎分三次服。功效活络止痛。主治女子顽固性偏头痛。

2. 鬼摸脸汤《寿世得效方》

【组成】制大三步跳10g 白干蚕10g 蜈蚣3条 搜风藤10g 岩防风10g

【用法】水煎服，每日一剂，一日二次。也可研末温水吞服。放少量白酒。

【禁忌】忌生冷，避风寒。

【功效】祛风通络，止痉纠偏。

【主治】鬼打脸，突然口眼歪斜，时时面部抽动。

【解析】本方所治为鬼邪打脸致偏，实为风寒之邪阻于头面经络，筋肉失养，不用而缓，偏向对侧或风邪停留而见抽动。治宜祛风通络。方中大三步跳散风寒、通瘀阻；白干蚕祛风化痰；蜈蚣通络止痉；搜风藤、岩防风搜经络之风邪，润缓经络。佐用白酒宣通血脉，引诸药入络，直达病所。

【加减】面肌抽动明显加天麻、地龙。

【应用】现用于面神经炎、面神经痉挛、面神经瘫痪、偏头痛等风邪阻滞经络者。

【注意事项】因气虚血瘀、肝风内动所致者忌用本方。另外大三步跳、蜈蚣有毒，用量不宜过大。

【注解】大三步跳为南星科植物。

【考证】鬼打脸为土家医病名，现当于现代面神经瘫痪。

【附方】香枫纠偏泥（《单验方选编》） 生香樟根、枫树根皮各适量。捣烂如泥、外敷患侧。每日一次。功效祛风通络。主治口眼歪斜（面瘫）。

3. 祛风活络汤《单验方选编》

【组成】三角风 10g 五角风 10g 抱谷根 12g 谷精草 12g 红活麻 12g 鸡屎藤 15g 风菌 12g

【用法】水煎内服外洗，一日三次，每日一剂。

【禁忌】忌生冷、牛肉。

【功效】赶风通络，行气止痛。

【主治】行痹，全身四节筋肉走窜疼痛，无定处，时止时发，无规律。

【解析】风气为病，常在经络、筋肉、四节，常伴寒湿同患，致气血不得宣通，皮肤之气失其流畅，见全身四节筋肉胀痛，时止时发。治宜搜风行气，活络止痛。方中三角风、五角风搜风活络，为主药；红活麻、鸡屎藤行气活筋，除湿祛痹，为帮药；风菌养筋润筋，谷精草散窍风、止眼痒，为客药；抱谷根走经络，引药入经，为信药。全方共奏赶风通络、行气止痛之功效。

【加减】挟寒气加乌莼、透身汗，湿重加独活、七叶莲。

【应用】以关节、肢体疼痛，手足麻木不用为应用要点。现用于风湿性关节炎、类风湿关节炎。

【注意事项】本方性燥，以体壮痹证偏寒者为宜。阴虚内热，肝阳上亢及孕妇等均慎用。

【注解】三角风为蛇莓，五角风为南五加，抱谷根为玉米根，风菌为枫树上生的菌。

【附方1】枫香白蒿汤（《单验方选编》） 枫香木20g，三角风15g，桐子叶15g，白蒿15g。水煎，兑白糖服，每日一剂，一日三次。并煎水热洗患部。忌生冷，牛肉。功效祛风通络，散湿止痛。主治风湿关节痛。

【附方2】红活荞莲汤（《单验方选编》） 红活麻15g，水灯草12g，菖蒲9g，野荞莲12g。水煎，兑红糖服，每日一剂，一日三次。功效赶风行气，散热通络。主治痹症。风气夹热，关节疼痛，局部灼热。

【附方3】三百三七酒（《鄂西药物志》） 三百棒根12g，搜骨风12g，毛五加皮20g，红毛七10g，扣子七10g，白三七10g，白酒500g。将药放入泥罐内，加入白酒，封口。一个月后服酒，每次20~30毫升，每日两次。孕妇忌用，易致小产。功效赶风化湿，活筋通络。主治风湿性关节痛、四肢麻木、行动不便。切忌大量使用，易致人体麻痹和死亡。

二、赶皮风

赶皮风（消风散疹）剂，适用于外风所致皮疹诸证，如风疹、风团、湿痒、干格闹等。临床表现因病证不同而有所不同。风疹、湿疹皮肤疹出色红，或遍身云片斑点，瘙痒，抓破后出水；风团见皮肤团块、瘙痒；干格闹见皮痒散在小疹、脱屑、痒。苔白或黄，脉浮数有力。

赶皮风剂（消风散疹剂），常以散风药和散疹药等为主组成，如消风藤、春蝉、岩防风、红浮萍、龙衣、蜂房、千里光等。由于外感风邪，每因湿合患，或素体表虚、血虚，故常配伍赶湿、扶正、养血之品，如苦参、黄柏、土茯苓、清明花根、何时乌、血当归等。常用表方有消风平疹汤、风坨水等。

1. 消风平疹汤《寿世得效方》

【组成】七加风 15g　红活麻草 10g　红浮萍 6g　苋菜子 10g　铁扫帚 10g　岩防风 10g　白背叶 6g　马蹄当归 10g　春蝉 5g

【用法】水煎服，日一剂，每日三次。

【禁忌】鱼、虾、蛋。

【功效】消风散疹，祛湿止痒。

【主治】风团、漆疮、药疹、湿疹。突然皮肤起风团，成块成片，剧痒；或遇漆树后皮肤生疮，痒难受，皮肤肿；或服某些药物皮肤出现疹子、湿气侵犯生疮流水或干痒。

【解析】皮肤功能先天不足或后天失养，风邪乘虚侵入，留在皮肤内，或某些药物内服生风，走在皮下，出现风团、生疹或风邪与湿邪相杂而见皮肤生疮流水，临床以奇痒为特征，治宜消风散疹，祛湿止痒。方中七加风消风气、除风毒，红活麻祛风散湿，红浮萍质轻走皮肤，祛风开皮窍，岩防风祛风除湿，调皮窍，共为主药；苋菜子、铁扫帚、白背叶长于散湿止痒，排出风气，为帮药；马蹄当归活血行气，善去血中之风，为客药；春蝉走皮肤，为信药。诸药合用，共奏消风散疹、祛湿止痒之功效。

【加减】湿热加苦参、黄柏，去活麻草；湿重加苍术、土茯苓，血虚加川芎、生地。

【应用】现代用于治疗荨麻疹、药疹、皮肤过敏、湿疹。

【注意事项】老年性皮肤干燥、疥疮非本方所宜。老人、体虚、孕妇慎用。

【注解】七加风又名七叶连，苋菜子又名白蒺藜、虫蝉又名蝉蜕。

2. 风坨水《土家医方剂理论整理研究》

【组成】肤麻草 25g　石南藤 25g　水菖蒲 20g　艾叶 12g　路路通 20g

【用法】水煎外洗，日一剂，早晚各洗一次。

【禁忌】忌鱼、虾、蛋、辛辣。

【功效】赶风败毒止痒。

【主治】风坨，皮肤瘙痒，身体某部位或全身起黄豆或绿豆大小的风坨，继而连成片，其颜色与本色相同，重者伴心慌、胸闷、头昏。

【解析】风坨因感受风气或进某食物、药物而致肚肠之毒气外发，故见皮肤瘙痒，某部位起风坨。病情重的风毒内陷、出现心慌、胸闷、头昏等症状。治宜赶风止痒。方中肤麻草赶风败毒、消坨止痒，为主药；石南藤走经络、皮肤，散风气、活血脉，为帮药；水菖蒲通皮窍，逐风邪外出，路路通通经遂，散风邪，艾叶温散皮风清邪热，共为客助药。诸药合用，外洗直达病所，赶散风团，使皮风消除。

【加减】皮肤灼热，风团色红加千里光、白英，痒甚加七叶莲。

【应用】现代用于治疗荨麻疹、药疹、过敏性皮炎。

【注意事项】远离致敏物质，停服致敏药物。重症出现呼吸困难，心慌者，配合内服方或西药皮质激素。

【注解】肤麻叶为地肤草，路路通为枫树球。

【考证】风坨为土家医古病名。

【附方1】螃蟹泥（《群方集》）　螃蟹适量。去壳，捣细，稍渗水擦身上。每日二至三次。功效赶风平疮。主治漆疮。

【附方2】漆疮草水（《群方集》）　漆疮草叶尖适量。捣敷患处，每日二至三次。功效清热赶风。主治漆疮。

三、平熄内风

平熄内风剂，适用于内风病证。其临床表现随内风证的虚实及其内风病形成的不同病机而异，因此本类方剂的组成结构及其主要配伍亦不相同。

内风由邪热亢盛、热极生风、肝火上亢所致者，属内风之实症。症见高热不退、神志昏迷、四肢抽搐或眩晕、头部热痛，甚则猝然昏倒，口角歪斜、半身不遂等。常以平肝熄风药如山羊角、双勾、天麻、乌不站等为主组成方剂。由于邪热亢盛极易灼伤津液，炼津为痰，故须配伍清热凉肝、滋阴养血及化痰药，如水牛角、黄连、黑参、水竹黄、贝母等；若见肝肾阴亏，肝火上冲、气血逆乱之证，须配伍潜阳之品如蚌壳等。

内风若为热病后期，阴虚生风、虚风内动者，属内风病虚症，症见筋脉拘挛，手足搐搦蠕动。常以滋阴养血药如生地、肉罗汉、龟壳等为主组成方剂。由于阴亏伴有虚阳不潜，故须配伍滋阴潜阳药物如团鱼壳等。常用方有双草化痰止眩汤、马蹄夏枯蜂房汤、脑呆偏颤饮、赶痰醒神汤等。

1. 双草化痰止眩汤《寿世得效方》

【组成】无风自动草 10g　头晕草 15g　枞茯苓 10g　制三步跳 10g　制甘草 5g　生姜三片

【用法】水煎服，日一剂，每日三次。

【禁忌】辛辣、荤油。

【功效】熄风止眩，化痰止呕。

【主治】眩晕证。突然天昏地转，恶心呕吐，目不能开或伴有耳鸣，舌胖，苔白或白滑，脉滑。

【解析】眩晕有痰阻、肝肾不足、肝气上亢之分。本方主治因痰阻脑窍所致。平素痰涎较多，脑窍痰阻不通，天昏地转，目不能开，耳窍被阻不通而见耳鸣如蝉鸣，痰在肚内则呕吐，舌胖苔白脉滑为痰湿见证。治宜熄风止眩、化痰止呕。方中无风自动草熄内风，止眩，为主药；头晕草祛风清头目，止眩晕，为帮药；枞茯苓、三步跳、生姜化痰涎，和胃止呕，为客药；甘草和胃，调和诸药，为信药，诸药合用，共奏熄风止眩、化痰止呕功效。

【加减】头痛加蔓京子、黄菊花、马蹄香，肝气上冲加牡丹七，血虚加当归、熟地。

【应用】现代用于内耳眩晕证、高血压之痰湿证者。

【注意事项】肝火旺盛，肝阳上亢者慎用。

【注解】无风自动草为天麻。

【附方】马蹄夏枯蜂房汤（《单验方选编》） 马蹄草 25g，夏枯草 30g，露蜂房 10g。水煎服，一日三次，每日一剂。忌油腻，动物内脏。功效熄风止眩。主治眩晕证，天旋地转，恶心呕吐，直立明显，平卧眼闭减轻。口干苦，舌红苔黄腻。

2. 脑呆偏颤饮《单验方选编》

【组成】石昌蒲 白荆条各等分（15g）鲜羊舌三根

【用法】羊舌加油盐炒熟，再用上药煎水蒸吃，每日一根。

【禁忌】忌猪肉。

【功效】祛风除颤，通窍醒神。

【主治】中风后遗症，偏瘫，痴呆，震颤。

【解析】中风一证，有肝气上冲致脑内脉管暴破或瘀阻经络所致。中风形成后气滞血瘀、痰阻经络、脑神不灵，出现痴呆、偏瘫，风邪在经络走动而见震颤。治宜祛风除颤，开窍醒神。方中石菖浦通窍醒神，改善脑筋功能，使脑灵活；白荆条祛风通络，有除颤纠编功效；羊舌引药入舌窍，且有温通之用。诸药合用共奏祛风除颤、通窍醒神之功。

【加减】痰阻加天麻量和胆星；血瘀加血盆草、土虫、蚯蚓。脑筋失灵明显加千层塔。

【应用】现用于脑血管意外后遗症，以痴呆、震颤为主。

【注意事项】脑出血活动期忌用。

【注解】白荆条又名八角枫。

3. 赶痰醒神汤《单验方选编》

【组成】南瓜根15g　红蔺芭豆根15g　胡椒粉0.5g

【用法】前二味焙干研末，白开水灌服，胡椒末吹鼻孔取嚏。

【功效】赶痰通窍。

【主治】中风内闭证，卒然昏倒、不省人事。

【解析】脑中风，为风邪伤及脑筋，痰阻出现神窍不开，失去功能，出现突然昏倒，不省人事，治宜赶痰开窍，醒神，急则治其标。方中南瓜根化痰开窍，醒神；红豆根祛痰开窍，两药相配增强药效。胡椒粉辛温，能散能通，吹鼻内取嚏以快速醒神。三药同用，内服外吹，以尽快发挥效力，共奏赶痰通窍之效。

【加减】痰证多加皂角研粉与胡椒粉同用。

【应用】治中风昏迷，不省人事之闭证。

【注意事项】中暑昏倒，不省人事者慎用，血虚证忌用。

【考证】中风内闭证为中风闭证的一种证型。

【附方1】瓜根刀豆汤（《单验方选编》）　南瓜根20g，大刀豆根15g，紫苏10g。水煎取汁，以锈钢烧红浸药中温服。功效赶痰开窍。主治中风卒然昏倒，不省人事。

【附方2】樟木发语汤（《单验方选编》）　樟木皮9g，雨点草9g，铁马鞭9g。水煎服，每日一至二剂，一日三次。功效通窍解语。主治中风不语。

4. 化痰熄风止痫散《单验方选编》

【组成】（1）白矾 3g　母猪藤 15g　白颈蚯蚓 12g　路边黄 12g　紫背天葵 12g　麦芽 15g　甘草 6g　（2）朱砂　雄黄　硫黄　巴豆适量

【用法】（1）方研末，白开水吞服每次 6g，每日三次。（2）方研末，水调敷脐部，每日一次。

【禁忌】忌猪娘肉，猪头肉，羊肉。

【功效】化痰赶风，攻毒止痫。

【主治】痫症，突然昏倒，不省人事，口吐涎沫，牙关紧闭，四肢抽动，移时自醒，醒后一阵如常人。

【解析】痫症，土家又称猪胞风、羊癫风，认为此病多由先天不足或产时过长伤脑，或后天感受风痰阻滞脑络所致。先天不足，脑络时通时阻，痰涎时散时聚而发病；后天风痰并致，留于脑络，风动时发作，停止时休止。发作时脑络不通，使神窍不开，而出现昏倒，不省人事，牙关紧闭，四肢抽动，口吐诞沫。治宜化痰赶风。方中白矾化痰涎，使经络通，母猪藤赶风止抽，使痫停止；蚯蚓散瘀通络，且又止惊，共为主药；路边黄、天葵清热，防热气动风生痰，为帮药；麦芽健肚消食，防痰湿内生，为客药；甘草调合诸药，又解白矾毒，为信药。诸药合用，使痰化、风止、瘀散热清、痰湿不生，痫止不复发。外用朱砂、雄黄、硫磺、巴豆败毒气，化顽痰，通过经络传递，助内服药之功。

【加减】发作期加天麻、双勾；平时加僵蚕、白术、陈皮。

【应用】现用于治疗癫痫痰湿偏胜者。

【注意事项】白矾有小毒，长期服药注意中毒，量不宜过大。对于脑瘟、外伤所致者，本方作用不明显。外用方忌内服，防中毒。

【考证】痫证分猪、牛、羊痫三种。

【附方1】红筷子汤（《单验方选编》） 红筷子根15g。水煎服，一日三次。每日一至二剂。功效熄风止痫。主治痫证轻症。小儿多用。

【附方2】算盘山红汤（《群方集》） 算盘树根、映山红树根各二至三钱（6～10g）。水煎服，每日一剂，每日二次。功效清热化痰止痫。主治猪胞风。

［赶熄剂小结］

凡以赶动气分药和熄风药为主组成，具有理顺气机，赶气、降气和平熄风邪，达到通络、止颤、醒神、纠偏的作用，用于治疗气滞、气逆，外风、内风一类病症的方剂，统称为赶熄剂。

赶熄剂共收正方24首，附方20首，分别选在动气剂和熄风剂两节中。

在动气节内方剂多以理气药为主组成，适当配伍补气和活血化瘀、散湿化湿、温经散寒等药。其中臭檀化肝顺气汤有舒肝理气、化滞消胀作用，用于治疗胸膈胀满证；疏肝行气散有疏肝行气止痛功效，用于治疗慢性胁肋疼痛、腹胀病证；气结汤有解郁散结，醒神发语作用，用于治疗气郁证；气痹在胸，影响心络，宜宽胸散结、除痹通络，设胸散痹汤；文王止痛散有疏肝和肚、行气止痛作用，用于治疗肝郁肚痛病；气滞在胸胁背部，部位较浅，可用药外擦，直接作用于痛处，达到起效快，设岔气外擦汁，赶气止痛；山消木香散有理气止痛功效，用于治疗夏天伤暑之腹痛腹胀；气滞在肠，腹胀不适，嗳气矢气，取鲜药捣烂，淘米水送服，方选肚肠气药汁；二香理气止痛散有理气消胀、散瘀止痛功效，用于治疗脘腹痛、胀、呃气；胡椒树油散，有散寒伸阴、行气止痛功效，用于治疗缩阴证；气滞不动，结而不散，久之成气瘤，治宜赶气散结，设气瘤汤以治之。肚、肺气正常以降为顺，一旦发生气逆，疾病丛生，因此，需降气之剂以安之。其中肺胀降气汤有降气消胀、止咳平喘功效，用于治疗肺胀气逆证；白果定喘汤有宣肺降气、平喘止咳功能，用于治疗喘咳气逆、痰热内蕴证；肝气犯肚、呃逆连声，食后呕吐，设胡豆止呃散，以舒肝和肚、降气止逆；毛葵止呃汤，有降逆止呕，益气清热功效，用于治疗中元肚虚热气上冲之呃逆干呕。

熄风剂多以辛散赶风或苦温疏风药为主组成，根据风犯部位不同，又分疏散外风、赶散皮风、平熄内风三类。其中头风汤有疏风止痛功效，用于治疗外感风邪头痛；鬼模脸汤，有祛风通络、止痉纠偏作用，用于治疗鬼打脸证（面神经瘫痪）；祛风活络汤，有赶风通络、行气止痛作用，用于治疗行痹。在赶皮风方剂类中，消风平疹汤有消风散疹、祛湿止痒作用，用于治疗风团、漆疮、药疹、湿疹。风坨水外洗有赶风败毒止痒功效，用于治疗风坨证。在平熄内风类方剂中，双草化痰止眩汤，有熄风止眩、化痰止呕功效，用于治疗眩晕证；脑呆偏颤饮有祛风除颤，通窍醒神功效，用于治疗中风后遗证之痴呆、偏瘫、震颤；赶痰醒神汤有赶痰通窍功效，用于治疗中风之急症；化痰熄风止痫散，有化痰赶风，攻毒止痫作用，并且内服外贴合治，对痰证壅盛之痫证有效。

第八章　震拔剂

凡以治毒药为主组成，具有攻毒、败毒、赶毒、清毒、排毒、拔毒、化毒、散毒等功能，用于治疗毒邪所致的一类疾病的方剂，统称震拔剂。

土家医认为震拨具有震动、震开、震散、整理和拔乱、拔除、拔走之意，把震拨用于临床治法中，具有鲜明的治法观，也是一类特殊的治疗法则，形成土家医独特的用药理论。此类方剂单列，是湘西土家医彭芳胜医师对土家医的继承和发展。

土家医认为毒邪致病种类有“天毒”、“生毒”、“蔫毒”三大类，十八种。在治则上提出以祛邪为主，或扶正祛邪同用。在治法上根据不同的种类，又有不同的治法。如“天毒”类有风毒、寒毒、潮（雾）毒、热毒、火毒、瘟毒六种，治法上有败毒、清毒、化毒之法；“生毒”类有血毒、气毒、尿毒、粪毒、脓毒、胎毒、巴达毒、痰毒八种，治法上有攻毒、排毒、赶毒、调毒之法；“蔫毒”有虫毒、食毒、水毒、草毒四种，治法上有赶毒、排毒、放毒之法。故本章方剂为清除天毒、攻排生毒、驱赶蔫毒三大类。

震拔剂常以具有除毒的赶、排、攻、散、清、化毒等功能药为主，根据邪犯人体不同阶段、不同部位、不同性质、不同种类、邪之轻重而配伍相应的药物组成方剂，以攻毒之要害，灭毒之气势、击毒之统帅、追毒之巢穴。总之，以除毒不伤正，扶正不留毒为目的。

与之有类似毒邪相关，未能形成毒气病因病理和临床征象的方剂编在相应章节中，不在本章另附。

临床应用本类方剂应注意：1. 应用震拔剂应外无表证，邪盛正不甚虚为其适应证。若邪在表，当先发表，正虚明显当先扶正，或扶正与祛邪同用。2. 本类方剂性猛刚烈，对邪不甚或正虚之人，用量不宜过大，时间不宜过长，长期以调毒为主，对孕妇、胎儿有坠胎、坏胎之弊，故忌用。

第一节　清除天毒

土家医认为天毒是气候超常变化而产生的一种毒气，或疫瘟之气流行所产生的无形毒气，侵犯人体而发病。根据临床表现和疫病的性质不同，将天毒分为风毒、寒毒、潮（雾）毒、热毒、火毒、瘟毒六种。

天毒致病因种类不同，病理征象各异，临床表现有各自的特点，在疾病命名上根据病因分为风毒症、寒毒症、潮毒症、热毒症、火毒症、疫毒症。总的病理改变为毒邪内扰、气血不宁，灼津耗血、气血两燔。临床症状常有高热不退、烦躁狂乱、惊风抽搐、七窍出血、皮肤发斑或头面焮肿或毒疮恶肿等。对于天毒的治法，以攻毒、败毒、清毒、化毒为主，达到祛邪目的。因此本节又分败火毒止惊、祛潮毒止惊风和除恶毒撩焮肿三类。

清除天毒剂多以大寒性猛之草连、爪连、黄珠子、一把伞、山银花、大力子、山羊角、赤芍、牡丹皮等败火热之毒邪；以大热之乌莸、透身寒、炮黄、一支蒿散寒毒；以疏道开结之赶山鞭、搬倒正等化潮毒，以全蝎、僵蚕、岩防风等赶风毒等等为主组成。因天毒病理改变复杂，或三元火毒壅盛或风热疫毒上攻，或热毒壅聚于中，因而常配伍通利泄热、疏风散结、凉血活血、散湿通关之品。

应用本类方剂应注意：1. 要辨清毒邪性质，针对性选方用药，不可妄投。2. 天毒大多邪毒深重，病情危笃，不可怠慢，延误时机。必要时结合现代医学之长，配合静脉给药，达到快速生效；输液以稀释毒气，减少对组织脏器的损伤。

一、败火毒止惊风

败毒止惊剂，适用于因火、热、风、瘟（疫）毒引起的高热抽搐、烦躁狂乱、七窍出血之惊风症。

风、火、热、病因所致一般为热证，是常见外感病，一旦高热不退，持续时间长，或起病急重，开始以高热抽搐为毒邪致病，也可由外感热病失治误治转变而成。主要临床表现为持续高热，惊厥抽搐，胡言乱语或昏迷不醒，病情危重，甚至危及生命。

败毒止惊剂常以败毒退热、熄风止惊药如山羊角、鸡爪连、南天竹、铁灯台、草连、野菊花、阴爪风、三匹风、五匹风等为主组成。根据所犯病因不同配伍不同，如火毒配石膏、黄珠子；热毒配青蒿、山银花；风毒配防风；瘟（疫）毒配板蓝根、大青叶；七窍出血配生地、赤芍、丹皮。常用方有老鼠风饮、清热止惊汤、慢惊化痰散等。

1. 老鼠风饮《土家医方剂理论整理研究》

【组成】龙胆草 10g　三爪风 10g　五爪风 10g　勾藤 10g　水灯草 10g　羊胡子草 10g　搜山虎 5g　过岗龙 10g

【用法】水煎，每日一剂，分三次服。

【禁忌】忌辛辣。

【功效】败毒退烧，熄风止惊。

【主治】老鼠风，症见发高烧，眼睛红，肚子胀痛，恶心作呕，手抓足爬，口咬人，吵人，手足冷，脸色苍白，口唇发乌，昏睡，四肢抽风。

【解析】本方症因火、寒、风引起三元失调，寒热相遇，内热寒包于外，故高热，手足冷。风动于寒，寒热助于风，中元肚肠失调，而恶心作呕；上元脑神失职，故手抓足爬，烦躁或昏迷。方中用龙胆草冷苦之品赶火邪，用三、五爪风赶火赶风，以除主症，三药共为主药；勾藤、水灯草赶火镇惊，治上元脑神失职，羊胡子草赶气畅中，针对中元肚肠失调恶心作呕而设立，三药共为帮药；搜山虎、过岗龙通经活脉，为药引。以上八味共使火、寒、风三邪得除，三元得调，抽风得止。

【加减】大便稀去搜山虎，风动明显加天麻、蝉衣。

【应用】专治老鼠风，现用于中毒性消化不良，中毒性菌痢高热不退，惊厥抽搐。

【注意事项】本方针对高热、抽搐而设，以治其标，待症状缓解后，另需治其本。

【注解】三爪风又名蛇霉，五爪风又名五爪龙。

【考证】老鼠风，为土家医古病名。

【附方】鼠尾散（《单验方选编》）　蝉蜕 7 个，活鼠尾 1 根。鼠尾烧灰用蝉蜕煎水送服。禁忌辛辣。功效赶风止惊。主治急惊风。

2. 清热止惊汤《鄂西药物感》

【组成】南天竹 3g　血蜈蚣 3g　水灯草 3g　制螃蟹七 3g　蛾蚂蝗 3g

【用法】水煎服，每日一剂，每日三次。

【禁忌】辛辣。

【功效】清热败毒，熄风止惊。

【主治】小儿高热惊风症，高热不退，面红耳赤，两眼上吊，四肢抽动，甚至角弓反张，口吐痰涎，昏迷不醒。

【解析】小儿体嫩，自防功能差，脑神发育不全，易感风热毒邪。邪正交争旺盛，而易出现高热，见面红耳赤，扪之烫手。脑神未成熟，热冲脑而出现两眼上视，角弓反张，四肢抽搐，昏迷不醒。火毒灼津液成痰而有喉中痰鸣，口吐涎沫。病因为风热毒邪，主症为高热抽搐，治宜清热败毒，熄风止惊。方中南天竹清热败毒，生水熄火，退热，为主药；血蜈蚣性冷又入血，能败血中热毒，为帮药；螃蟹七、饿蚂蝗熄风止惊，又兼散痰，为客药；水灯草清热，又能引药入经络，为信药。全方共奏清热败毒，熄风止惊功效。

【加减】大热口渴加生石膏，手足抽搐明显加阴爪风，无痰涎去螃蟹七。

【应用】临床用于小儿高热惊厥。

【注意事项】本方为急者治其标之用，热退惊止后应对因治疗。另外，此方不宜久用，不然会伤正气。

【备考】小儿惊风属二十四惊之一。

【附方1】青菜挖耳止惊散（《单验方选编》） 野青菜5g，金挖耳5g，车前草5g，丝瓜根5g，白颈蚯蚓3g。烤干研末，温开水送服，每次2g。或水煎服，一日三次。禁忌辛辣。功效赶火散风，败毒止惊。主治急惊风。

【附方2】止惊阴阳水（《单验方选编》） 金挖耳12g，金钩藤15g，白银条12g。上药捣烂泡水，用称砣烧红放药水中乘温取水内服。禁忌辛辣。功效镇惊赶风。主治急惊风。

3. 慢惊化痰散《中国民族药炮制集成》

【组成】重楼15g 地丁12g 白甘遂（炒焦）3g

【用法】共研末，每次3～5g，薄荷汤送下，每日二次。

【禁忌】辛辣。

【功效】化解痰毒，熄风止惊。

【主治】慢惊风症，低热或不发热，昏迷不醒，抽搐时发时止，反复发作，喉中痰响如吹水泡声，口吐大量痰涎。

【解析】本为热症，由于失治、误治，久而灼津为痰，热与痰涎互结，成为痰毒，上冲于脑，则阻脑络，出现昏迷、抽搐；痰随热沸，故时发时止，反复发作；痰涎在喉中而有痰声。治宜化解痰毒、清热熄风止惊。方中重楼性偏冷清热，化痰败毒，为主药；地丁清热解毒，以治其因为帮药；甘遂能入经络、节缝、脑髓，且能化散痰涎，为客信药。诸药研粉备用，以减少煎药时间，投其急速。全方共奏化解痰毒，熄风止惊之效。

【加减】痰热明显加胆星，另用竹茹水煎送散服。

【应用】以发烧昏迷、抽搐、口吐痰涎为治疗要点。可试用化脓性脑膜炎、结核性脑膜炎的镇惊之用，也可用于癫痫发作期治疗。

【注意事项】此方有毒，体虚、小儿宜减量，服用时间不宜过长，不能与甘草同用。

【注解】重楼又名铁灯台、七叶一支花。

【备考】慢惊风为土家医二十四惊风之一。

【附方】竹钩汤（《单验方选编》）　竹茹5g，钩藤5g，路边黄3g，虎耳草3g，红活麻3g。水煎服，一日三次，每日一至二剂。禁忌辛辣。功效清热化痰，败毒熄风。主治急慢惊风。

二、祛潮毒止惊风

祛寒潮毒剂，适用于天毒中之寒、潮（湿）毒所致的肚肠毒性反应的泥鳅惊、蛇惊等症。

寒、潮（湿）毒病因引起的一般为里寒、里湿重症，主要表现为腹痛，呕吐，手足抽动，神昏，吐舌弄舌，四肢冷，小便少或失禁。

祛寒潮毒剂常以散寒、祛湿、解毒药金挖耳、雨点草、大蒜、土合、重楼、雄黄等为主组成。因其寒湿易伤肚肠，毒邪常致脑神功能失调，故在组方时常配伍调肚和肠之满山香、南木香、一点血、血蜈蚣、岩丸子、蝉衣、土虫、石菖蒲等药。常用方有蛇惊散、泥鳅惊汤、肚胀凉汤等。

1. **蛇惊散**《土家医方剂理论整理研究》

【组成】雄黄 1g　土虫 20g　薄荷 15g

【用法】雄黄研细末，土虫焙干研细末，再用薄荷 15g 煎水兑二味药粉内服，日二次，每日一剂。

【禁忌】忌辛辣、生冷、腥臭物。

【功效】赶火败毒。

【主治】蛇惊，嘴张开，舌头伸出口外，反复伸吐，如蛇张口吐舌样，肚子胀痛，不欲饮食，小便自出，量少色黄。

【解析】误食毒物，毒气入肚，侵入上中下三元。毒入上元见嘴张开，舌动伸出口外，反复伸吐如蛇张口吐舌样；毒气入中元见肚中胀痛，不欲饮食；毒气入下元见小便自出，量少色黄。本方中雄黄败毒气，为主药；土虫败毒镇惊，为帮药。主帮合用，败三元之毒气而镇惊，悉除诸证。小便黄是下元毒气化热之象，薄荷性冷赶火，除下元火毒，为客药。三药共用，共奏赶火败毒之功，使蛇惊症痊愈。

【加减】反复伸舌，如蛇吐舌加蛇泡草，腹胀痛加一点血。

【应用】本方专治蛇惊，因误食毒物所致，以口张舌伸摆动，腹胀痛为认症要点。

【注意事项】病危神志不清吐弄舌，不适应本方。雄黄有毒，中病即止，勿久服多服。

【注解】土虫为蚯蚓。

【考证】蛇惊，土家医古病名。

【附方】寒湿抽风汤（《单验方选编》）　野青菜 3g，挖耳草 3g，马蹄香 3g，川芎 6g，野花椒根 3g，车前草 3g，生姜 2g。水煎服，一日三次，每日一至二剂。禁忌辛辣。功效赶寒潮毒、熄风止惊。主治急惊风。

2. 泥鳅惊汤《土家医方剂理论整理研究》

【组成】绿豆 50g　鸡爪黄莲 10g　铁马鞭 15g　大蒜汁 10ml　生姜 15g

【用法】水煎后去渣兑大蒜汁灌服，每日三次，每日一剂。

【禁忌】忌辛辣、油腻。

【功效】败毒止惊。

【主治】泥鳅惊，肚子剧痛，痛在地上打滚，手足向左右抽动，牙关紧闭，呕吐白沫，四肢发凉，尿失禁。

【解析】因误食不洁之物，毒气内攻，故见肚子剧痛，痛在地上打滚；毒气冲脑，扰乱神志，见手足左右抽动，形如泥鳅在地上窜动，牙关紧闭；毒气入肚肠，见呕吐白沫；毒气散发，气血不走四肢，故发凉；毒气入尿脬，尿脬失约见尿自出失禁。本方重用绿豆为主，意在大败内毒，鸡爪黄连亦为败毒佳品，配绿豆加强败毒之功，促内毒除，肚子痛止，神志清，手足活动正常；铁马鞭活血通筋，生姜、大蒜性热味辣，温通血脉兼止呕，四肢得暖气供给，使身体及四肢血脉畅通，牙关松开，呕吐得止。

【加减】腹胀加南木香，呕吐涎沫多加制三步跳，呕吐加灶心土，惊加惊风藤。

【应用】本方专治泥鳅惊，以腹痛、呕吐、心烦意乱、手足抽动为治疗要点。

【注意事项】应排除外科急腹症及中毒性肠炎。

【考证】泥鳅惊，土家医古病名。

【附方 1】茶姜阴阳水　生姜 10g，茶枯烧存性。生姜捣烂，两药合并，放入碗中，冲阴阳水灌服。如未止，二至三时后再灌服一次。功效散寒杀毒。主治泥鳅惊。

【附方 2】马蹄山青汤（《单验方选编》）　马蹄草 15g，青菜七10g，雨点草15g，猫耳朵12g。水煎服，一日三次，每日一剂。忌茶、荤菜。功效清湿热毒，熄风止惊。主治急惊风。

3. 肚胀惊汤《土家医方剂理论整理研究》

【组成】麦芽子10g　鸡合子皮10g　一窝蛆10g　野山茶10g　土荆条8g　土虫10g　血当归5g

【用法】水煎服，日一剂，分二次内服。

【功效】赶寒潮毒，熄风止惊。

【主治】肚肠惊，肚子饱胀，屙青黑色稀大便，面色苍白，不思饮食，四肢蠕蠕动弹抽风。

【方解】本方症多见于小儿。因素来三元虚弱，加之感受寒湿之毒气，使寒湿毒内停中元，见肚子饱胀，饮食不化，拉青色稀黑大便。水谷不化，气血无源，故面色苍白，消瘦。毒气内犯，血不养筋，虚风内动，见四肢时有动弹，蠕蠕抽动。本方用性平味甜的麦芽子为主药，健肚消食；鸡合子皮性平味甜，消食化积、化肚中水谷，一窝蛆性平味甜，赶毒养肚，二药与主药相配，使中元寒湿毒气除，水谷化，于是气血有源，面色得润，周身得养；野山茶、土荆条，散寒湿毒邪，畅谷道，血当归有养血之功，使气血充足，濡养周身四肢；土虫活筋镇惊，使四肢动弹之症得除，又引药性达全身，为帮、信兼备之品。

【加减】抽动明显加天麻、双勾。

【应用】本方专治肚胀惊，以感受寒湿毒邪后出现腹胀膨隆、四肢徐徐抽动、面色苍白、青黑大便为主症，以虚风内动为治疗要点。

【注意事项】注意与实症惊风鉴别，勿忘虚虚之诫。

【注解】土虫为红头蚯蚓。

【备考】肚胀惊为土家医古病名。

【附方】鲜土虫3～5条，打火草10g，水菖蒲10g。上药合并捣烂，敷肚脐与两脚心，一天换一次。

三、除恶毒撩焮肿

除恶撩焮剂，适用于恶毒、火毒所引起的皮肤恶疮、梅毒软下疳，及头面焮肿、疔疮走癀、带状疮、丹毒等病症。

恶毒侵犯体表肌肤黏膜后，易烂皮腐肉，久不收口，恶臭难闻，或肉烂溃疡，阴器、趾指残缺。火毒来势凶猛，一夜之间突变，在头面部出现焮肿剧痛，全身高热，甚或昏迷抽搐。

除恶撩焮剂常以攻毒、败毒、解毒药如斑蝥、癞克马、轻粉、鬼见羽等为主组成，配伍祛腐生肌之冰片、潮脑、枯矾、马桑叶。火毒常以清热退火、败毒解毒的山银花、一把伞、鬼针草、败酱草、草连、草河车、梨头草、三棵针、紫花龙胆等为主组成，配伍凉血、止痛的生地、赤芍、黑参、白芷、乳香、没药。常用方有斑蒜油、斑鹜散、疔疮走癀汤、丹毒清、蛇丹败毒方、梅毒奇效方等。

1. 斑蒜油《中国民族药炮制集成》

【组成】斑蝥 6 只　大蒜 15g　茶油 60 毫升

【用法】将大蒜皮剥开去除，仁捣碎，加入茶油、斑蝥浸泡一至二周后，过滤瓶装备用。用时洗净患处，用棉球蘸药外擦，日三至五次。

【禁忌】忌辛辣、化物。

【功效】赶祛恶毒，生肌平疮。

【主治】恶疮、顽癣，皮肤溃烂、恶臭、流脓血，久不收口或顽癣皮硬，搔痒，反复发作。

【解析】恶毒侵犯皮肤，起病缓慢，病情逐渐加重，皮损慢慢扩张，溃烂久不收口，脓血外出。治宜赶除恶毒，生肌平疮。方中斑蝥攻毒赶毒，杀虫止痒，除恶气，为主药；大蒜祛毒去腐，为帮药；茶油杀虫解毒，又为调合剂，为信药。三药合用能赶除恶毒，生肌平疮，使恶毒除，腐肉去，新肉生。

【加减】面积大溃疡加藤黄、冰片，顽癣加土大黄。

【应用】本方为恶疮、顽癣而设。现多于皮肤癌、牛皮癣。

【注意事项】本品有毒，切勿入口、眼内，防中毒，另对鲜伤口有腐蚀作用，应避免使用。

【备考】恶疮为土家医古病名，相当于现代医药皮肤癌、神经性皮炎。

【附方】斑桂散　斑蝥7个，香桂皮10g，巴豆霜5g，脑砂5g。共研细末，瓶装备用。用时茶油煎熟放入药粉，用鸡毛蘸外涂，每日一至二次。功效祛毒平疮。主治恶疮，秃疮。

2. 斑蝥散《中国民族药炮制集成》

【组成】斑蝥7只　螃蟹2只　银朱5g　红花10g　滑石10g　月石5g

【用法】共研细粉瓶装备用，用时洗净患处，熟茶油调药后涂患处。

【禁忌】忌辛辣、腥臭。

【主治】脱疽，指趾节后脉被毒阻，而发生溃烂脱丢。

【解析】脱疽是恶毒侵犯脉管，使气血流通受阻，使在远的小节腐烂，甚至脱掉。治宜赶毒活血，生肌收口。方中斑蝥大败毒邪，祛腐肉，为主药；螃蟹去毒养肉，兼凉血为帮药；红花、银朱活血通脉，为客药；滑石、月石散湿收水，促进伤口愈合，为信药。全方共奏赶毒活血，止脱生肌功效，使毒邪去，脉管通，气血至，脱疽止，伤口愈。

【加减】脱疽前脉管红加血竭，水不多去滑石。

【应用】现临床用于治疗脉管炎。

【注意事项】（1）有热象者，应配合服清热解毒内服药。

（2）疔引起的脱疽另当别论。（3）斑蝥去足。

【注解】螃蟹为溪中肉蟹。

【备考】脱疽又名烂蛇头。

3. 疔疮走癀汤《寿世得效方》

【组成】山银花 50g　一把伞 25g　梨头草 25g　黑参 15g　草莲 10g　赤芍 15g　生地 25g　贝母 10g　瓜蒌根 15g　野菊 15g　草河车 15g　生甘草 10g　鲜草根 15g

【用法】水煎服，每日一剂，日三次。

【禁忌】忌辛辣、荤菜。

【功效】退火败毒，凉血护心。

【主治】疔疮走黄，高热，神志恍惚，走路摇晃，局部红肿，坚硬脓栓较紧，舌红，脉散。

【解析】疔疮由火毒引起，病理为火毒凝聚，毒热炽盛。一旦毒邪大发播散全身，见高热、神昏、脉数，为热入血分，毒热攻心。治宜清热败毒，凉血护心。方中山银花、一把伞、梨头草、草莲、草河车、野菊清热败毒，为主药；生地、赤芍、鲜茅根、瓜蒌根养阴凉血，解血中之毒热以护心，为帮药；贝母解毒托毒散脓，为客药；甘草清热又调和诸药，为信药。全方共奏退火败毒、凉血护心之功效。

【加减】脓未穿破加天丁、炮甲，手指加桑枝，下肢加牛膝。

【应用】主治疔疮走黄。现代用于治疗败血症。

【注意事项】（1）热降低后逐步减轻药剂量。（2）有神昏时配合服至宝丹、山羊角粉。（3）疮面按常规治疗方法用药。

【注解】草河车又名铁钉台。

【备考】经多方临床应用，有较好的效果。

【附方】云实走黄汤（《土家族民间奇效良方》）　云实、

大金刀、淫羊霍、乌臼根各30g。水煎服，日一剂，每日三次。

4. 丹毒清《寿世得效方》

【组成】山银花12g　土连翘10g　一把伞10g　黄珠子10g　紫草10g　三棵针12g　草连10g　大青叶15g

【用法】水煎服，日一剂，每日三次。

【禁忌】忌辛辣、化物。

【功效】清热败毒，凉血散丹。

【主治】丹毒症，恶寒发热，局部红肿疼痛，边界清楚，中央有水疮，皮肤发红如染丹脂，重者神昏谵语。

【解析】丹毒发生是血有伏火为内因，外感火毒为外因，多由皮肤黏膜破损，邪毒乘隙侵入而诱发。血热、外毒热合邪，两热相博，故发病急，突然恶寒发热，皮肤红肿，湿热并作见水疮、渗液；毒热重者见高热不退，或入里见神昏、谵语。治疗急性期以清热败毒为主，凉血为辅。慢性复发型是湿热蕴于肌肤，缠绵难愈，治宜清热利湿，活血透托。方中山银花、一把伞、三棵针、大青叶清热败毒，为主药；草连、黄珠子、土连翘清心火，其中连翘善于疗疮毒为帮药，紫草凉血清血中伏热为客药。全方共奏清热败毒，凉血护阴之功效。

【加减】高热加生石膏；发于颜面加菊花；胸胁加柴胡、胆草；下肢加牛膝、黄剥皮；水疮明显加车前草；湿重加苡仁、猪苓。

【应用】本方主治丹毒，以皮肤红如丹脂，中间有水疮为治疗要点。

【注意事项】伴有高热、神昏、谵语者则加凉血清毒之品，如水牛角、赤芍、生地、丹皮。慢性复发性加活血透托之甲珠、天丁、白芷、当归、贝母等。

【注解】丹毒发病部位无定处，因而命名也不同。发于头面者称抱头火丹；发于躯干者称丹毒；发于两腿者称腿游风；发于胫踝者称流火。

【备考】丹毒病名在汉医学中有记载，现代医学也用此名。

【附方1】白绿齿苋浆　白菜板、马齿苋、绿豆芽，洗净，捣烂外敷。

【附方2】柏香救兵汤（《土家族民间奇效良方》）　柏香子15g，救兵粮15g，侧儿根30g。水煎服，每日一剂，日三次。

5. 腰带疮磨剂《土家医方剂理论整理研究》

【组成】铁灯台　雄黄各适量

【用法】两药磨水处擦患处，日二至三次。

【禁忌】忌辛辣、海鲜。

【功效】赶火败毒止痒。

【主治】腰带疮，皮肤上出现如绿豆至黄豆大小的水泡，泡底发红，灼痛，奇痒，或伴全身发烧、无力、纳差等。多发于胸、腰、胁间等部位。

【解析】本方症由中下元火毒或湿热循筋外发而引起。毒气集于体表，故见皮肤痒、灼痛。重者毒气内袭，故见全身发烧、无力、纳差等。铁灯台性冷味苦，赶火败毒，雄黄祛湿止痒，二药互配，消火毒止奇痒，使腰带疮渐愈。

【应用】本方为腰带疮而设，以头面及躯干部灼痛，皮肤生连片绿豆大水疮为治疗要点。

【注意事项】注意与湿疹、漆疮鉴别。

【注解】铁灯台又名七叶一枝花。

【备考】腰带疮相当于带状疱疹，以所患部位命名。

6. 蛇丹败毒方《寿世得效方》

【组成】紫花胆12g　土连翘15g　黄珠子10g　一把伞15g

生地 30g　五叶通 10g　鬼见羽 15g　车前草 10g　大青叶 10g
草连 10g

【用法】水煎服，日三次，每日一剂。

【禁忌】忌辛辣、鱼虾。

【功效】退火败毒，凉血利湿。

【主治】蛇丹，突然起红色水疮，逐渐增多，排列成条状，疼痛难忍，有灼辣感。

【解析】蛇丹可因情感内伤以致肝胆火旺或因脾湿郁久，湿热内蕴，外受毒邪而诱发。毒邪化火与肝火、湿热搏结，阻遇经络，气血不通，故症见灼热疼痛；毒热蕴于血分则发斑，湿热凝聚不得疏泄则起水疮。方中紫花胆、草连退肝胆火，为主药；土连翘、黄珠子、一把伞、大青叶，清热败毒，为帮药；生地凉血清血中热，鬼见羽赶毒气散皮火，五叶通、车前草清热利湿以消水疮，共为客药。诸药合用，共奏退火败毒、凉血利湿之效。

【加减】高热者加生石膏 30g；疼痛明显者加地雷、乳没；皮损潮红疼痛加土大黄；发于颜面者加菊花；发于胸部加柴胡；发于腰者加桑寄生、丝棉皮；发于上肢加姜黄引经；发于下肢者加牛膝；后期痒感明显者加白鲜皮。

【应用】本方专治蛇丹，现代称带状疮疹，以皮肤发生水疮，剧烈刺痛灼热为主要特征。

【注意事项】蛇丹的治法，退火败毒利湿以治因，化瘀通络理气以治其果，并要权衡湿热之中的湿重还是热重，毒热之中热重还是毒重。

【注解】紫花胆又名紫花龙胆，黄珠子又名黄栀子，一把伞又名蒲公黄，草连又名山黄连。

【备考】蛇丹又名腰带疮、搭连疮、包谷疮，都为土家医病名。

7. 梅毒奇效方《中国民族药炮制集成》

【组成】土茯苓1000g　甘草10g　青藤10g　百金条根10g　何首乌30g　金刚刺10g　木瓜10g

【用法】将药用纱布包裹，煮服，每日三次。

【禁忌】辛辣。

【功效】败毒祛湿，舒筋止痛。

【主治】梅毒，皮肤梅毒多生阴部，见皮肤水疮，成块状，烂疮周围是黑色，患部焦痛，起干壳，去一层又起一层，其味腥臭窜筋后出现筋骨挛痛。

【解析】梅毒多为性传播，在与梅毒患者性接触后，其毒邪沿生殖器行走。梅毒为湿热毒邪，易烂膜腐肉，故见皮肤起水疮、溃烂、焦痛，特别腥臭。梅毒窜经，而见筋骨挛痛。治宜败毒祛湿，舒筋止痛。方中土茯苓大败毒气，又清热利湿，为方中主药，且用量大；金刚刺清热解毒，促毒外出，为帮药；百金条根通经利湿，木瓜除湿舒筋，生首乌赶毒养血，青藤祛风止痒，共为客药；甘草清热解毒，又调和药性，为信药，诸药合用共奏败毒祛湿，清热散风，舒筋止痛功效。

【加减】无筋骨挛痛去青藤、木瓜。

【应用】皮肤梅毒。以阴部生疮溃烂、色黑、腥臭为治疗要点。

【注意事项】1. 梅毒有传染性，外治清洗时医者要保护自己。2. 溃疡部位应配合外用药。

【注解】百金条为八角枫。

【考证】（1）原书中土茯苓用量为1000g，笔者疑为印刷有误，用100g较合适。（2）何首乌未注明制用或生用，根据药性分析，生首乌有解毒、通便功效，应用时考虑用生首乌。

【附方】田螺红粉散（《群方集》）　田螺2个，红粉2分，青粉5分，水银5分，冰片5分，枯矾5分，硫黄5分。取一个田螺烧成青色，另一个生用，共捣烂、敷患处。生肌时用后六种药共研细末，散于患处。

第二节 攻排乍毒

乍毒由机体代谢产物不能正常排出体外，蓄积体内成为致病因素，伤害机体气血津液、肌肉，阻塞经络，影响机体功能。常见有气毒、血毒、尿毒、脓毒、胎毒、巴毒、痰毒等。

乍毒引起病症较多，常见有积块，假肉、乍肉、毒瘤、精血毒气等，因此本章方剂又分为削坚消块、拨去毒瘤、化毒理阴三类。

攻排乍毒剂，适用于气、血、尿、脓、巴等毒邪所致的毒气症、血毒症、尿毒症、脓毒症、痰毒症。根据乍毒的病因病机和临床特点，祛邪为总的治则，具体治法以攻排为主，攻补兼施。对积块、假肉削坚消块；毒瘤生拨毒去瘤；精血毒气化毒理阴。药物组成多选攻毒、排毒、化毒等药为主，但是毒邪常影响气血津液正常运行，故常配伍通气散结、活血祛污、通关利尿、消肿散结、透脓止痛、化解痰毒等药。由于乍毒形成时间较长，患者多忧愁思虑，影响情感，适当配伍安神定志之品。

应用攻排乍毒剂注意：1. 患乍毒患者思想顾虑多，情感波动大，除药物治疗外，多做思想工作，医患多沟通，增强患者治疗信心。2. 正确处理攻毒与扶正关系，根据症候特点及体皮强弱，以攻为主，或以补为主，熟多少，根据辨证分型结果决定。对于虚症中的气虚、血亏、精少，应有针对性选药组方。3. 此类方剂大多数药有一定毒性，服用时间长，注意慢性中毒，必要时配伍佐制药以降低毒性。对于有出血倾向，孕妇、儿童要慎用。

一、削坚消块

削坚消块剂，适用于体内或体外生假肉、肿块（组织异常增生、息肉、囊肿、癌肿）病。症见肿块硬结、嫩肉外出。因其病因和部位不同，肿块、假肉形状各异，或痛或不痛，推之能动或不动，有的坚硬如石，有的软如棉等。

削坚消块剂以软坚散结、行气活血、攻毒削甲、抗癌消肿药为主组成，如鳖甲、蜈蚣、蜂房、冰球子、猫爪草、黄独、散血连、朱砂连、八角连、龙葵、白英、巴壁虎、本脚虫、石龙子、鸭旦子等药。由于假肉生长，多因慢性病变造成，正气常亏虚，故常伍扶正之品，如党参、黄芪、灵芝、当归。在给药途径上，体内以内服药为主，体外以外敷药为主，或内外合治。常用代表方有消积化痞饮、九牛造块汤、破瘀消积散等。

1. 消积化痞饮《鄂西药物志》

【组成】生桐根 60g　血盆草　板党　臭梧桐根各 30g

【用法】饨鸡服，两日一剂，吃鸡和汤。

【禁忌】忌油腻。

【主治】胁下积块（肝脾肿大），面黄肌瘦，单腹胀大，胁痛，胁下痞块，舌紫暗，苔黄厚或白腻，脉弦。

【解析】受染生毒，破坏肝与连贴，使肝肿及连贴肿大，气滞血瘀，见胁痛，胁下积块，单腹胀大，舌紫暗。肚气虚弱，不能生气血以供养全身，见面黄肌瘦。生毒在内，久而不去，故仍见舌苔黄厚或白腻。胁下积块多虚实挟杂，病程日久，治宜扶正与赶毒并举，益气与活血同用。方中生桐根赶生毒、清湿热，为主药；血盆草活血散瘀，消积化块，为帮药；板党、鸡肉补肚益气，扶正强体，为客药；臭梧桐引药入肝，以治胁痛，为信药。诸药合用共奏赶生毒、消痞积、益肚气、活血之功。

【加减】湿热明显，暗黄，加茵陈蒿、酸桐根、凤尾草、垂盆草；气虚明显加黄芪；血虚加血当归；腹胀加山消。

【应用】本方以胁下积块、单腹胀大、面黄肌瘦为治疗要点。现临床用于治疗肝硬化，瘀积性黄疸。

【注意事项】对单纯性脾肿大无临床症状效不显著，可试用于疟疾引起的肝脾肿大，对血吸虫引起肝硬化无病例报道。

【注解】生桐根为桐油树根白皮，血盆草为紫丹参。

【考证】古代土家医无积块名称，为引用中医证名。

【附方】娣妹攻毒汤（《中国民族药炮制集成》） 十娣妹15g，猕猴桃根15g，虎杖10g， 鸡矢藤15g，赤阳子10g，猪赤肉60g。同炒至焦黄，再加红酒30g，共煮两小时后，同饭服用。忌酒、辛辣物品。功效攻毒退黄、化积消块。主治黄疸、痞块。

2. 九牛造块汤《中国民族药炮制集成》

【组成】九牛造（醋炙）3g 制朱砂七6g 红石耳12g 白芥子10g

【用法】水煎服，每日一剂，每日二至三次。

【禁忌】辛辣，荤油。

【功效】攻毒消水，活血化瘀。

【主治】积聚，腹胀，胸膈不利，腹大如鼓，青筋显露，呼吸不利，不能平卧，小便少，舌暗苔白，脉沉细。

【解析】恶毒从口而入，在体内与气血结合，久留于体内，影响气血运行；肝为血脏，毒血入肝，损伤肝组织，形成积块；气运不畅，中元受累，水湿外溢，见腹大如鼓；血运不畅，脉管受阻，见青筋暴露；水湿内停，上抬膈膜，肺煽动变小，故不能平卧，呼吸不利。治宜攻毒消水、活血化瘀。方中九牛造攻生毒、消水气，为主药；朱血七活血化瘀，消积化块，为帮药；红石耳益肝肾以扶正，为客药；白芥子走经隧，通三元，利水消胀，为信药。全方共奏攻毒消水、活血化瘀之功效。

【加减】有热象加钓鱼杆；体虚水肿、大便不畅加牛大碗；积块硬，加地罗汉粉。

【应用】临床多用于治疗肝炎性肝硬化腹水，酒精性肝硬化腹水。

【注意事项】本方有小毒，不宜长期使用，腹胀大消除后停用。

【考证】积聚古代土家医中无此名，为引用中医病名。

3. 破瘀消积散《中国民族药炮制集成》

【组成】制干漆 5g　茯苓 10g　水蛭　月季花各 20g　当归 10g　川芎 10g　桂枝 5g

【用法】共研细末，每次服 3 ~ 5g，每日服四次，开水冲服。

【禁忌】忌生冷、魔芋豆腐、辛辣。

【功效】攻毒消聚，破血化瘀。

【主治】积聚症，腹胀胁痛、胁下肿块硬结，腹上青筋暴露，胸上赤蜘蛛痣，面部黑。

【解析】乍毒入侵，多犯肝脏，影响血运，出现瘀血，变生积聚，故见腹胀胁痛，胁下长肿块，腹上青筋多和大。乍毒随血脉流动，毒现于外，如蜘蛛，血被毒染而面部漆黑状。病理为毒结积聚，瘀血内停，治宜攻毒消聚，破血化瘀。方中干漆攻毒破血，善治积块，又能杀虫，为主药；水蛭破血化瘀，消肿散结，去死生新，为帮药；当归、川芎补血活血兼行气，茯苓利水消肿散积，月季花调和血脉，换血，恢复血运，为客药；桂枝性温，能活血，助月季花换血，并能温通血脉，又能引药入脉，为信药。诸药合用，共奏攻毒消聚，破血化瘀之功。

【加减】积块日久呈结节状加炮甲。

【应用】临床用于各种肝脾肿大及原发性和继发性肝癌。

【注意事项】本方有毒，且攻毒破血力猛，故孕妇、产后忌用。本方活血力强，有出血倾向者慎用。

【附方】五灵麝丑散（《单验方选编》）　丑牛 12g　麝香 0.5g　五灵脂 15g。研末，每次姜汤送服 3g，一日三次。忌与对叶参，盘龙参同用。功效攻毒破血，消肿止痛。主治肿瘤、食积、痰滞、气痞。

二、拔毒去瘤

拨毒瘤剂，适用于外邪毒物伤及皮肤筋肉所生之赘生物，大如拳头，小如黑痣。

拔毒瘤剂常以拨毒、散毒及软坚药如八角连、九龙盘、铁钉台、山甲等为主组成。毒瘤肿大，气血运行受阻，故常配伍理气活血药物如当归、川芎、散血连等；某些肿物因毒而挟痰核，故需配化痰散结之土贝母、夏枯草等。毒瘤有良恶之分，良性在外多外用，恶性发展快每多配合内服药。代表方有铁板疡汤、九子疡汤等。

1. 铁板疡汤《土家医方剂理论整理研究》

【组成】半边莲 15g　灯笼果 15g　金刚刺 15g　蜂窝球 10g　雷蜂窝 6g　岩川芎 10g　白花蛇舌草 10g　铁板消 10g　血当归 10g

【用法】上药水煎，日一剂，分三次内服。

【禁忌】忌食鱼、虾、蛋、水牛肉。

【功效】败毒散痰，软坚散结。

【主治】铁板疡。多发于颈项下或钣丝骨上窝或羊子窝处。初期不红不痛，慢慢肿大，推之不动，小者如雀蛋，大者如鹅蛋大小，后期溃破，流脓血水，经久不愈。

【解析】铁板疡多由恶毒侵入体内脏器，毒气循筋脉入于颈项下等处，与气血互结而成为污血、黑血。乌血挡阻，疡子逐渐肿大，如雀蛋至鹅蛋大小，溃破后流脓血水等。治当败毒散结、活血散瘀。本方中以祛恶毒消肿散结的半边莲、白花蛇舌草为主药；灯笼果、金刚刺、蜂窝球散结攻毒、消肿止痛，为帮药；岩川芎行气活血，赶出筋脉之邪毒，铁板消性冷味苦散瘀热，化瘀血而消肿，为客药。本方具有祛恶毒、散瘀止痛、清瘀热之功，使铁板疡得治。

【加减】肿结明显者加猫爪草、独脚白及，发热者加靛蓝、三叶风。

【应用】本方为铁板疡而设，以颈项、饭丝窝生疡子，推不动、硬为治疗要点。现代用于治疗鼻咽癌颈部转移、胃癌锁上转移、淋巴瘤。

【注解】灯笼果为锦灯笼果实，蜂窝球为化香树果实。

【备考】铁板疡为土家医古病名，以颈部、锁骨上淋结肿大，推之不动为特点。

2. 九子疡汤《土家医方剂理论整理研究》

【组成】上山虎 10g　百部 15g　三百棒 15g　牛大黄 10g　见消肿 10g　鹅不食草 10g　铁灯台 8g

【用法】水煎，日一剂，分三次内服。

【禁忌】忌食鱼、虾、蛋类食品。

【功效】攻毒散结，消肿止痛。

【主治】九子疡，起病缓慢，初起颈部有坨如枣核，不觉疼痛，以后逐渐增大，或相互合成串，向颈一侧或两侧发展，久之三五成群，牵藤成串，发展成七至九个不等。

【解析】九子疡因毒气侵入，痰涎内结，在颈项肌肉皮肤之间留而不去，故见颈项部一侧或两侧有大小不等的肿坨，少则 2 至 3 枚，多则 10 余枚，小者如黄豆，大者像雀蛋，连成一串，推之活动，经久不愈。本方以攻毒化痰散结的见消肿、上山虎为主药；百部散结杀虫，助上山虎软坚散结，为帮药；铁灯台、见肿消、牛大黄清热散结，消肿止痛，为客药；三百棒引药入结，善走皮肤经络，为信药。全方共奏化痰散结，消肿止痛之功。

【加减】疬子肿块明显硬结者加土贝母、夏枯草，下午、夜间低热者加黑参。

【应用】本方为九子疡而设，以颈项、饭丝窝生疬子，能活动连成串为治疗要点。现代用于治疗颈部淋巴结核未溃烂者。

【注意事项】本方用于治疗九子疡早中期，溃烂化脓者不宜使用，体虚明显者慎用。

【注解】牛大黄又名牛耳大黄。

【备考】九子疡为土家医古病名。

三、化毒理阴

化毒理阴剂，适用于因性生活不忌所致的男女性派乃病、女子月家病。

男女性器官不同，正常生理排泄物有别，男子为火水，女子为月经。另外，女性生殖器官有孕育和生产胎儿的功能，在产后40天内常有恶露从阴道内排出。在经期和产后期行房事，女子的经血、恶露与男子火水相遇，便产生毒气，成为致病因子，在男子为派乃病，在女子为月家病。

派乃病和月家病的病因相同，但犯的部位不同，病理改变也不相同，临床表现各异。派乃病多见身体消瘦，无力，小腹胀痛，阴器流清水，茎中不适，小便涩痛，色黄或黄赤，大便稀或有黏液；月家病始觉腹痛，五心发热、饮食无味，继而见身体虚弱，精神萎靡，喜欢吃腥臭物，咳吐似痨，小腹胀，隐痛，腰骶部沉重，带下清水或黄赤，大便溏泄，小便黄赤。两者治法为化毒解毒、理血去污。组方选药常以化毒解毒之鬼针草、铁马鞭、路边黄、四棱草、土茯苓，理血去污之车前草、白金条、穿心刺、大血藤、小血藤、血当归等为主组成。月家病失治误治，病程延长便成月家痨，常配伍清明花根、对叶参、孩儿参、岩崖藤等益气补血之品。常用方有赶浊化毒汤、排毒护宫汤，排垢温茎汤。

1. 赶浊化毒汤《群方集》

【组成】四棱草　铁马鞭　路边黄　蛇泡草各10～12g

【用法】水煎服，每日一剂，每日二次。

【禁忌】忌腥臭，化物。

【功效】赶邪浊，除毒气。

【主治】大月家病（初期），产后忌期同房，妇人始觉腹痛、五心发热、纳差。

【解析】妇人产后，阴门大开，气血随胎儿娩出而体虚，一般需要40至60天恢复。一旦未守忌期，在30至50天行房事，男精与女血相合成为毒液，此时阴门仍未全闭，毒液上行，窜入血中而成月家病。治宜赶邪浊、除毒气。方中四棱草活血除毒，强胞宫，为主药；铁马鞭、路边黄、蛇泡草化解毒气清胞热、止腹痛，为帮药。四药合用共奏活血败毒、化毒清热、止痛之功。

【加减】带下色白加棕根、鸡冠花，小腹灼热痛加鬼针草，小腹痛甚加小血藤、血当归。

【应用】此方专为月家病而设，多用于月家病初期，以病程10天内为佳。

【注意事项】如恶露不尽，全身发热，带下脓臭，不属月家病范畴。

【注解】四棱草为茜草茎叶，蛇泡草又名蛇莓。

【考证】月家病，为土家医古病名。

【附方】活血败毒汤（《单验方选编》）　大血藤9g，小杆子9g，土当归15g，山乌龟3g，土川芎15g，铁灯召3g，火酒引。水煎服，每日一剂，一日三次。功效活血止痛，败毒去污。主治小月家病，月经期同房后，出现腹痛、小腹硬为主，兼有小便热，次数多，阴部不适。

2. 土茯搜山败毒汤《群方集》

【组成】搜山虎15g　石菖蒲15g　葛根15g　野棉花根少许（5g）白土茯苓10g　红牛藤15g

【用法】水煎服，每日一剂，每日三次。

【禁忌】忌腥臭，辛辣。

【功效】败毒祛湿，清热和血。

【主治】大月家病（中期），腹胀痛，小腹热，带下多，口干，开始消瘦，乏力，喜吃腥臭物。

【解析】得月家病后忌医，发病20天后才就医，毒液已窜血脉中，开始发热，故见腹胀痛，小腹热，口干；毒液腐外阴，湿邪内生，而见带下量多；病程日久，损伤正气而见消瘦、乏力；喜吃腥臭物为月家病特点。此期治疗应以祛邪为主，治宜败毒祛湿，清热和血。方中搜山虎败毒拔毒，土茯苓败毒祛湿，为主药；葛根清热止渴以治热，为帮药；石菖蒲开通血脉，红牛膝和血以调气血，野棉花根缓拘止痛，共为帮药。全方共奏败毒祛湿、清热和血之功。

【加减】腹痛不明显去野棉花根，头脑不蒙去石菖蒲，血亏加鸭脚归。体虚明显，同时服党参五钱，尾参五钱，沙参三钱，茯苓三钱，臭牡丹根三钱，肉罗汉五钱，母鸡蒸服。

【应用】本方用于大月家病中期，以下腹胀微痛，灼热，消瘦，带下量多，口微干渴为治疗要点。

【注意事项】注意与湿热带下鉴别。

【附方】月家赶毒活血汤（《单验方选编》）　五花红血藤

12g，小杆子9g，红活麻12g，水浮草12g，红花6g，黄荆条9g，搬倒正9g。水煎兑酒服，一日三次，每日一剂。忌生冷。功效赶毒活血。主治大月家病（中期），腹痛明显，固定不移，带下赤白或流乌黑水。

3. 排毒护宫汤《群方集》

【组成】白土茯苓　车前草　夏枯草　斑鸠窝　生桐树根　铁马鞭锯子草　红浮萍各6～10g

【用法】水煎服，每日三次，每日一剂。

【功效】赶毒护宫，清散虚热。

【主治】真月家病，五心发热，小腹热甚，消瘦明显，似痨。

【解析】真月家病，是男女同房在产后不满40天，或大月家病后期出现，除腹胀痛、灼热外，见虚热征象，与痨病相似，故又称“月家痨”。病理属毒气弥漫，伤及阴血及宫膜。毒邪与湿气并存，腐肉烂膜。治宜赶毒护宫、清散虚热。方中土茯苓、车前草、夏枯草赶毒气、去污浊，为主药；斑鸡窝护宫膜、去湿气，为帮药；生桐根、铁马鞭滋阴清热，锯子草活血理脉，促毒气消散，共为客药；红浮萍促药散发，又引药入胞络，为信药。诸药合用，共奏赶毒护宫、清散虚热之功，使毒气散，虚热除，用祛邪之药，达到扶正目的。

【加减】体虚明显加女儿红、麦冬、棉花根，气阴两虚加孩儿参、杏沙，骨蒸劳热重加枸杞根皮、青蒿。

【应用】本方为真月家病而设，是月家病重症，以五心发热消瘦，干咳为治疗要点。

【注意事项】应用本方要以结核病鉴别，在排除结核后用本方治疗。

【备考】真月家病为土家医古病名。

【附方1】月家龙船汤　龙船泡，四块瓦，女儿红，地苦胆，小人参牛膝，葛根，土细辛，鸡蛋3个。水煎服蛋和汤。

【附方2】化毒宽肠汤《单验方选编》：三月泡30g　石榴根15g，大小血藤各15g。水煎兑酒服，一日三次，每日一剂。忌荤油、辣椒。功效化毒宽肠，活血止痛。主治男月家病，在产褥期同房后，男子出现小腹隐痛，大便稀烂，次数多，腹痛时欲排大便，便后痛减，或有黏液。

4. 闯红排浊汤《群方集》

【组成】号桐树　女儿红　锯子草　水菖蒲　散血藤　车前草　夏枯草　铁马鞭　白土茯苓各6~10g

【用法】水煎服，每日一剂，每日三次。

【禁忌】辛辣、酒类。

【功效】化毒排浊，活络止痛。

【主治】闯红病，男子小腹痛，小便不畅浑浊或尿后流白色膏状物。

【解析】女子在经期禁止房事，不慎同房，在男子精气不足时，精血毒液侵犯男子阴器而发病。主要症状为小腹痛、小便不畅，尿浑浊或尿后流白色膏状物。治宜化毒排浊，活络止痛。方中号桐树、铁马鞭、土茯苓化散毒气，为主药；车前草、夏枯草、铁马鞭排浊兼清热，促毒排出为帮药；女儿红、锯子草、散血藤活血及化散瘀血，以治腹痛，为客药；水菖蒲利茎活络，专走窍门，为信药。诸药合用，达到化毒排浊活络止痛功效。

【加减】小便细长加水灯草，白色膏状物加杉奶、五叶通。

【应用】本方专为闯红病而设，以小腹痛、小便灼热不畅为治疗要点。现代用于治疗前列腺炎。

【注意事项】注意与膀胱炎、尿路结石病鉴别。

【注解】号桐树为号桐杆茎，散血藤为小血藤。

【考证】闯红病为土家医古病名。

5. 排垢温茎汤《群方集》

【组成】木通　赶山鞭　号桐树根　土细辛　杉树油　白糖各一至三钱

【用法】水煎服，每日三次，每日一剂。

【禁忌】忌酒及腥臭。

【功效】化毒利尿，温茎止痛。

【主治】闯红病，男子小腹痛、冷，阴缩，小便次数多、浑浊或呈膏状。

【解析】女子经期、男子阳虚或气候特冷时同房，精水经血毒液随寒气上行至男子阴器中，而出现小腹冷痛，阴缩，小便多、浑浊或呈膏状。治宜化毒利尿，温茎止痛。方中号桐树根化毒散毒以治本，为主药；五叶通、赶山鞭排垢利尿，促毒外出，为帮药；土细辛温茎通关又止痛，杉木油化膏以治白浊，使寒去阴散，共为客药。全方共奏化毒利尿，温茎止痛之功。

【加减】缩阴明显加小茴、乌药、香桂皮。

【应用】本方专治闯红病之虚寒证，以小腹冷痛、阴缩、流膏状物为治疗要点。

【注意事项】闯红病无寒象不宜此方。

【注解】阴缩为男子阴茎自觉向内收缩不适。杉树油为杉木流出的油脂。

【考证】闯红病为土家医古病名。

【附方】温肾化毒汤（《单验方选编》）　茅草根20g，斑鸡窝20g，大小血藤各12g，五加皮12g，胡椒10粒。水煎服，一日三次，每日一剂。忌生冷。功效化浊排毒，温肾止痛。主治男月家病，症见小腹冷痛，腰酸无力、怕冷，小便不畅。

第三节 驱赶蔫毒

蔫毒，是存在于自然界中的有形毒物，由于误伤、误触、误服而发病。常见有虫毒、动物毒、草毒、食毒等。

蔫毒致病主要是毒气毒物作用于人体发病后才是病邪，其染病方式常见损伤皮肤入侵，或毒邪随风吹至人体或毒物随食物经口入。蔫毒种类多、范围广，病理改变各自不同，主要有皮肤损伤、脉络溶坏、血质失合、脑筋失灵、肚肠翻动，水血失衡等。临床表现因毒气种类不同或部位不同而表现各异，常见有昏迷抽搐、神志不清、怕风怕水声，甚或七窍出血；在皮肤可出现伤口麻木疼痛或见风团奇痒；在胃肠表现有呕吐腹泻、腹痛等。

由于感染媒介有毒蛇咬伤、狂犬咬伤、毒蜂刺伤、铁木刺伤、毒草毒物误食，接触有毒树叶、树汁等。临床证型有风毒、风火毒、肚肠毒等型。因此，又将驱赶蔫毒剂分攻毒熄风火、散风消皮疹、催吐排毒物三类。

应用驱赶蔫毒剂应注意：1. 辨明毒邪种类，采用不同的方法，选用不同的药物，组成相应的方剂。如毒蛇伤有风毒和风火毒；风邪内动有狂犬咬伤和铁木刺伤，皮肤风团有漆树、花草所致，又有内服鱼虾引起，故又有按病因治疗和按症候治疗之别。2. 用药时间不宜过短，症状消失不能立即停用，应待毒清完后才能停止治疗。3. 用药期间应勤观察，专人服侍，防止跌下床，咬伤舌头，痰涎阻塞气道。

一、攻毒熄风火

攻毒熄风剂，适用于毒风入里之破伤风病、狂犬病、部分蛇伤等病症。

毒风致病大多为皮肉伤，毒风随之而入，发生疾病。如有毒动物咬伤后，毒邪随之入里，影响气血运行，经络失衡，脑筋受伤，出现怕风、怕光、怕声，四肢抽搐，昏迷不醒等神志征象。治法应立即除邪，攻毒熄风，多属急救。

攻毒熄风剂常以攻毒之南星、蓖麻根、黑竹、斑蝥、红娘、一点白、风火薄、人指甲、野烟等为主组成，配伍熄风之天麻、全虫、僵蚕、蝉衣、双钩、防风等。由于毒风致病，病情急，易导致全身多脏器损伤，气、血、津液受累，应积极抢救，多种措施和方法并举，必要时配合现代医药综合治疗。常用方剂有破伤搜风煎、金钱吊狗眼汤、斑良汤、蛇伤药、风火蛇毒方等。

1. 破伤搜风煎《鄂西药物志》

【组成】麻根 125～250g　蝉蜕 15～30g　九里香 30～60g

【用法】上药加井水 1000ml，煎至 200ml，分三次口服。

【禁忌】忌辛辣，腥臭。

【功效】攻毒熄风，止惊醒神。

【主治】破伤风，怕风、怕光、怕水声，昏迷抽搐，角弓反张。

【解析】毒风存在于锈铁钉、竹木等物中，一旦被穿入至肉内，毒邪立即发散，窜至全身，弥漫在气血中，引起动风发病，开始怕风、怕光、怕水声，后出现昏迷抽搐，角弓反张。治宜攻毒熄风，止惊醒神。方中蓖麻根攻毒散毒，为主药；九里香温通经脉，促进毒邪外出，为帮药；蝉蜕熄风止惊，为客药。三药合用，共奏攻毒熄风，止惊醒神之功。

【加减】抽搐明显加防风、双钩，神志不清加石菖蒲。

【应用】专治破伤风，以怕风、怕光、怕水声、昏迷抽搐、角弓反张为治疗要点。

【注意事项】1. 发病后一般神志不清，药液应专人灌服，保证药物足量。2. 必要时配合现代医药治疗。

【注解】麻根为野麻根，九里香又名满山香。

【备考】破伤风，土家医与现代医学同名。

【附方】南天蝎僵汤（《单验方选编》） 生南星6g，天麻6g，全蝎七个，僵蚕七条，蝉蜕3g，朱砂15g（水飞）。水煎，酒醋60g，为引，冲服朱砂，服后五心出汗为有效。功效攻毒化痰、熄风止惊。主治破伤风。

2. 金钱吊狗眼汤《民间单验方选》

【组成】金钱吊白米30g 大血藤10g 黑竹叶6g 狗眼草10g

【用法】水煎服，一日三次，每日一剂。

【禁忌】忌食狗肉。

【功效】赶毒止痛。

【主治】狂犬伤，确定为狂犬咬伤，未发病，伤口流血红肿疼痛。

【解析】狂犬病为人畜共患疾病，狗等动物患病后乱奔乱咬。人被狂犬咬伤后不立即发病，数日或数月数年发病。因此，确定为狂犬伤立即服药，以赶散狂犬毒，避免发病。方中吊白米、黑竹叶赶化狂犬毒，防止发病为主药；大血藤活血散瘀止痛为帮药；狗眼草能寻找体内狂犬毒为信药。三药合用，能赶散狂犬毒气，散瘀止痛，促进伤口愈合。

【加减】黄狗咬加黄剥皮，麻狗咬加麻口皮子药，白狗咬加白花蛇舌草。伤口以狗咬伤处理，外敷百步登、马桑叶。

【应用】预防狂犬咬伤发病。

【注意事项】本方为土家医传统方。条件许可应注射狂犬疫苗。

【备考】狂犬伤又名癫狗咬伤。

【附方1】攻毒二黑汤（《单验方选编》） 黑竹根30g，黑骨头30g。水煎服，一日三次，每日一剂。忌狗肉、辛辣。功效攻毒风、止惊。主治疯犬咬伤。备注：黑骨头为小灌木植物。

【附方2】二竹山红汤（《单验方选编》） 竹叶菜15g，黑竹根25g，映山红根15g。水煎服，一日三次，每日一剂，连服七天。功效败毒止痛。主治疯犬咬伤。防发病及治狗咬伤。

【附方3】黑竹饮（《单验方选编》） 黑竹根60g。水煎服，一日三次，每日一剂，连服七天。功效大败犬毒。主治疯犬咬伤，防发病。

【附方4】阳雀草丸（《单验方选编》） 阳雀花草500g。焙干研末，米饭适量合捣为丸，每服40g，一日三次。功效败狂犬毒。主治疯犬咬伤，预防发病。

3. 斑娘汤《群方集》

【组成】斑蝥七个　红娘三个　车前草十根

【用法】水煎服，每日一剂，每日二次。

【禁忌】忌食狗肉及辛辣。

【功效】败毒熄风，利尿排毒。

【主治】癫狗咬伤，狂犬病初期，怕风、怕水、怕声，神志轻度不清。

【解析】狂犬咬伤，狂犬毒气随伤口进入体内，在正气强盛时不发病，一旦抵御毒气功能下降，会窜全身而发病。狂犬毒为风毒，故见怕风、怕水、怕声，甚或神志不清，四肢抽搐，危及生命。治宜败毒利尿，使毒减少，部分从尿排出。方中斑蝥、红娘大败毒气，兼熄风止惊为主药；车前草利尿排毒为帮药。三药共奏败毒熄风，利尿排毒功效。

【加减】部分土家医方中有紫竹根，应加之为好。

【应用】此方为治狂犬病初期而设，具有“三怕”和轻度神志不清为治疗要点。

【注意事项】狂犬病宜早期治疗，或作预防发病用药。狂犬咬伤有条件应注射狂犬疫苗，发病后注射狂犬抗毒血清。

【备考】此方在永顺、保靖、龙山土家医中常用，疑为老司城宫廷方。

【附方1】紫马斑蝥汤　紫竹叶50g，马钱子七个，斑蝥七个。水煎服，一日三次，每日一剂，连服七天。主治狂犬病。

【附方2】斑香脉泻方（《中国民族药炮制集成》）　斑蝥、白云香、五叶通、一点白，水煎服，每日一剂。

4. 蛇伤药《土家医方剂理论整理研究》

【组成】一点白（鲜叶）30g　大金刀（鲜叶）20g

【用法】将药物洗净，捣烂，冲开水100～150毫升，内服，每日2剂。

【功效】赶风火毒，消肿活脉。

【主治】毒蛇咬伤（风火毒症）。

【解析】以风、火、毒为主的毒蛇，有金环蛇、银环蛇等。蛇咬伤致病，毒气入血，故见全身诸症。毒入上元，故见眼花头晕，视物昏糊等症状；毒居中元，不欲食；毒居咬伤患处，见局部微痒、微肿。本症因以毒风为因，故病势发展快，应及时治，否则，随即可死之。一点白鲜叶败诸毒消肿，大金刀鲜叶有赶风赶火败毒之功，二味互为相配，共奏赶风赶火败毒之功，使血中蛇毒被解，诸症渐愈。

【加减】火毒重加半边莲。

【应用】本方适用血液毒和神经毒的毒蛇咬伤，常见为五步蛇。

【注意事项】1. 有条件尽早使用抗毒血清。2. 咬伤后应尽早处理伤口，防毒随血流动，通过火罐吸负或放血排出。3. 立即外敷蛇药。

【注解】混合毒为血液和神经毒。

【备考】本方在20世纪70年代为湘西州主要蛇药，当时已制成片剂使用。

【附方1】雄辛野烟酒（《单验方选编》） 苕叶细辛12g，雄黄3g，野烟叶15g。捣细酒泡1至2小时，酒内服，渣外敷。功效败毒止痛。主治蛇咬伤。一般毒蛇咬伤，局部红肿、剧痛。

【附方2】蟑烟泥（《单验方选编》） 蟑螂10个，野烟30g。捣绒外敷。功效赶毒止痛。主治蛇咬伤。主治毒蛇咬伤，局部红肿剧痛。

5. 风火蛇毒方《土家族民间奇效良方》

【组成】半边连 九斤蔸 避蛇参 七叶一支花 山苦瓜 血蜈蚣各适量（10~15g）

【用法】水煎服，一日二次，每日一剂。另用七叶一支花、山苦瓜鲜品捣烂外敷伤口。

【禁忌】忌辛辣。

【功效】败蛇毒，退火邪。

【主治】五步毒蛇咬伤。局部红肿剧痛，如火烧，肿逐渐向心性发展，伴心慌、气短或七窍出血，危及生命。

【解析】五步蛇毒主要为火毒，咬伤后毒邪迅速沿脉管行走，溶脉坏血、死肉。如救治不及时，全身毒发，七窍出血，导致死亡。治宜快速败毒、退火。方中半边连、九斤蔸大败蛇毒，减低毒性，为主药；避蛇参、七叶一支花化蛇毒、护脉管兼清热，为帮药；山苦瓜、血蜈蚣性冷，退火，凉血解毒，为客药。全方共奏败蛇毒，退火邪之功。

【加减】烙铁头蛇咬伤加梨头草，蝮蛇加地苦胆。

【应用】主要适用五步蛇、蝮蛇、烙铁头咬伤。

【注意事项】认清和判断毒蛇种类，本方主治以血液毒为主。

【备考】五步蛇毒为风火毒。

【附方】三爪杠板泥　三爪风、红杠板归、剪刀草、麻口皮子药、老鸦酸、梨头草、小黄瓜香、上天梯、旱烟水、木通各30g。捣烂敷患处，每日一至二次。功效退风火毒。主治五步蛇咬伤。

6. 常用单验方

兰花藤箭汤《民间单方选》

【组成】兰花参（半技连）10g　花椒叶10g　青木香果6g　三百棒根皮6g　藤箭6g　半边连　三百棒　叶杜衡各等分

【用法】水煎服，一日三次，每日一剂。生用捣烂或晒干研细末外敷伤口，每日一次。

【禁忌】忌辛辣。

【功效】攻毒止痛。

【主治】毒蛇咬伤。

蒿剪糊《单验方选编》

【组成】一枝蒿15g　剪刀菜15g

【用法】捣绒贴患处，每日一次。

【功效】败毒止痛。

【主治】蜈蚣咬伤。

蜓龙糊《单验方选编》

【组成】蜓龙（鼻涕虫）二至三条

【用法】捣烂敷伤口上，每日一至二次。

【功效】败毒止痛。

【主治】蜈蚣咬伤。

旱烟油《单验方选编》

【组成】草烟屎（旱烟杆内所积之烟油）

【用法】内服或敷患处，每日一至二次。

【功效】败毒止痛。

【主治】蜂刺伤。

二、散毒消疹

散毒消疹剂，适用于食毒、药毒、草毒所致的湿毒疡、药疹、瘾疹等以皮肤表现为主要的病症。

毒疹，常因食用、接触、风吹毒邪侵入人体，病理表现主要在皮肤、黏膜，也可损伤肚肠。主要临床症状有皮肤水肿、发红、出疹或起风团，搔痒难受或腹痛腹泻等。湿毒疡为吃某种植物（如波菜）后晒太阳部位就出现灼热刺痛、肿胀明显，伴有胸闷、咽干、微咳或腹胀；药毒有吃药物史，见面红、身痒、皮疹；草毒有上山接触有毒植物史，出现局部或全身出疹、奇痒或起风团。

散毒消疹剂，常以清热利湿散毒药如蜂房、蛇衣、山银花、一把伞、苡仁、白鲜皮、土连翘、生栀仁、车前草等为主组成。因毒疹多伴风邪，故需配伍祛风药红浮萍、蝉衣、枫球、七加风等药；毒疹又易影响血脉，故常加赤乌、丹参、丹皮等。常用方有菁银解毒汤、草毒及皮疹方等。

1. 菁银解毒汤《寿世得效方》

【组成】鲜生地 30g　鲜茅根 30g　大青叶 30g　山银花 15g　上天梯 12g　鲜桑叶 10g　白梓皮 15g　三棵针 10g　黄珠子 10g　白英 15g　炒谷芽 10g　水竹叶 10g　甘草 6g

【用法】水煎服，日一剂，每日三次。

【禁忌】忌辛辣、油腻、鱼、虾、蛋。

【功效】清热凉血，解毒利湿。

【主治】食毒疮，食陈旧米、麦、包谷等物，不久出现腹胀不适，皮肤搔痒，弥漫潮红肿胀，或胸闷气，大便干、小便黄。舌红苔白腻。

【解析】食毒疮属饮食不和，湿热结毒，灼煎阴血，流于皮毛而发病，故见腹胀不适，皮肤搔痒，潮红肿胀，重者胸闷。根据毒热入阴血，湿热冲于皮肤的特点，方中重用山银花、大青叶、上天梯，清热解毒，为主药；鲜生地、鲜茅根、清热凉血，为帮药；三棵针、黄珠子去三元郁火，白梓皮、白英、水竹叶利湿，为客药；炒谷芽以消食滞，甘草调和诸药，为信使药。全方共奏清热凉血，解毒利湿之功。

【加减】皮痒重加地肤子。

【应用】现代用于中毒性红斑。

【注意事项】食毒疮如治疗不当可转为剥脱性皮炎。

【注解】黄珠子又名山栀子；白梓皮又名梓木树白皮。

【考证】食毒疮为土家医古病名。

2. 草毒皮疹方《寿世得效方》

【组成】山银花 18g　土连翘 18g　红浮萍 10g　一把伞 15g　车珠子 12g　车前草 10g　五叶通 10g　生甘草 10g　紫草 10g

【用法】水煎服，日一剂，分三次服。

【禁忌】忌鱼、虾、波菜、灰菜。

【功效】清热利湿，散毒消肿。

【主治】湿毒疡，吃灰菜、波菜后晒太阳出现太阳照射部位刺痒、皮肤呈紫红，肿胀、灼痛、胸闷、干咳、大便干、小便赤。

【解析】食毒入侵，内生湿毒，日晒阳毒外燔，内外合邪，故出现阳光照射部位高度水肿，皮肤呈紫红色、灼刺痛，胸闷。

治宜清热利湿，散毒消肿。方中山银花、土连翘、一把伞、生甘草清热解毒；车珠子、车前草、五叶通清热利湿；红浮萍祛风，紫草凉血。诸药合用共奏清热利湿、散毒消肿之功。

【加减】皮肤湿、流水、痒，加梓白皮，斑紫暗加丹皮、赤芍。

【应用】本方主治湿毒疡，现代用于治疗植物日光性皮炎、药物性皮炎。

【注意事项】1. 阳毒是湿毒疡主要条件，应急则治其标。2. 外用药在早期红肿明显，内热过盛时，宜冷湿敷，后期出现瘀血症，应改用温湿敷。

【注解】土连翘又名上天梯果实，一把伞又名蒲公英。

【考证】湿毒疡又名日晒疮。

三、催吐排毒

催吐排毒剂，适用于误食毒物或食积肚内不化引导起的一类病症。

人们在生活中常遇有害物质，如农药、毒鼠药、有害药物、毒草及变质的食物等，由于不慎误入肚内，或故意食下，急需排出体外，以减轻对身体的伤害。入肚不久吐之可以排出大部分毒物，时间长宜急攻下从大便排出。

催吐排毒剂，常以涌吐药如南瓜蒂、柿蒂等药为主组成，考虑吐之不完全，或时间稍长，少数入肠内或吸收，常针对毒物不同种类配合解毒药及泻下剂以散毒，赶毒。常用催吐排毒剂有二蒂催吐方等。

1. 二蒂催吐方《寿世得效方》

【组成】南瓜蒂 15g　柿蒂 9g　野绿豆 30g

【用法】水煎服，每日一至二剂，以吐尽为止。不吐用物品如鸡毛等刺激咽喉，促进呕吐。

【禁忌】忌食一切食物。

【功效】动肚催吐。

【主治】误食毒物、不洁有害食物、不化硬物，毒物停留在肚中，出现心烦、上脘痞闷征象，甚至出现神昏，惊厥。

【解析】毒物种类繁多，有天然的毒草、毒果、毒药，食物变质变含毒气的物品，有被毒虫毒液污染之物。当人们不知不识这些物品，把毒当作食品吃下，使毒害身体。因此，在辨识毒物种类的基础上，应尽早排出体外，选用催吐之法。方中南瓜蒂、味苦、性凉，有动肚之功，能使肚内物品翻动，促进外出；柿蒂味微涩，有躁动之性，能引物外出；野绿豆善于解毒，对诸毒物有解救之效。三药合用，共奏动肚催吐解毒之功。

【应用】用于误食毒物在肚内未被消化吸收之时。

【注意事项】食下一小时后作用不明显，一般不用此方或配合解毒药同时服用。

[震拔剂小结]

凡以治毒药为主组成，具有攻毒、败毒、赶毒、清毒、拨毒、化毒、散毒、解毒等功能，用于治疗毒邪所致的天毒、乍毒、蔫毒一类的方剂，统称震拔剂，共分三大类。

震拔剂共选正方30首，附方28首，常用单验方4首。

1. 清除天毒剂　根据毒邪性质和症候表现又分败火毒止惊、祛潮毒止惊、除恶毒撩煍肿三大类。其中败火毒止惊类中老鼠风饮有败毒退烧、熄风止惊功效，专治老鼠风；清热止惊汤有清热败毒、熄风止惊功效，用于治疗小儿惊风症；慢惊风多挟痰，设慢惊化痰散以化痰解毒、熄风止惊。祛潮毒止惊风类中蛇惊散有赶火败毒之功，专治蛇惊；泥鳅惊汤能败毒止惊，专治泥鳅惊；肚胀惊汤有赶寒潮毒之功和熄风止惊作用。除恶毒撩煍肿类中斑蒜油有赶祛恶毒，生肌平疮功效，主治恶疮顽癣；斑蝥散能赶毒活血，以治脱疽；疗疮走黄汤有退火败毒、凉血护心功效，治疗疔疮走黄；丹毒清能清热败毒、凉血散丹，主治丹毒症；蛇丹败毒方有退火败毒、凉血利湿功效，主治蛇丹（带状疮疹）；梅毒奇效方能败毒祛湿，兼有舒筋止痛功效，主治梅毒兼筋骨挛痛。

2. 攻排生毒剂　适用于气毒症、血毒症、尿毒症、脓毒症、巴毒症、痰毒症等。根据病因不同，病理改变特异，症候特点等又分为削坚消块、拨毒去瘤、化毒理阴三小类。削坚消块的消积化痞饮有消积化痞、活血消块功效，用于治疗胁下积块（肝脾肿大）；九牛造块汤能攻毒排水，活血化瘀，主要治疗积聚腹胀、胸隔不利；破瘀消积散，有攻毒消聚、破血化瘀功效，用于治疗积聚之重症。拨毒去瘤中铁板疡汤能败毒散痰，软坚散结，专治铁板疡；九子疡汤能攻毒散结，消肿止痛，用于治疗九子疡。化毒理阴剂主要针对女子月家病，男子派乃病而设，其中赶浊化毒汤有赶邪浊，除毒气功效，主要用于大月家病初期症；土茯搜山败毒汤，能败毒祛湿，清热和血，用于治疗大月家病中期病症；排毒护宫汤能赶毒护宫，清散瘀热，用于治疗真月家病。男子在女子经期同房，称闯红病，主要表现小腹痛。其中闯红排浊汤能化毒排浊、活络止痛，专治男子闯红病；排垢温茎汤有化毒利尿、温茎止痛功效，用于治疗闯红病之小腹冷痛、阴缩症。

3. 驱赶蔫毒剂　适用于毒气作用机体后所产生似火、似风征象和翻肚肠表现，又因病因和媒介毒邪种类不同，可分为败毒熄火、散风消疹、催吐排毒物三大类。攻毒熄风火中的破伤搜风煎，有攻毒熄风、止惊醒神功效，主治破伤风；金钱吊狗眼汤能赶毒止痛，用于治疗狂犬伤后还没发病；斑娘汤有败毒熄风利尿排毒功效，用于治疗狂犬病初期；蛇伤药能赶风火毒气，用于治疗蝮蛇、五步蛇伤；风火蛇毒方能败蛇毒、退火邪，用于治疗五步蛇、蝮蛇、烙铁咬伤；对于毒蜂刺伤、蜈蚣咬伤设附方，如旱烟油、蒿剪糊、蜓龙糊等。散毒消疹类中菁银解毒汤有清热凉血，解毒利湿功效，用于治疗食毒疮（中毒性红斑）；草毒皮疹方有清热利湿、散毒消毒功效，用于治疗湿毒疡（日晒疮）。催吐排毒中二蒂催吐方有动肚催吐功效，主要用于误食毒物，还在肚内，取快速排毒应急之方。

第九章　消拨剂

凡以消肿止痛、溶石利尿、箍肉提物、化腐生肌药为主组成，具有消痈除疳、祛腐生新、化石排石、提出异物等作用，用于治疗痈、疳、疔、疮等及尿路、胆道结石，异物内停等病证的方剂，统称消拨剂。

人体气血津液以畅通为顺，不通则痛，不通则肿，不通则变色，不通则腐。凡尿渣、痰涎等皆可阻塞脉管、尿路、胆道，影响气血运行，尿液排泄，胆汁疏导。火热之邪伤及皮肤则出现红肿、腐烂，成为痈疖、疔、疽、疮等；尿渣排出不畅，久而裹结长大，成为结石，阻塞尿路，使尿液排出受阻，剧痛，甚或尿中毒；苦胆生在肝上，肝排血之废物入于胆，一是废渣在胆中不能按时排出，互相堆积结团，成为结石，发生梗阻，出现黄疸。锐利暴力异物如竹木铁钉、子弹能穿透皮肤筋骨，留于体内而发生危害，影响气血津液运行，甚至烂筋坏肉。以上这些病因和病理产物和异物不除，危害非浅。因此本章方剂分为消痈除疽、溶石排石、拨出异物三大类。

消拨剂以祛邪药为主组成，具有消、赶、排、祛、化的功效，由于病因、病理和临床表现不同，药物组成也不同，用法各异。如消痈除疽类以败火消肿、止痛药为主，用法上需内服外敷；溶石排石类以化石赶石药为主，以利尿行气药为辅，可配合体位疗法；提出异物类以箍肉和透提药为主，用法上多外敷，深部可配合内服。

临床应用消拨剂应注意：1. 此类药多攻伐，孕妇忌用，体虚之人慎用，必要时采用攻补兼施。2. 痈疮疮疔脓已成，应尽早切开排脓，结石过大要溶石化石，不能急于攻排，必要时手术取石。

第一节　消痈除疽

消痈除疽剂，适用于火热病因所致的痈疖、疮、疔、花、疽等病症，以红、肿、热、痛为主要表现。

火热之邪其性燔灼，易坏皮肤、经脉、筋肉，使气血凝滞，筋腐肉烂，发生脓肿，甚至耗气动血，波及全身，出现发热，发生败血症。由于发生部位、形状不同，对其命名也不同，有几十种称谓，如痈有肚痈、腿痈、乳痈等；疔有唇疔、鼻疔、指头疔等。但总的病因不外乎火热之邪，或挟痰、挟毒、血瘀等，故本节方剂，又分治衬治痈、治癀、治瘤（流）、治疔、治花、治叉、治丸类。

消痈除疽剂常以清热败火药如山银花、上天梯果、冲天炮、六月凉、瓜蒌根、锅烟草、野菊花等为主组成。因其挟痰挟毒故配伍贝母、紫花地丁、天葵子、鬼针草、败酱草、蜈蚣等化痰解毒药；火热之邪易致血热血凝，又需配伍凉血、化瘀之赤芍、丹皮、生地；脓仓成，应透脓，故在方中配伍天丁、甲珠等；肿痛明显还可配伍乳香没药、白芷等。

一、治瘤瘫

治瘤瘫剂，适用于火邪所致的火瘤、巴骨瘤瘫病证。多发生在肌肉丰厚或大节处，开始肿胀无头，不红、压痛，活动后明显为特征，后期见溃烂流脓或有死骨出，伤口周围皮肉凹陷，伴发热等。瘤瘫因部位、病邪不同，又分为巴骨瘤（流痰）、火瘤两大类。

治瘤瘫剂常以退火、活血消肿药如水黄莲、刺老苞、铺地虎、饿蚂蝗、绿葡萄根、铁箍散、散血草等为主组成。因病邪不同，病程的长短或病位的差异或兼血毒、血虚、气虚或骨坏落脱等，故常配伍化痰之贝母、南星；败血毒之血水草、蜈蚣；补血之血当归；补气之对叶参；排死骨之推车虫、地公牛等。常用方有巴骨流痰散：破骨流敷剂、巴骨流瘫方、斑鸡铁骨汤、火流外敷方等。

1. 巴骨流痰散《土家医方剂理论整理研究》

【组成】木芙蓉根 20g　绿葡萄根 20g　小刺加草 15g　水黄莲 15g　野棉花根 10g

【用法】上药焙干，研细末，用浓茶或淡盐水将伤口洗净，取药粉粉适量外用，日二次。

【禁忌】忌辛辣、腥臭。

【功效】赶火败毒，排脓生肌。

【主治】巴骨流痰晚期，溃烂，周围肿胀，久不收口，重者可见筋骨露出，流脓不止。

【解析】巴骨流痰因气血亏损，或寒湿太过，使气血挡于深部筋骨所致，晚期气血因阻而化火，出现溃烂，周围肿胀，久不收口。本方针对晚期已化火症的特点，用性冷的木芙蓉根、绿葡萄根为主药，赶火败毒，排脓消肿；小刺加草、水黄连赶火败毒、消肿生肌，为帮药；野棉花根排脓消肿生肌，帮引兼用。火除则肿痛止，伤口生肌收口，巴骨流痰得愈。

【加减】伤口周围干痛，用麻油调外用。

【应用】治巴骨流痰后期，久不收口，死肉末出。现代用于治慢性冷脓疡。

【注意事项】注意与破骨流区别。

【注解】小刺加草为小蓟叶。

【考证】巴骨流痰为土家医古病名。

【附方】六月落雪方《土家正方剂整理研究》　鸟不落根

10g，六月雪10g，苦麻菜10g，小血藤10g，土大黄10g，笔筒草、牛克西。上药用鲜品捣烂外敷，一天一次。功效败火凉血、消肿退流。主治巴骨流痰早中期。

2. 常用单验方

地虎骨碎汁《单验方选编》

【组成】葡地虎15g　骨碎补15g　路边黄20g　川乌6g　收山虎12g　大气草15g

【用法】捣烂兑酒服，一日三次，外用大叶粑菜捣烂敷患处。

【功效】败毒散寒，托骨收口

【主治】附骨疽（冷气流）。

饿蚂蟥散《单验方选编》

【组成】饿蚂蟥30g　牛耳大黄30g　铧口菜30g　黄瓜香30g

【用法】焙干研粉，茶油或菜油调敷患处，每日一至二次。

【功效】祛腐生肌、排毒收口

【主治】附骨疽（巴骨流痰），溃烂久不收口。

3. 破骨流敷剂《土家医方剂理论整理研究》

【组成】百部根20g　白及果20g　五花藤20g　断肠草15g　锯子草15g　梅片2g

【用法】上药焙干，研细末备用。用时先将伤口以淡盐水洗净，然后用麻油调药末外涂敷患处，日二至三次。

【禁忌】忌生冷、化物。

【功效】赶寒湿，养血收口。

【主治】破骨流晚期。破骨流因寒流失治、误治，久之溃烂，难于收口，患处骨头枯萎碎裂伴体瘦，纳差。

【解析】破骨流因感受寒湿或过食生冷，使寒湿伏骨，气血挡阻而起，久之则筋骨破坏，肉腐成脓，溃烂，久不收口。因痰流损及筋骨，故见骨头枯萎碎裂，久病气血已虚，见体虚，纳差。本方以性热的百部根为主药，赶寒湿除因；白及果、五花血藤补血活血、通筋止血，断肠草利湿消痰，锯子草活血止血，梅片收敛伤口，五味共为配药。本方具有赶寒湿、养血收口功效，可使破骨流渐愈。

【加减】有死骨脱出加推车虫。

【应用】现用于治疗慢性骨髓炎、骨关节结核后期久不收口，有死骨出。

【注意事项】死骨末出，不能急收口，注意引流通畅，促进死骨排出。

【注解】锯子草又名四棱草。

【考证】破骨流为土家医古病名，相当于现代慢性骨髓炎，骨关节结核。

4. 巴骨瘤瘫方《群方集》

【组成】鸟不站根皮、野芋头、散血草、葫芦根、蛇包谷苑、六月凉各适量。

【用法】取上鲜药捣烂，兑白酒外敷（冷天白酒稍加热），每日一次。

【禁忌】忌辛辣、化物。

【功效】退热化痰，整骨消疽。

【主治】巴骨瘤瘫（中期），患处作痛，表面不红，在关节部位出现活动欠佳，行走加重。病程长后，有低热，身体消瘦，或溃烂流脓，难于收口或死骨流出。

【解析】巴骨瘤瘫多生在骨与关节部位，由痰、火热之邪所致。起病缓慢，症状由轻到重，最后骨损脱落，烂至骨髓，脓穿，死骨流出，伤口皮周围肉凹陷。方中鸟不站、野葫芦根退热活血、消肿止痛，野芋、生南星化痰消疽，共为主药；散血草活血消肿，散瘀止痛，六月凉清热退火，凉血整骨消疽，为客药。全方共奏退热化痰、整骨消疽、消肿止痛之功效。

【加减】冷瘤加香桂叶、黑骨风，血虚加土当归。

【应用】现代用于治慢性骨髓炎，骨与关节结核。

【注意事项】临床注意与火瘤鉴别。

【注解】葫芦根为野葫芦根皮；蛇包谷又名大南星。

【考证】巴骨瘤癃，又名附骨疽，为土家医古病名。

【附方】万年春汤（《土家族民间奇效良方》） 万年春10g，血当归10g，散血草10g，竹根七10g，香叶树10g。上药水煎服，日一剂，每日二次。忌辛辣，化物。功效退热化痰、消肿止痛。主治流痰（中期），红肿疼痛。

5. 斑鸡铁骨汤《群方集》

【组成】斑鸡窝根12g　铁骨散15g　金银花15g　穿山莲（茅草根）10g　天丁10g

【用法】水煎后酒引服，日一剂，分三次煎服。

【禁忌】忌辛辣，化物。

【功效】清热退火，消肿透脓。

【主治】火瘤癃（中期），多发于四肢肌肉深部，初起漫肿无头隐隐作痛、皮色不变，后期发热、恶寒、溃烂流脓，患处肌肉枯萎，活动不便，反复发作，难以收口。伤口长期流清水或脓汁，甚至伤口周围凹陷。

【解析】瘤癃，又名流痰，一般分为火瘤和巴骨瘤两类。火瘤是由火热之邪灼伤筋肉、经脉所致，一般多发生在深部肌肉，以漫肿无头、隐隐作痛、恶寒发热，后期流大量脓血为主要表现。巴骨瘤为火热痰毒所致，多发在骨与骨节处。初期患处隐痛，行走活动后症状加重，皮肤上无变化，病程进展缓慢，约经二至三天后，局部症状才明显，压痛，有波动感，病人无恶寒，以低热为主，久之溃烂出脓，难收口，可有死骨流出，伤口周围凹陷等。斑鸡铁骨汤为火流及巴骨流通用方，方中斑鸡窝根、金银花退火败毒，清血散热，为主药；铁骨散退火消肿，凉血清热，其药力大，通透肉穿骨，使骨肉流得散，为方中帮药；穿山莲、天丁穿透力强，能透脓外出，为客药。五药合用能退火败毒，清热凉血，穿骨透脓，使深部火邪退，骨热清，已成脓者溃，流痰消。

【加减】火瘤加草黄连、上天梯果、三棵针；巴骨瘤加巴岩姜、拱桐根、母猪娘藤。

【应用】加减应用对火瘤、巴骨瘤皆有效。现用于治疗深部脓肿、慢性骨髓炎。

【注意事项】对骨关节结核脓肿有待进一步证实，掌握加减应用。

【注解】瘤瘫，又名流痰，土家医古病名。

【考证】部分土家医认为肿大硬块为瘤，影响功能为瘫，故称瘤瘫。另一部分土家医认为流出粘稠白色脓液象痰而称流痰。作者认为火瘤（深部脓肿）、巴骨瘤（慢性骨髓炎）用瘤瘫一名，对骨关节结核（附骨疽）用流痰较为恰当。

【附方】瘤瘫通治方《群方集》　岩五甲、鸟不站、小血藤、五加皮（落地生根）各等分。鲜药捣烂敷患处，每日一次。忌辛辣、化物。功效退火消肿。主治瘤瘫。

【加减】初期局部若有热感，加水菖蒲、野葫芦根；已化脓，加白芷三钱；若巴骨瘤瘫，加芭蕉树蔸；如已透脓，可加夏枯草、九灵光；若有红肿痛，可加百合；若有口苦可加柴胡。研细粉与上药调敷。

6. 火流外敷方《土家医方剂理论整理研究》

【组成】鸟不落 10g　烂篱巴树根 10g　六月雪 10g。

【用法】上药用鲜品捣烂敷患处，日一次。

【禁忌】忌辛辣、鱼、虾、蛋。

【功效】赶火败毒，消肿止痛。

【主治】火流症，多发于四肢肌肉深处，初期红肿疼痛，局部灼热，伴全身发热恶寒、头痛、口干、不欲食，小便黄；晚期溃破，周围呈红色，流黄色脓水，疼痛剧烈，形体消瘦，患肢活动不便。

【解析】火流因火热入侵或内火亢盛，火煎精血，久而流注于肢体，故初期红肿疼痛灼热，口干，恶寒发热，小便黄。如果失治，则发展成脓，溃破流黄脓水；溃破伤及筋脉，故疼痛剧烈，活动不便；久之精血耗伤，见形体消瘦。方中鸟不落赶火败毒，消肿止痛，为主药，烂篱巴树根败毒退火，消肿止痛，配合主药加强败毒赶火功效，使热毒除，肿痛得止，小便色青，为帮药；六月雪败毒消肿，兼引药至上元，使头痛止，口中津液正常。三味共用，使火流得愈。

【加减】溃烂加黄瓜香、冲天炮。

【应用】主治火流症，以局部灼痛为主，烦肿，皮肤鲜红，全身有恶寒发热。

【注解】鸟不落又名鸟不站，药用根。六月雪又名六月凉。

【考证】火流症为土家医古病名。

【附方1】芙蓉猪娘泥　芙蓉树皮 15g，大猪娘藤 15g，大凉药 15g，山黄瓜 15g，枯矾 3g。上药鲜品捣烂外敷患处，一日一次。

【附方2】箍流浆　铁箍散 10g，爬岩姜 10g，破铜钱 10g。上药捣烂，外敷患处，日一次。

【附方3】退火瘤瘫方（《群方集》） 野烟、葫芦藤、六林麻、大插篱巴、小血藤、皂刺、小竹根七、水灯草、甲珠、菖蒲各等分（10g）前五味咬碎敷患处，每日一剂。后五味水煎服，每日一剂，分三次煎服。忌辛辣、蛋类。功效清热退火、败毒透脓。主治瘤瘫（火瘤）。

二、治衬

1. 衬敷散《土家医方剂理论整理研究》

【组成】羊蹄根20g　金钱吊葫芦10g　小血藤叶10g。

【用法】上药共研细粉，兑沸水调成糊状、外敷，每日一次。

【禁忌】忌荤菜、辛辣。

【功效】败火散结、活血止痛。

【主治】衬，初起四肢或耳后凹陷外骨与肉间的筋膜，肌肉疼痛，逐渐肿大如小鸡蛋大，继而出现恶寒发热，食欲减退，渴而不多饮，苔白腻，脉快等。

【解析】衬为火热之邪内侵，气结血挡，发于肌肉筋骨之间，故见恶寒发热，肿块渐大等。方中羊蹄根赶火败毒，小血藤活血止痛，二味主帮为用，使内毒败，血气畅，除恶寒发热之证；金钱吊葫芦败毒消肿，除肿块。三味配用，共达赶火败毒，活血消肿之功，使衬得愈。

【加减】红肿明显加六月凉、冲天炮茎叶。

【应用】古代专治衬，现代用于治疗急性淋巴结炎。

【注意事项】临床应用注意与疡子鉴别，两者治法选药有异。

【注解】羊蹄根又名土大黄，吊葫芦又名山乌龟。

【考证】衬为土家医古病名，因长在弯曲内部位而命名。

【附方】黄连消衬汤　刺黄连10g，土黄连6g，考桐杆根10g，土茯苓10g，甘草50g。水煎服，一日二次，每日一剂。

2. 寸耳癀饮《土家医方剂理论整理研究》

【组成】鸳鸯花15g　蛇不过15g　野菊花10g　号桐杆根10g　三爪风10g。

【用法】水煎服，日一剂，分二次服。

【禁忌】忌辛辣、化物。

【功效】败火消癀。

【主治】寸耳癀，全身畏寒发热，耳下与面骨间渐渐肿大，有的变红色如石榴大，肌肤冷。若失治，可化脓溃烂。

【解析】寸耳癀多因风火热之邪伤及耳下皮肉，使气阻血挡，故畏寒发热，耳下与面骨间红肿，久则肿块渐大，化脓溃烂。治当赶风火、败毒气、调气血。本方鸳鸯花、蛇不过为赶风赶火败毒凉血之品，为主药；号桐杆赶气消肿，行气活血，使畏寒发热得解，肿块得消；野菊花、蛇不过赶火败毒，配主药除病因，为帮药；三爪风赶风赶火，败毒生肌，又兼凉血，为客药。五药合用，共除寸耳癀诸症。

【加减】热重加三棵针、筋骨草；红肿明显加见肿消。

【应用】本方专治寸耳癀，现用于治疗颞颌部脓肿。

【注意事项】注意与下颌关节脱位综合征鉴别。

【注解】鸳鸯花又名山银花，蛇不过为杠板归，三爪风为蛇莓草。

【考证】寸耳癀为土家医古病名。

【附方】大黄石灰糊

【组成】土大黄，石灰各等量，捣烂外敷患处，每日一次。

三、治痈

1. 乳痈退火止痛汤《土家族民间奇效良方》

【组成】白芷6g　浙贝6g　蒲公英9g　连翘3g　金银花30g

【用法】每日一剂，水煎二遍，分三次内服。

【禁忌】辛辣、化物。

【功效】败火散结、消肿止痛。

【主治】乳痈（中期），红肿明显，有少量脓。

【解析】乳痈，多生乳上，男女皆患，以女性最多，尤其是哺乳期，小儿口吸乳头，造成损伤。热毒入里，化火腐肉，出现红肿成脓。治宜败火散结、消肿止痛。方中金银花、蒲公英败火退热，以治病因，为主药；贝母散结、消肿通乳汁，为帮药；白芷化脓止痛，为客药；连翘为治疮要药，又散血热，为信药。诸药合用，使火热得退，肿得消，结散，血热请，痛止。故在中期较为适用。

【加减】乳汁不通加天丁、炮甲。

【应用】治乳痈中期，局部见红肿热痛，全身恶寒发烧。

【注意事项】此方用于乳痈脓未完全成熟期，成脓后应切开排脓。

【考证】乳痈，土家医称奶疮。

2. 常用单验方

蒲鱼加皮汤《土家族民间奇效良方》

【组成】蒲公英30g　鱼腥草30g　刺五加皮10g

【用法】水煎二次，每日一剂，分三次酒引服。

【功效】败火消肿，通乳消胀。

【主治】乳痈（初期）。

【附方】外服方

铧口血莲消肿方《土家医民间奇效良方》

【组成】铧口尖12g　小血莲叶10g　地五加12g　天青地白10g　桐油适量

【用法】取鲜药洗净，捣烂如泥，桐油调匀敷患处，一日一次，三至五天为一个疗程。

【功效】败火消肿，通乳消胀。

【主治】乳痈（中期）。

蒲蓉方《土家族民间奇效良方》

【组成】蒲公英、木芙蓉、六月雪、地批杷叶、野麻根、红瓜叶

【用法】上药洗净捣烂如泥，外敷患处，每日一次。

【功效】败火消肿。

【主治】乳痈（初期）。

消痈泥《单验方选编》

【组成】母猪藤、雷丸、雀不站、五爪金龙、角消、见风消、野花椒叶、蒲公英各等分

【用法】洗净捣烂如泥，外敷患处，每日一次。

【功效】清热解毒，消肿止痛。

【主治】外痈。

3. 散结消肿汤《土家族民间奇效良方》

【组成】皂荚10g　地丁10g　木瓜10g　蒲公英10g　金银花10g　白及10g　生甘草10g

【用法】每日一剂，水煎二遍，分三次服。也可用上药研末温水调匀，外敷患处，一日一次。

【禁忌】辛辣、化物。

【功效】败火消肿，散结通乳。

【主治】乳痈（中期），乳房肿大，硬结不散，疼痛。

【解析】乳痈多为火热之邪所致，此方主治除火热之邪外，另一个病因为乳汁阻塞不通，瘀积与火热之邪并存。治宜败火消肿，散结通乳。方中皂荚化痰散结，独个白及散结消肿解毒，为主药；蒲公英、地丁、金银花败火清热，为帮药；木瓜在方之妙，取其消肿退乳之功，为客药；生甘草清热解毒，又调和诸药，为信药。诸药合用，能散结通乳、退乳消肿、败火解毒。

【加减】乳络不通加经爪络。

【应用】主治因乳汁瘀积所致的乳痈，以胀、肿、痛为主。

【注意事项】因火热所致非本方所宜。

【注解】原方白及，经考证药材为独蒜兰，又称独个白及；原方用炙甘草，作者认为不妥，应改用生甘草。

【考证】此方称乳痈，应为乳汁瘀积证。

4. 奶痈透脓汤《单验方选编》

【组成】全瓜蒌一个，牛蒡子 12g　甲朱三片（6g），天丁 3g

【用法】水煎服，每日一剂，一日三次。

【禁忌】忌辛辣、化物。

【功效】透脓消胀。

【主治】乳痈（脓熟期），皮肤紫红，肿大，内软，手摸有波动感。

【解析】奶痈发生日久，由于失治、误治，以致火热腐肉成脓，不得穿破外出或已穿，脓仍流通不畅，以致肿胀明显，气血流通受阻，血与脓停在乳房内。治宜透脓消胀。方中瓜蒌化脓消痰、散瘀消脓，为主药；牛子败火、散结、消肿，为帮药；甲珠、天丁透胀排脓，为客药。诸药合用，共奏透脓、排脓、消肿之功。

【加减】大便稀只用瓜蒌壳，去仁。

【应用】主治乳痈脓已成，未透或流通不畅，脓液瘀积。

【注意事项】因乳房分数个小叶，一个小叶胀透，另个可不透穿，必要时可切开引流。

【注解】原方中甲朱，应为甲珠，可能是笔误，剂量三片约为5~6g。

【考证】郛痈又名奶疮，现代称急性乳腺炎。

【附方】芙蓉龙角方（《单验方选编》） 芙蓉花30g，美人蕉花20g，老龙角20g，小人参20g。取鲜药洗净，捣绒敷患处，每日一次。功效败火消肿，益气透脓。主治乳痈（晚期），火热仍甚，脓液已成，伴气虚。

5. 白花左转汤《土家族民间奇效良方》

【组成】白花草30g　左转藤30g　野菊花30g

【用法】每日一剂，水煎二遍，分三次服。

【禁忌】辛辣、腥臭。

【功效】败火消肿，凉血透邪。

【主治】外痈（初期），患处红肿明显，漫大无头，痛，局部热。

【解析】外痈乃为火热之邪伤及皮肉，多生在肌肉丰厚地方。火热之邪侵犯皮肤，深入肌肉，影响血流，故出现红肿、化腐，逐渐增大，疼痛，局部灼热，久之成脓。治宜败火消肿。方中白花草、野菊花败火消肿，清血热，凉血兼解毒，为主药；左转藤活血消肿、透邪外出，又理气血，为帮药。三药同用以治痈之初期，达到败火消肿、凉血透邪目的。

【加减】火重加金银花、三棵针。

【应用】本方为外痈（疮疖）内服药主方，应早期服用，也可配合外敷方药，内外合治。

【注意事项】如多发性痈，应配合攻毒药。

【注解】白花草，可用白花蛇舌草。

【考证】外痈，土家医多称疱。

6. 常用单验方

天蚌散《土家族民间奇效良方》

【组成】皂角刺30g　蚌粉10g

【用法】皂角刺、蚌壳烧成性，共研匀细，每次服3g　每日三次，白酒少许送服（也可用温开水服下）。

【功效】透脓托毒。

【主治】痈已成脓未穿。

公英芙蓉方《土家族民间奇效良方》

【组成】公英30g　芙蓉叶30g

【用法】鲜药混合捣烂，加少量白酒调敷患部。

【功效】败火消肿。

【主治】外痈（初、中期）。

排菊消疮方《土家族民间奇效良方》

【组成】排风草30g　野菊花30g　刺老苞根皮30g

【用法】取鲜药共捣烂如泥敷患部，每日一次。

【功效】败火消肿，化瘀止痛。

【主治】外痈（中期）。

地耳一支箭《土家族民间奇效良方》

【组成】地耳草30g　野菊花30g　一支箭30g

【用法】取鲜药捣烂如泥，敷患处，一日一次。

【功效】败火消肿，透脓排脓。

【主治】外痈（中、晚期）。

7. 疱敷方《土家医方剂理论整理研究》

【组成】铁扫帚、五月藤、小血藤、大黄、乌苋叶各适量

【用法】上药捣烂外敷患处，每天换药一次。

【功效】赶火败毒，凉血活血。

【主治】疱（初期），局部皮肤红肿灼热，疼痛明显，可触及肿物，多伴有恶寒发热头胀痛，食欲差，苔白腻，脉滑数。

【解析】疱多由疮失治，或外伤染毒而致。火热毒气，凝聚肌肤，气阻血挡使皮肤红肿或触及块物。治当赶火毒，散气血。铁扫帚性冷味苦，败毒止痛，为主药；五月藤、小血藤凉血活血，大黄、乌苋叶败毒止痛，四味相配，使气阻血挡受除，红肿消失。全方具有赶火败毒、凉血活血功效。

【加减】肿胀明显加冲天炮。

【应用】外痈（初、中期），外以红、肿、热、痛明显，全身恶寒发热为治疗要点。

【注解】前三味药未注明药用部位，应为鲜叶片。

【考证】疱为土家医古病名，现称为痈。

【附方1】剪刀草方　剪刀草、糯米菜、三爪风各适量。捣烂外敷患处，每日换药一次。

【附方2】败火透脓汤　刺黄连、号桐杆根、金刚刺根、老鼠刺根、半枝莲各10g。水煎，日一剂，分二次服。

【附方3】土苓梨头汤　红土茯苓、鸳鸯花、梨头草、糯米菜蛇不过、甘草各15g。水煎，日一剂，分二次内服。

四、治叉脱节手叉方

1. 脱节手叉方《群方集》

【组成】脱节龙　黄瓜香　地五加　车前草　鸡蛋清各适量

【用法】取鲜药洗净捣烂如泥，外敷患部，每日一次。
【功效】败火、消肿、止痛。
【主治】手叉。

2. 串边对口方《土家族民间奇效良方》

【组成】半边连　小对口草　黄瓜香各适量
【用法】取鲜药洗净捣烂如泥，外敷患处，每日一次。
【功效】败火解毒、消肿止痛。
【主治】手叉。

3. 地加脚叉方《群方集》

【组成】地五加　夏枯草　野菊花各等分
【用法】取上药洗净捣烂如泥，外敷患处，每日一次。
【功效】败火、消肿、止痛。
【主治】脚叉。

五、治穿掌

1. 贯头地加方《群方集》

【组成】贯头尖　地五加　大路边黄　夏枯草　车前草各等分
【用法】洗净捣烂如泥，外敷患处，每日一次。
【功效】败火解毒，消肿止痛。
【主治】脚背穿掌。

2. 地加串边方《群方集》

【组成】地五加　半边钱　芭焦蔸各适量
【用法】芭焦蔸在火中煨，余洗净共捣烂如泥加淘米泡后外敷患处，每日一次。

【功效】败火解毒，消肿箍脓。

【主治】脚背穿掌。

3. 六月夏枯方《土家族民间奇效良方》

【组成】六月凉　夏枯草　小血藤叶各适量

【用法】取鲜药洗净捣烂如泥，外敷患处，每日一次。

【功效】败火凉血，消肿止痛。

【主治】手背穿掌。

4. 刺苍救兵方《单验方选编》

【组成】刺耳苞　救兵粮　刺楸树皮各等分

【用法】取鲜药洗净捣烂敷患处，每日一次。

【功效】败火透脓，消肿止痛。

【主治】手背穿掌（后期）。

六、治天蛇

1. 马桑皮叶方《群方集》

【组成】马桑叶　小皮叶　满天星　天青地白各等分

【用法】取鲜药捣烂如泥，外敷患处，每日一次。

【功效】败火解毒，消肿止痛。

【主治】天蛇毒。

2. 二尖天星方《群方集》

【组成】茅草尖　小血藤嫩尖　满天星各适量

【用法】取鲜药洗净捣烂如泥，外敷患处，每日一次。

【功效】败火解毒，箍脓消肿。

【主治】天蛇毒。

3. 蒜雄方《土家族民间奇效良方》

【组成】大蒜　雄黄　血余　鸡蛋清各适量

【用法】前三味共捣烂如泥，加鸡蛋清调匀外敷患处，每日一次。

【功效】败毒消肿。

【主治】天蛇毒。

4. 勾叶喇叭方

【组成】大刺叶　喇叭花叶　空心泡叶　三叶泡叶各等分

【用法】取鲜药洗净捣烂如泥，外敷患处，每日一次。

【功效】败火解毒，消肿止痛。

【主治】天蛇毒。

七、治花疮

1. 祛腐生肌背花散《单验方选编》

【组成】大红花 9g　铧口菜 30g　四大天王 15g　大蓟 15g　向日葵盘 20g　山豆根 20g　冰片 6g

【用法】焙干研细末，盐水洗净后撒于患处，每日一次。

【功效】清热败毒、生肌收口。

【主治】背花疮（中、后期）。

2. 野青瓜香方《群方集》

【组成】野青菜　黄爪香　路边黄　夏枯草　香叶子　野含花各适量。

【用法】取鲜药洗净捣烂如泥，敷患处，每日一次。

【功效】败火治花，消肿止痛。

【主治】背花（初期）。长在背部或手足背部，开始起一小点，周围红肿、剧痛，过几天起泡，皮肤烂，一至多个脓头，挤无脓液出，后溃烂，伴恶寒发热。

3. 背花叫叫方《群方集》

【组成】黄瓜香　马桑叶　土薄荷　叫叫草　铧口尖各适量

【用法】取鲜药洗净捣烂如泥，外敷患处，每日一次。

【功效】败火消肿，凉血散脓。

【主治】背花初期。

4. 山茅夏枯方《群方集》

【组成】山茅术根　糯米草　野花椒叶　夏枯草　百合各适量

【用法】取鲜药洗净捣烂如泥，外敷患处，每日一次。

【功效】败火消肿，箍脓止痛。

【主治】背花（中期）。红肿明显，漫大无头，恶寒发热。

5. 背花洗敷方《群方集》

【组成】1. 号桐粮叶。2. 雷蜂窝　地批杷　白芷　牛大黄　红贯头尖　黄瓜香各适量，冰片　乱头发炭少许

【用法】1. 捣烂敷患处提脓根，三至四次。2. 研细末，洗净伤口后散伤口上，每日一至二次。

【功效】清毒清疮，败火收口。

【主治】背花（后期）化脓溃烂，久不收口。

八、治疗

1. 火疔散《土家医方剂理论整理研究》

【组成】丝瓜叶10g　明矾5g　雄黄5g

【用法】研细末外敷患处，每日二次。

【禁忌】忌辛辣。

【功效】赶火败毒，消肿止痛。

【主治】火疔（中、后期），初起作寒作冷，生于耳前耳后耳内、眼下、舌下、手足心、阴囊、粪门处，形如针眼，有红斑，头脚金红色，烧灼样疼痛等。

【解析】火疔为火毒结聚，使血气挡阻筋脉肌肉，故红肿发热，疼痛。本方主药丝瓜叶性冷，凉血败毒，除火毒结聚；明矾性冷，退火消肿，雄黄赶火败毒，共为帮药。三药同用，使疔疮火毒得除，患处烧灼疼痛消失。

【加减】生于耳前加猫头嫩枝；生面部加千里光；生于阴部加黄剥皮；生于口腔周围加黄瓜香。

【应用】用于治疗各部火疔中后期，现用于蜂窝组织炎。

【注意事项】临床注意病情变化，防疔疮走癀。

【注解】明矾改为枯矾，增强收敛功能。

【考证】火疔为土家医对疔的进一步分类名称。

2. 常用单验方

红烟星散方《土家族民间奇效良方》

【组成】丝瓜叶30g　野烟尖30g　满天星20g　散血草30g

【用法】取鲜药共捣烂如泥，加少许白酒，调敷患处，每日二次。

【功效】败火解毒、凉血止痛。

【主治】疔疮（红肿期）。

梨惊方《土家族民间奇效良方》

【组成】梨头草、惊风草、芙蓉叶各适量

【用法】取上药洗净，口咬烂如泥，外敷患处，每日一次。

【功效】败火解毒，围肿止痛。

【主治】疔疮。

野油金龙方《单验方选编》

【组成】野油菜 20g　虾蟆草 20g　黄瓜香 30g　五爪金龙 20g　白茨尖 20g　侧耳根 30g

【用法】取鲜药捣烂如泥敷患处，每日二次。

【功效】败火解毒，围箍消肿。

【主治】疔疮（中期）。

鱼腥野烟方《单验方选编》

【组成】青鱼胆草 30g　野烟尖 30g　满天星 20g

【用法】取鲜药洗净捣烂敷患处，每日一至二次。

【功效】败火消肿，化瘀止痛。

【主治】疔疮（早、中期）。

九、治疡子

1. 绊丸散《土家医方剂理论整理研究》

【组成】地螺丝 10g　鸡爪黄连 10g　阵天雷 10g　路边黄 10g　野棉花根 10g　梅片 2g

【用法】上药焙干（梅片不焙）共研细末。先将溃烂处洗净，然后上药粉，日二次。

【禁忌】绊疡早期无化脓溃疡，忌食化物。

【功效】赶火败毒，散结生肌。

【主治】绊疡后期，阳子窝有坨，如鸡蛋大，下肢活动艰难，畏寒发热，若失治，化脓溃烂。

【解析】小肚子内或双下肢长疮，火毒沿经脉上走阳子窝，影响气血环流，气血与火毒互结，于是见羊子窝有椭圆形肿坨，初起轻微疼痛。随着病情发展，气血火毒愈结愈甚，故肿坨越来越大，畏寒发热。绊疡侵袭下肢筋脉，见下肢活动艰难，久之肉腐成脓出现溃破流脓。针对绊疡因火毒而起之因，本方以性冷味苦的鸡爪黄连为主药，赶火败毒；地螺丝、路边黄、野棉花根三味药败毒熄火，收敛生肌，配散结消肿，助鸡爪连赶火毒，为帮药；阵天雷引药入阳子窝，为信药。梅片酸敛收涩，未溃去火毒，已溃能生肌收口，又因其味酸，能软化肿坨。全方共奏散结消肿、生肌收口之功。于是气血调畅而病愈。

【加减】已溃烂流脓去野棉花根，加芙蓉花。久不收口者加老鼠拖葫芦。脓成未穿破者配合箍药外敷。

【应用】现代临床用于治疗急性淋巴结炎之溃烂流脓，久不收口。

【注意事项】凡肿瘤转移所致非本所宜。

【备考】丸子又名疡子，为土家医古病名。

2. 常用单验方

三步生姜汁《土家医方剂理论研究》

【组成】大三步跳 1~2 颗，生姜 1 蛇，白酒适量

【用法】白酒磨三步跳，生姜外擦患处，日三至七次。

【功效】散痰箍坨。

【主治】疡子初期。

走丝消疡丸《单验方选编》

【组成】走丝马 10g　一包蛆 10g　紫背天葵 12g　川芎 12g

【用法】研末和瘦猪肉做丸蒸吃，一日一至三次

【功效】清热散结，活血止痛。

【主治】丸子疡（早期）。

九龙消丸泥《群方集》

【组成】九龙胆　三步跳　山乌龟　一支蒿　八月瓜　乌莵子各等分

【用法】捣烂贴患处，每日一次。

【功效】清热败毒，消肿散结。

【主治】疡子未溃疡，局部红肿胀痛。

天葵化疡散《单验方选编》

【组成】天葵子 15g

【用法】捣烂兑白糖服，每次 5g　一日三次。

【功效】败毒散结。

【主治】疡子溃烂流脓，久不收口。

第二节　溶石排石

溶石排石剂，适用于肝、胆、胃、肾内结石病。症见结石所生脏器剧痛，时发时止。在肾、尿脬、则痛在腰或在小腹伴有小便异常；在肝胆则痛在右胁内或右上腹，牵至肩背或伴有身黄、白睛黄、小便黄、大便灰白或伴有恶心呕吐；在胃则在心下有硬块，腹胀等。

溶石排石剂，以溶石药和排石药斑鸡窝、石韦、内金、化金石、千脚仙、穿破石、连线草、冬葵子等为主组成。由于结石病易梗阻，易导致气滞出现疼痛，每常加行气止痛药，如回头青、南木香、小芎、香叶根等药；阻塞尿路、胆道常致小便、胆汁不通畅，多加利尿、利胆药，如枞苓、车珠子、泽泻、八月瓜等；结石日久，湿热内生，每常加清热利湿药，如车前仁、萹蓄、黄树皮、满天星、虎杖、水灯草等。常用代表方有天葵化石汤、胆石赶排汤、地牯化石散等。

一、治尿石

1. 天葵化石汤《寿世得效方》

【组成】紫背天葵 15g　毛葵子 10g　小通条 10g　五叶通 10g　鸡合内皮 10g　斑鸡窝 15g　哈蟆草子 10g　车珠子根 10g　黄星叶下红 15g　满天星 10g　连钱草 15g

【用法】水煎服，日一剂，分三次温服。

【禁忌】忌酸、辣、油腻。

【功效】溶石松管，利尿通淋。

【主治】腰、尿管、尿脬内结石。发作期腰痛如刀割或少腹痛引外阴，恶心呕吐，小便排除不畅或有血尿。

【解析】尿路结石多为尿渣排出不畅，沉积日久，逐渐长大，形如砂石，小如米粒，大如包谷子。砂石阻塞腰门，使尿不出或少出，腰子水肿；气血受挡，而见腰剧痛如刀割；砂石阻在尿管见一侧或两侧少腹痛；阻于尿脬门口，解小便时中断不出，跳动后又出；砂石内动，影响三元气翻上逆而见呕吐、恶心；砂石撞伤尿膜板而见血尿。治宜溶石通管，利尿排石。方中斑鸡窝、叶下红、鸡合内皮化石溶石，为主药；天葵、毛葵、天星松管放开而止痛，为帮药；连钱草清热利湿，五叶通、小通条、车珠子利尿通淋，为客药；蛤蟆草走尿道又兼清热，为信药。全方共奏溶石松管、利尿通淋功效。

【加减】阻塞明显加穿破石、化金石；伴热邪加扁竹、三棵针；气滞加川芎、枳实破气。血尿多加仙鹤草、白茅根。

【应用】现代多用于泌尿系结石，发作未发作皆可服用。

【注意事项】病程日久、反复发作者宜先溶后排，结合现代B超检查，大于0.8公分以上者，先碎石或溶石后排石，过大者服药无效者考虑手术取石。

【注解】毛葵子又名冬葵子；五叶通为八月扎藤；黄星叶下红为石韦；鸡合内皮又名鸡内金；蛤蟆草又名车前草。

【考证】尿结石为土家医古病名。

2. 常用单验方

地牯化石散《中国民族药炮制集成》

【组成】地牯牛 20g　留行子 20g　鸡内金 30g　冬葵子 20g　海金沙 10g　木通 10g

【用法】研末，每次服 6g　每日三次，多饮温开水。

【功效】化石通管。

【主治】尿路结石。

月瓜珠子汤《中国民族药炮制集成》

【组成】八月瓜、尿珠子各 100g

【用法】水煎兑糖服，每日一剂，每日数次。

【功效】松管利尿，排石通淋。

【主治】输尿管结石。

内金赶石止血汤《单验方选编》

【组成】鸡内金 10g　瞿麦 12g　车前草 30g　丝瓜络 15g　石韦 15g　乌鞭梢 15g　乌柏根 15g　蒲黄炒 9g

【用法】水煎服，一日三次，每日一剂。

【功效】溶石排石、清热止血。

【主治】尿路砂石出血症。

二、治胆石

1. 胆石赶排汤《寿世得效方》

【组成】八月瓜 15g　幼柑壳 10g　斑鸡根 30g　赶山鞭 15g　满天星 10g　虎杖 15g　南木香 10g　大救驾 10g　穿破石 15g

鸡合内皮 10g　过路黄 30g　血通 15g

【用法】水煎三次，分三次温服，每日一剂。

【禁忌】忌酸辣、油腻。

【功效】利胆排石，化小砂石，理气止痛。

【主治】胆阵痛（胆石症），右上腹剧痛如刀割，时痛时止，反复发作，上腹摸之有肿物。细审有砂石状物或伴身黄、眼黄、小便黄。

【解析】胆阵痛多见于苦胆砂石或蛔虫钻胆。砂石症多由肚中浊气上冲，胆水下流走受限，胆汁渣沉积于胆内所形成。一旦砂石损伤胆皮或砂仁阻挡胆口，而出现上腹剧痛，胆气和肚气上逆则出现恶心呕吐；砂石阻塞则出现身黄、眼黄、尿黄。方中八月瓜、幼柑壳、南木香、舒胆理气，为主药；斑鸡窝、鸡合内皮、穿破石、过路黄化石溶石，为帮药；大救驾、血通舒胆、理气、活血，虎杖清利湿热，共为客药；满天星走肝胆，又止痛，为信药。全方共奏利胆化石，理气止痛之功。

【加减】黄疸加茵陈蒿、土大黄、凤尾草；胁痛明显加地雷、金腰带。

【应用】现多用于肝胆内结石，急慢性胆囊炎。

【注意事项】1. 注意与肝、胆癌症区别。2. 服药效不显者用现代 B 超检查，以确诊，对结石较大者，行手术取石。

【注解】幼柑壳又名积实；赶山鞭又名蜘蛛抱蛋。

【考证】胆阵痛为土家医古病名，相当于现代医学胆道蛔虫，胆囊结石病。

【附方】桂芒硝汤（《土家族民间奇效良方》）　炙附片 10g，肉桂 10g，芒硝 30g。水煎服，每日一剂，分三次温服。功效散寒止痛，利胆通便。主治胆石症。

第三节　拔出异物

拔出异物剂，适用各种异物经皮刺（射）入肌肉、筋脉内，外力不能拔出之竹、木屑、锐石、铁钉等。

人体皮肤平整光滑、润泽，富有弹性和韧性，一般力量不能刺（穿）入，只有在锐器、暴力的情况下，才能进入。深浅与异物进入力量有关，力小进入浅，力大进入深。异物入机体后，异致皮损、肉烂、筋伤、脉破，在外出现流血、红肿、溃烂，在内出现疼痛、瘀血、肿胀、筋断活动受限等。治法宜急除异物，具体有法有钳取，刀切取，药提。本节方剂是针对物小、深或没有钳取，刀切取条件时用拔开分离药物，达到去除异物目的。

拔出异物剂常以箍药、活血消药如雷公尖、蓖麻子、推车虫、散血草、小血藤叶、糯米菜、夏枯草、杉木尖等为主组成。因异物常有火毒、邪毒，故常配伍退火解毒之梨头尖、野菊花、一把伞、草黄连、半边连、筋骨草等。某些锈铁、竹木常常有破伤风毒气，在伤口小、刺入深时，应配合内服预防药，或注射破伤风抗毒素。常用方有蓖麻茅花退弹方、三尖退弹方、解毒凉血方、退异物汁、耳虫散等。

1. 蓖麻茅花退弹方《土家族民间奇效良方》

【组成】红蓖麻子（去壳）、巴茅杆花、水鸭子、使君子各适量

【用法】共研细末，水调外敷即出。

【禁忌】忌化物。

【功效】退弹解毒。

【主治】枪子弹丸入肉。

【解析】火枪子弹通过弹药射击，力大，穿透力强，远者穿

皮，近者进入肉内或筋骨处，甚至进到内脏。子弹为异物，弹药有火及药毒，不退出会坏肉烂筋骨，毒气散发会致命，伤血脉会出血不止。治宜退弹解毒，方中蓖麻子、使君子箍肉退弹，为主药；巴茅花止血，为帮药；水鸭子败火毒，解弹药毒，为客药。三药合用，共奏退弹解毒之功。

【加减】伤口小、子弹深加麻雀屎烂口便于出；肌肉松弛无力加推车虫，药毒重加冲天炮、筋骨草。

【应用】古代用于火枪弹入伤，子弹留内未出。

【注意事项】子弹不深尽量用钳取，深部、内脏尽量手术取出。

【注解】巴茅杆花为未出鞘嫩花，水鸭子为草本植物，学名待考。

2. 常用单验方

蜣巴方《土家族民间奇效良方》

【组成】蜣螂3个　巴豆5个

【用法】共捣烂如泥状，外敷伤口及周围。

【禁忌】化物。

【功效】拔弹排物。

【主治】箭头、子弹头入肉中，其他杂物入肉不出。

三尖退弹方《群方集》

【组成】乌泡尖、松树嫩尖（去毛）、杉树尖

【用法】上三味用鲜药，捣烂加冷开水泡。子弹未出，将药水喷在伤口，代替麻药取弹，取弹后流血用药渣外敷；未流血则喷药水去枪毒。生肌用冰片和干马桑叶共研细末，桐油调外上伤口处。病情重，上三味煎水内服。

【功效】麻口止痛，止血消毒。

【主治】枪伤疼痛、出血。

解毒凉血方《土家族民间奇效良方》

【组成】臭牡丹　一棵针　散血草　铁马齿苋各适量

【用法】鲜药洗净捣烂，外敷伤口，每日一次。

【禁忌】化物。

【功效】凉血解毒。

【主治】枪伤，开放或闭合性。

退异物汁《中国民族药炮制集成》

【组成】麂子角适量

【用法】取本品用凉开水磨汁擦患处，竹木少能自行退出。

【功效】退异物。

【主治】竹木刺伤或滞留于肌肉内。

耳虫散《单验方选编》

【组成】蚌壳（烧灰）50g　枯矾3g　百草霜20g

【用法】研末茶油或卷子油调敷，每日一至二次。

【功效】诱虫出耳。

【主治】虫入耳内不出。

化物汁《单验方选编》

【组成】松树根（背阴处长）20g

【用法】水煎服，一日三次。每日一剂，连服三天。

【功效】化松异物。

【主治】误吞异物入肚。

[消拨剂小结]

凡以消肿止痛、溶石利尿、箍肉提物，化腐生肌药为主组成，具有消痈除疽、祛腐生肌、化石排石，提出异物等作用，用于治疗瘤瘫、痈、衬、癀、疔、叉、掌、蛇、花、疡子及尿路和胆道结石、异物停内等病症的方剂，统称消拨剂。

消拨剂共分三小节，十三类，共选正方16首，附方12首，常用单验方42首。

1. 消痈除疽剂　根据病症又分治瘤瘫、治衬、治癀、治痈、治叉、治花、治掌、治天蛇、治花、治疔、治疡9种。

（1）瘤瘫又分巴骨流痰和火瘤。其中巴骨流痰散有赶火败毒、排脓生肌功效，用于治疗巴骨瘤后期烂不收口；破骨流敷剂有赶寒湿、养血收口功效，用于治疗破骨瘤晚期有死骨出；巴骨瘤瘫方有退热化痰、整骨消疽功效，用于治疗巴骨瘤中期；斑鸡铁骨汤有清热退火、消肿透脓功效，用于治疗火瘤中期有脓未透之症；瘤瘫通治方有退火消肿功效，用于治疗各种瘤瘫初期；火流外敷方有赶火败毒、消肿止痛功效，用于治疗火流症。

（2）治衬中的寸敷散，有败火散结、活血止痛功效，用于治疗各种衬；寸耳癀饮有败火消癀功效，用于治疗寸耳癀。

（3）痈有内痈和外痈之分，内痈方在赶散剂中收集。外痈有乳痈、皮痈之分。其中乳痈退火止痛汤有败火散结、消肿止痛功效，用于治疗乳痈中期；奶痈透脓汤有透脓消胀作用，用于治疗乳痈成熟期；白花左转汤有败火消肿、凉血透邪作用，用于治疗皮痈初期；疱敷方有赶火败毒、凉血作用，用于治疗发痈（疮）初期。脱节手叉方有败火、消肿止痛作用，用于治疗手叉；贯头地加方有败火解毒、消肿止痛功效，用于治疗穿掌；马桑皮叶方有败火解毒、消肿止痛作用，用于治疗天蛇头；祛腐生肌背花散，有清热败毒、生肌收口作用，用于治疗背花中后期。火疔散有赶火败毒、消肿止痛功效，用于治疗火疔中后期；伴丸散有赶火败毒、散结生肌功效，用于治疗绊丸后期。

2. 溶石排石剂　结石多发于尿路、胆道、肾，胃少见。本节方剂主要治疗尿路和胆道结石。其中天葵化石汤有溶石松管、利尿通淋功效，用于治疗腰、尿管、尿脬内结石；胆石赶排汤有利胆排石、化小砂石、理气止痛功效，用于治疗胆道结石。

3. 拨出异物剂　有拨出皮肉内的子弹、竹木屑、锐石、铁钉作用，及化散胃中异物，诱耳虫外出功效。其中蓖麻茅花退弹方有退子弹、解药毒功效，外敷患处可退肉体内枪弹；蜣巴方能退箭头、子弹；三尖退弹方有麻醉、消毒、止血作用，可作麻口止痛、止血消毒用；解毒凉血方有凉血解毒功效，用于治疗枪击开放或闭合性伤；退异物汁能退肉中竹木；耳虫散能诱虫出耳；化物汁能化散进入肚中异物。

第十章　提敛剂

凡以补虚升举，固托强带，燥湿收敛，生肌收口药为主组成，具有强体升起、提举固定，祛腐化瘀、生肌收口作用，用于治疗仓内脏器下垂、伤口溃烂、创面流水、久不收口一类病症的方剂，统称提敛剂。

人体内脏某些器官以“带子”的形式悬挂在人体“空仓”内，由于体虚或内力不足，使悬带松弛，仓内器官出现不同程度的下移，常见有肚、腰子、养儿肠、大小肠等脏器。虽然病因病机相同，但各器官位置、重量有异，故出现的临床征象不尽相同，如垮肚病，轻者出现上腹胀、纳食不消，重者出现早食晚在，腹胀明显，不敢进食，在肚脐或肚脐下能摸到肚形；腰子下垂，轻者腰痛，腰背有下坠感，重则扭转剧痛；小肠下垂入腿捺内甚至可吊入阴囊内，站立用力明显，平卧能缩回，重者被卡住，出现腹痛，肠鸣，大便不通，肠坏死；大肠下垂，见肛门内肠外出；养儿肠下垂，从阴门突出，如“茄状”物。

人体皮肤黏膜平整光滑，一般受伤能自我修复，受到外邪侵袭或锐器作用破损，正确治疗后能修复完好。但由于体内修复能力下降或毒邪力强，就难于愈和，久不收口，长期溃烂出血、流水。

提敛剂由于所治脏器病症不同，选药组方也不同，用法上有各自的特点。因此，本节方剂又分提举固托剂、生肌收口剂、燥湿敛水剂、水火烫伤剂四大类。提固剂又有提升脏器的不同，故有不同的方剂，如升肚剂、提肠剂等；外敛剂有燥湿收水和生肌收口之分。

应用提敛剂应注意：1. 内提剂所治仓内脏器下垂之症，皆由身体虚弱、固摄无力所致，故组方时应以补虚固托药为主组成，再根据不同器官生理功能和所耗物质的差异，配伍相应的补益药和归经药，针对性组方。内提剂专为内脏器下垂、固定无力而设，凡肿大的实体下移非本类方剂所宜。服用本类方剂同时还应注意食补、以脏养肚，同时注意休息，不能负重劳动。2. 使用外敛剂，首先要辨清邪实和正虚，在邪毒强盛、火毒亢奋时用外敛剂，易导致关门留贼。其次要看清伤口的干湿。伤口皮肉干燥是精血不营，难于生新；伤口流水，过度湿润，是气虚津液不固所致。前者宜补精血，后者当益气固津（液）。水湿多易染虫毒、风邪，出现瘙痒，故在组方时应配伍祛风杀虫之品。另外，外敛剂多有毒，长久使用会从皮内吸收，产生慢性蓄积中毒。

第一节　提举固托

提固剂，适用于体虚仓内脏器下垂，不能固定或外出的一类病症，常见有肚、腰、肠向下垂脱，出现肚垮、漏小肠、吊茄子、吊掌筒等病症。

人体内器官常以“带子”样肉筋悬挂，一旦体虚，肉筋无力而松弛，则出现下垂脱出，生理功能受到影响，甚至出现卡住，气滞血瘀而发生坏死、溃烂、出血等病理现象。因此，发现后要及时早治，恢复正常生理功能，防止伴发症产生。

提固剂常以补虚固托药如刺芪、棉花根、盘龙参、对叶参、鸭脚当归，岩崖藤、覆盆子等为主组成，配伍升提之绿升麻、紫胡、冲天劲等药。根据脏器功能和耗能的不同，可配伍一定的能量补充剂，同时还要用引经药。如肚垂配漂术、鸡合子；小肠外出配香叶根、小茴香；大肠脱出配伍团鱼头等；养儿肠脱垂配伍夜关门、鸡合果等。常用方有升举汤、胞脱关门汤、固带提胞汤、四块瓦托肠汤、于香二核汤等。

一、提升肚

1. 升举汤《寿世得效方》

【组成】刺芪 15g　对叶参 10g　牛皮根 10g　鸡合子果 10g　绿升麻 6g　八月瓜 10g　鸭脚归 10g　甜草 6g

【用法】水煎服，日一剂，分三次服。

【禁忌】忌酸辣，生冷。

【功效】补虚升陷，提肚消胀。

【主治】垮肚病，疲乏无力，消瘦，上腹胀，纳差，食物不消，在脐上能摸到有食肚，耳听有声，舌淡，脉细无力。

【解析】肚在仓内中元上，周围以筋带悬吊中间，上连食管，下连肠。进食后在肚中消磨，细粒进入肠道。一旦肚边筋带无力松弛，会向下垮至肚脐，使食物不能排出，滞留肚内，故出现腹胀、食物不消，甚至有响声；体虚则疲乏无力，消瘦、舌淡、脉细无力。方中刺芪、对叶参益气补虚，鸭脚归补血，共同增加筋带功能为主药；牛皮根健肚消食，促进胃动功能为帮药；鸡合果、八月瓜收松肚，补肚力，绿升麻升举之力强，能升提已垮肚，共为客药；甜草调味和药，又益肚开胃，为信药。全方共奏补虚升陷，提肚消胀之功。

【加减】食欲不振加炒麦芽、谷芽、鸡内皮；气胀加赶山鞭、水木香。

【应用】以疲乏无力、消瘦、上腹胀、上腹摸到胀肚为治疗要点，现用于胃下垂、胃黏膜脱垂。

【注意事项】临床应用注意与胃肿瘤、胃扩张的鉴别。

【注解】牛皮根为耳叶牛皮消根；甜草又名野甘草。

【考证】垮肚为土家医古病名，相当于现代医学的胃下垂。

二、提胞宫

1. 胞脱关门汤《土家族民间奇效良方》

【组成】当归 15g　夜关门 15g　四块瓦 12g　吴萸根 12g　地口袋 6g

【用法】水煎服，日一剂，分三次温服。

【禁忌】忌生冷。

【功效】固带安宫，补血温气。

【主治】吊茄病，养儿肠从阴门脱出如“茄状”，长短不一，有在阴门内，有在阴门外，可以伸缩。如湿热之邪侵犯，则出现溃烂流脓，伴有头晕、乏力等体虚征象。

【解析】吊茄，又名阴挺，多由于生产小孩过多，体虚，固带无力，致使胞宫从阴门出。外出物多为胞颈，形象茄子而得名。治宜补虚固带。由于胞颈外出受寒，宜温气；妇女以血为贵，应配合补血药。方中四块瓦补虚，当归补血，使脱出上提，共为主药；夜关门固带、关门，促进阴门有力，收缩下垂之宫，为帮药；吴萸根温胞气，暖宫使宫体缩小，利于收回，为客药；地口袋统摄宫门，为信药。全方共奏固带安宫，补血温气之功。

【加减】腰痛加丝棉皮，腹痛加木香。

【应用】以妇女阴门内外见“茄状”物，可以伸缩，伴头晕、乏力为治疗要点，现用于子宫脱垂。

【注意事项】如脱出物时间长，被湿热侵袭，可配伍清热燥湿之药外洗剂。患病期间，不负重活，注意休息。

【注解】地口袋为口袋虫网。

【考证】吊茄病为土家医古病名，又名阴挺，相当于现代医学子宫脱垂。

【附方 1】浮梨汤（《土家族民间奇效良方》）　浮萍 60g，

牛屎虫 4 个，梨头草 10g。水煎服，一日一剂，分二次服。功效清热祛风。主治吊茄病（外出肿大不收）。按牛屎虫为金龟子科昆虫屎蜣螂的干燥全虫。

【附方 2】地升托宫汤（《土家族民间奇效良方》） 地瓜藤 20g，升麻 20g，刺梨根 30g，鸡爪参 30g，白葵盘 30g，猪瘦肉 500g。将上药与猪瘦肉加水用文火炖至肉烂，服汤汁，每日三次，三天服完。功效补虚固带，升举托起。主治吊茄病（体虚无力证）。

2. 固带提胞汤《群方集》

【组成】金樱子 桐寄生 四块瓦 岩加皮 爬岩姜 收山虎各 6～10g

【用法】水煎服，日一剂，分三次服。

【禁忌】生冷。

【功效】补腰气，固筋带，提胞宫。

【主治】吊茄子，腰痛腿软，头晕耳鸣，小便多，胞颈脱出阴门。

【解析】多方面体虚都可致吊茄病，如气虚、血虚、腰气虚等均可致筋带松弛而胞颈脱出。本方主治证为腰气虚所致。方中金樱子、寄生、爬岩姜补腰气、强筋带、收脱出，为主药；四块瓦、岩五加补虚托宫，为帮药；收山虎能收耗气，紧阴门，防滑脱，为客药。诸药合用，共奏补腰气、固筋带、托胞宫之效。

【加减】伴气虚加孩儿参；血虚加血当归；咳嗽加小柑子。

【应用】现代用于子宫脱垂有腰气虚证。

【注意事项】患病期间禁房事及负重劳动。

【注解】爬岩姜为黄精。

【考证】吊茄子为土家医古病名，在新中国成立前是土家族中常见妇科病。

【附方1】关门吊茄汤（《单验方选编》） 夜关门9g，野茄根6g，白芍6g，黄连3g。水煎服，日一剂，分两次服。功效紧阴门、软胞颈，赶火气。主治吊茄病，外出硬红肿。

【附方2】补腰固带汤（《鄂西药物志》） 野鸦棒子6g，丝棉皮10g，野萝卜根10g。水煎服，日一剂，分三次服。功效补腰固带。主治吊茄病，腰气虚，筋带松。

三、奇方

1. 托乳汤《单验方选编》

【组成】黄芪15g 升麻30g 柴胡30g 当归8g 川芎9g

【用法】水煎服，一日三次，每日一剂，外用蓖麻子捣烂贴头顶百会穴。

【功效】益气升举。

【主治】女人两乳伸长下垂。

四、托大肠

1. 四块瓦托肠汤《群方集》

【组成】四块瓦10g 臭牡丹根皮10g 路边黄各10g

【用法】水煎服，每日一剂，分三次服。

【禁忌】辛辣，干燥物。

【功效】固肛托肠。

【主治】吊掌筒病，后门大肠向外脱出，坠胀，疼痛，手托送能上，久之红肿溃烂不收。

【解析】吊掌筒病，多久病体虚，筋带无力，肛门不固锁，或大肠湿滞重坠所致。大肠在腹内，依筋带而固定不出，肛门紧锁起开关作用，能排便，控制肠子不出。由于久病体虚，筋带无力提固，或肛门松弛，或大肠湿滞重坠，致使大肠脱出肛门外。方中四块瓦有补虚提肠，强筋带之功，为主药；臭牡丹根皮益气固脱、有升举之功，为帮药；路边黄消肿止血，促肠内收，为客药。三药合用，共奏固肠托肠之功。

【加减】气虚加对叶参、刺芪，血虚加岩崖藤。

【应用】以后门大肠外脱、坠胀为治疗要点，现用于治疗直肠脱垂，体虚固托无力证。

【注意事项】治疗时要注意与直肠肿物突出鉴别。

【注解】路边黄为仙鹤草的根茎叶。

【考证】吊掌筒为土家医古病名，又称吊后门、脱肛，相当于现代医学直肠脱垂。

2. 常用单验方

三血消肿收肛方《土家族民间奇效良方》

【组成】大血藤 20g　小血藤 20g　五花血藤 20g　下搜山 15g　团鱼头

【用法】前四味，水煎兑红糖内服，日一剂，每三次。团鱼头烘干研细粉熟茶油调涂肛门，每日二次。

【禁忌】忌生冷。

【功效】活血消肿，收肛提肠。

【主治】脱肛。外出频发，红肿难收，灼痛。

止痢收肠汤《鄂西药物志》

【组成】空心泡根　翻背红　地榆各 15g

【用法】水煎服，日一剂，分二次服。

【禁忌】辛辣。

【功效】固肠止痢，升脱复原。

【主治】吊后门（久痢所致脱肛）。

倍矾蕉姜汤《单验方选编》

【组成】五倍子5g　白矾5g　芭蕉水10毫升　干姜3g

【用法】芭蕉汁冲，余水煎服，一日三次，一日一剂。

【功效】燥湿固脱。

【主治】小儿脱肛。肛及脱肠肿胀、水多、湿重。

羊草猪尾汤《单验方选编》

【组成】羊屎草50g　猪尾巴5根

【用法】药与猪尾同炖，以猪尾熟透为度，服药汁及猪尾，每日一剂，每日一次，病愈停服。

【功效】补虚提肛。

【主治】脱肛。体虚，肛肠外出。

肛脱涂贴方《单验方选编》

【组成】团鱼头一个　蓖麻子三粒

【用法】团鱼头烧灰涂肛门，蓖麻子去壳捣绒贴百会穴。

【功效】提肛收肠。

【主治】脱肛。

千里苦参汤《单验方选编》

【组成】千里光根20g　苦参15g　银花12g

【用法】水煎兑甜酒服，一日三次。

【功效】清肠化滞。

【主治】脱肛。肛肠湿热，重浊下移，红肿热痛或化脓。

螺冰散《单验方选编》

【组成】田螺10个　冰片3g

【用法】田螺烧灰加入冰片涂肛门，以愈为度。

【功效】燥湿收肛。

【主治】脱肛。肛肠外脱，潮湿水肿。

五、固漏肠

1. 手香二核汤《土家族民间奇效良方》

【组成】白三七 10g　随手香 15g　荔枝核 15g　柑橘核 10g　三叶通 10g　八月瓜 30g　蜘蛛香 15g

【用法】水煎服，每日一剂，药液分三次服下。

【禁忌】忌生冷，硬食。

【功效】补虚回肠、理气止痛。

【主治】帅气，肿物在腿捺中，或入囊胞内，站立明显，平睡能消，手抬能上。如受寒气收口卡住，小肠不能回入腹内，出现疼痛，大便不通。

【解析】小肠在仓内中下部，盘曲于中，能活动。如体虚门坎口松驰，或先天不足，门坎口开放，小肠漏入腿捺内或进入囊中，而见肿物上下移动，时消时现，故又称疝气。方中白三七补虚强体、又理气为主药；随手香整肠舒肝，为帮药；荔核、橘核、三叶通行气、散气，促进肠动，利于回腹内，八月瓜锁口关门、防漏出，蜘蛛香散寒止痛，共为客药。

【加减】疼痛加香叶根、小茴；大便不通加土大黄、幼狗柑。

【应用】现用于治疗腹股沟直疝、斜疝。

【注意事项】服药、手法复位不能回腹，出现卡住，应采取手术治疗。平时不能负重，发作时平卧。

【注解】白三七又名竹节参。

【考证】帅气又称漏肠、疝气，相当于现代医学腹股沟斜疝、直疝。

2. 常用单验方

孪儿汤《土家族民间奇效良方》

【组成】土孪儿 30g　小茴香 10g

【用法】每日一剂，水煎三次，分三次服下。

【功效】温肠止痛。

【主治】漏肠（虚寒型）。

寒疝理气汤《单验方选》

【组成】小蛔育果 10g　陈皮 10g　黄精 10g　苏叶 6g　橘核 10g　荔核 6g

【用法】水煎服，日一剂，每日三次。

【功效】补虚散寒、行气止痛。

【主治】九肿痛（疝气），少腹冷痛、小肠漏下，腹胀肠鸣。

【备注】小蛔育果应为小茴香幼果实，凝为口述与文记录之误。

三果惩狐汤《单验方选编》

【组成】阴桃子 4 个　阴桐子 4 个　茅草果 12g

【用法】水煎兑酒服，一日三次，每日一剂。

【功效】收肠塞门。

【主治】狐疝。

鱼鳅串狐汤《单验方选编》

【组成】大风药　刺耳苞根　鱼鳅串各适量（20～30g）

【用法】水煎兑甜酒服，每日二次，日一剂。

【功效】祛风理肠。

【主治】狐疝。

阳合桐根汤《单验方选编》

【组成】鱼鳅串 30g　马鞭梢 15g　阳和根 30g　青葙子 12g

桐子根 12g

【用法】淘米水煎服，一日三次，每日一剂。

【功效】理气回肠。

【主治】疝气。

月瓜固升汤《单验方选编》

【组成】八月瓜根 12g　土升麻 9g　茴香 12g　通花根 9g

【用法】水煎服，一日三次，每日一剂。

【功效】固升掉肠，散寒止痛。

【主治】漏肠。

鸡脚散寒止疝汤《单验方选编》

【组成】鸡脚杆（种子）6g　小茴 6g　八月瓜根 10g　麦冬须根 10g

【用法】水煎服，一日三次，一日一剂。

【功效】散寒行气，收肠止疝。

【主治】漏肠。

帅气饮《单验方选编》

【组成】夜关门 20g　气藤 12g　血藤 15g　铁少芋 12g　野猪睾丸一枚（烤干研末冲服）

【用法】水煎兑酒服，一日三次，每日一剂。

【功效】固肠止漏。

【主治】疝气（漏肠）。

活血收肠饮《单验方选编》

【组成】大血藤 15g　小血藤 15g　五花血藤 15g　阴桃子 6 个　茅草果 12 个　中收山 12g

【用法】水煎兑红糖，一日三次，每日一剂，连服三周。

【功效】活血收肠。

【主治】漏肠。

收肠通气汤《单验方选编》

【组成】阴桃子6个　黑竹根15g　巴茅果12g　茶叶苞12g　茴香草15g　茅草根20g

【用法】水煎服，一日三次，日一剂。

【功效】提肠通气，散寒止痛。

【主治】疝气（漏肠）。

活血通气收肠汤《单验方选编》

【组成】活血莲15g　散血草12g　茅草果12g　阴桃子6个　走子猪睾丸1个

【用法】水煎兑酒服，一日三次，一日一剂。

【功效】活血、通气、收肠。

【主治】疝气（漏肠）。

第二节　生肌收口

生肌收口剂，适用于邪不重，正虚为主的伤口不愈合症。其临床表现为伤口周围失荣，无明显脓液，没有新肉生长迹象，伤口周围无红肿、疼痛，久不愈合。

生肌收口剂常用助肉生长、保护创面之白及、老虎姜、五倍子等。又因伤口长期暴露在外，易感染病邪，根据病邪种类和临床表现，分别选败火、燥湿等药配伍，如黄皮、儿茶等。如系腐肉结痂，影响新肉长出，应配伍去腐之品。内脏肚肠溃疡，酌情选用人体亲情之品，如猪蹄，墨鱼骨、蚌壳等。代表方有内疡肚痛散、麻蒲方等。

一、胃疡

1. 内疡肚痛散《寿世得效方》

【组成】炮猪蹄30g　白吉果30g　煅蚌壳15g　紫珠叶15g　白三七15g　救命王10g

【用法】共烘干研极细末，瓶装备用，每次服4.5g，冷米汤水送服。

【禁忌】忌酸辣、酒、牛肉、魔芋。

【功效】理气止痛，生肌收口。

【主治】肚疡病，平素上腹隐痛，饥饿或餐后明显，时发时止，嗳气吞酸，或呕血、黑便。

【解析】肚居大仓中上，容纳和消磨五谷，化生精微物质。一旦肚膜受伤，发生腐烂，形成溃汤，血脉破损而见呕血、黑便，甚至穿孔，食物进入仓内，危及生命。因此，在糜烂和溃疡时需阻断发展。方中白三七理气健肚又止痛，为主药；炮蹄、白吉果生肌收口、保护肚膜，煅蚌壳制酸，防止肚膜受伤，共为帮药；紫珠叶止血、固脉，救命王行气止痛，共为客药。研细粉吞服，以见效快，又使药散在肚内直达内疡上。米汤水为谷物精华，以养肚。全方共奏理气止痛、生肌收口之功效。

【加减】呕血加棕炭粉，黑便加龙芽草根粉、血余炭粉。

【应用】本方专治胃疡病，现代用于治疗胃及十二指溃疡。

【注意事项】黑便注意与波菜、血制品所致的黑便鉴别。

【注解】白三七为竹节参，白果为白及。

【考证】肚疡病又称肚烂病，相当于消化性溃疡。

【附方1】和肚愈疡丸（《鄂西药物志》）　鸡骨香、两面针、高良姜、墨鱼骨各6g，石菖蒲、甘草各3g。研末，蜜炼为丸，重6g，每次服一丸，每日三次。功效理气止痛，生肌复原。

主治肚疡病。

【附方2】麻蒲方（《单验选编》）　麻纱草20g，老蒜根10g，老蒲扇20g。前二味煎水取汁，老蒲扇烧成炭研细粉，分二次冲服。功效理气止痛，止血生肌。主治肚疡病。肚痛、呕血，皮肤有出血点。

二、口疡

1. 瓜香地白汁《土家族民间奇效良方》

【组成】小黄瓜香（全草）10根　天青地白（全草）10根　淘米水适量

【用法】将药物洗净，加淘米水共捣烂，用干净鸡毛点上药洗口内，每日10余次。

【功效】清火败毒，生肌收口。

【主治】口舌生疮、溃疡。

2. 窝蛆油《土家族民间奇效良方》

【组成】一窝蛆（肺筋草）10g　茶油30g

【用法】将药物放茶油中微火熬至黄色为度，待冷后用药油搽患处，每日三次。

【功效】生肌收口。

【主治】口腔溃疡。

3. 金尾散《单验方选》

【组成】金鸡尾2g　冰片0.2g

【用法】共为末，用草筒吹入口内，一日三次。

【功效】生肌收口。

【主治】口疮溃疡。

三、皮疡

1. 五虫祛腐生肌散《中国民族药炮制集成》

【组成】石龙子 10g 蜈蚣 2 条 千脚虫 10g 滚山珠 10g 乌梢蛇 20g 轻粉 10g 冰片 5g 野茶树根 20g

【用法】共研细末，加香油同浸泡 100 天，用油外搽患处，每日数次。

【禁忌】辛辣，化物。

【功效】祛腐败毒，生肌收口。

【主治】皮肤溃疡。如恶疮毒肿、臁疮经久不愈，无名肿毒及瘰病等。

【解析】皮肤损伤，经治疗后能愈合，因体内修复能力下降，或毒邪较重，死肉不去，新肉不生，形成溃烂，久不收口。方中五虫祛腐生新，败毒收口，为主药；野茶树根皮清热燥湿，杀虫止痒生皮，为帮药；轻粉有毒，取其以毒攻毒，又去腐肉，为帮药；冰片退凉，生肌力强，为客药；香油润肤养肉，又调合诸药，为信药。全方共奏祛腐败毒、生肌收口之功。

【加减】湿热重加儿茶。

【应用】本方为慢性皮肤溃烂长年不愈久不收口而设，现用于治疗皮肤癌、臁疮、无名肿毒、疡子溃烂等。

【注意事项】气血不足需内服补益气血、托毒生肌方。换药时需用茶叶水反复清洗溃疡伤口。

【注解】滚山珠为甲珠。

【考证】此方为多数土家医常用药方，有奇效。

2. 常用单验方

二黄生肌散《单验方选编》

【组成】雄黄 20g　硫黄 20g　花椒 10g　岩乳香 15g　蜡虫包 20g

【用法】洗净伤口，研末调菜油外敷，每日一至二次。

【功效】祛腐生肌，止痛收口。

【主治】臁疮，伤口腐烂，久不收口。

灰黄散《单验方选编》

【组成】石灰 100g　大黄 50g

【用法】二味同炒变红色，铺地上去火气，研末用冷水调敷疮上，每日一次。

【功效】化腐消肿，生肌收口。

【主治】臁疮。

饿梅生肌散《单验方选编》

【组成】饿蚂蝗 30g　酸梅根 30g　铜绿 5g

【用法】共研细末，敷患处，每日一至二次。

【功效】祛腐生肌。

【主治】足底溃疡。

花冰生肌散《单验方选编》

【组成】野花椒树皮 30g　冰片 3g

【用法】研细末敷患处，每日一至二次。

【功效】生肌收口。

【主治】痈疖，疮口久不愈合。

第三节　燥湿敛水

燥湿收水剂，适用于湿邪犯肤，或卫气失固的水液外渗一类皮肤病症。

燥湿收水剂常以燥湿、益气固液药如苍术、苦参、土芪、干桃配伍收水药如枯矾、陈墙灰等为主组成。湿邪常化热，又当配伍清热如黄柏、浦公英。湿证合并虫邪，又当杀虫，可配伍炮黄、野椒、野烟。代表方有湿疹外擦剂、灵光散、消疮擦剂等。

1. 湿疹外擦剂《土家医方剂理论整理研究》

【组成】九里光　五爪龙　满天星　花椒叶　硫黄各适量

【用法】将新鲜药叶洗净挤汁，去渣与硫黄末调匀，用桐油调成糊状，外擦患处。日二至三次。

【功效】赶火赶湿止痒。

【主治】湿疹，头部、阴门、肛门、腋下等处出现瘙痒，色稍红，或呈浅黑色，多见于婴儿。

【解析】湿疹因体内湿热之气久蕴肝、肠、腰子，使气血耗伤，或食发物、接触刺激物而致体表某些部位出现瘙痒、抓瘙。由湿热之气所致故色稍红，或浅黑色。九里光性冷赶火败毒，硫黄败毒赶湿止痒，共为主药，奏退热赶湿之功；五爪龙、满天星、川椒叶赶火除湿，湿热除则痒止，本方症可愈。

【加减】湿热重加苦参，瘙痒加龙衣。

【应用】湿疹流水，反复发作，经久不愈。

【注意事项】用药时要洗净伤口，平时保持患部通风干燥。

【注解】九里光又名千里光。

【考证】湿疹与现代医学同名。

【附方1】首乌天星散　何首乌、红满天星、红马蹄香、茶油各适量。将上药捣烂用茶油煎，然后用纱布将药包好涂擦患处。日二次。

【附方2】苦龙收水剂　苦参，五爪龙各50g，七叶一枝花12g，家花椒6g。上药水煎外洗，日一剂，早晚各洗一次。

2. 灵光散《群方集》

【组成】九灵光　满天星　路边黄各等分

【用法】共研为细末，用桐油煎后涂患处。

【禁忌】发物。

【功效】燥湿收水，杀虫止痒。

【主治】清水疮，疮细小，流清水，表面溃烂，水流到处又生疮溃烂，反复发作。

【解析】湿邪过重，留于皮肤或生热久烂，皮肤湿润，清水外流，影响疮口愈合。方中九灵光燥湿止痒，清热疗疮，为主药；满天星清热燥湿，又杀虫止痒；小路边黄收水清口，促进愈合，为客药。桐油解毒，调合散粉，为信药。全方共奏燥湿收水，杀虫止痒之功。

【加减】水多加枯矾，湿热加黄柏粉。

【应用】专治清水疮，以皮肤溃烂，清水多，久不收口为治疗要点。

【注意事项】上药前用茶叶水洗净创面后再涂药。

【注解】九灵光又名千里光。

【考证】清水疮为土家医病名。

3. 常用单验方

吊玲收水方《群方集》

【组成】吊鱼杆　九灵光　硫黄　小满天星各适量

【用法】小满天星用桐油煎，余药研粉与天星煎剂调匀，先用金银花煎水洗再涂上药，每日一至二次。

【功效】燥湿收水、杀虫止痒。

【主治】清水疮。

斑地散《群方集》

【组成】斑鸠窝　地牯牛　木鳖子　冰片各等分　香油适量

【用法】研细末，香油调成糊状，换药前用斑鸡窝煎水洗净患处，再用鸡毛上药。

【功效】收水止痒。

【主治】阴痒皮烂，流水。

椒黄散《单验方选编》

【组成】花椒 10g　黄柏 20g　枯矾 15g　甘草 10g

【用法】研末，茶水调搽患处，每日二次。

【功效】杀虫止痒，疗疮收水。

【主治】肾囊风。

黄薄收水散《单验方选编》

【组成】黄柏 25g　薄荷 10g　胆草 20g

【用法】研末外搽，每日一至二次。

【功效】清热燥湿，止痒收水。

【主治】肾囊风。

发雄烟熏方《群方集》

【组成】乱头发　雄黄　鸡屎　桐油各等分

【用法】研细粉，桐油调成糊状，放在烧红瓦上烟薰患处，每日二至三次。

【功效】杀虫收水。

【主治】阴痒流水。

4. 消疮搽剂《中国民族药炮制集成》

【组成】马桑叶粉 10g　冰片 5g　挂金灯 10g　青黛 5g

【用法】共研细末，与鸡蛋清调合，外敷患处，每日一至二次。

【功效】清热解毒，燥湿收水。

【主治】黄水疮，皮肤生疮，流黄水，起黄痂，久不愈合。

【解析】黄水疮，小儿易患，多在皮肤，为湿热浸泡所致。开始起小水黄泡，后流黄水结痂，反复发作。方中马桑叶清热燥湿，收敛止水，为主药；挂金灯清热去痂，止痒止痛，为帮药；青黛清热解毒，助主帮药祛湿，为客药；冰片生肌收口，蛋清润皮调药，为信药。全方共奏清热解毒、燥湿收水之功。

【加减】周围红肿加黄柏粉，有硬节加土大黄粉。

【应用】本方为黄水疮而设，治各期黄水疮。

【注意事项】化脓性疮非本方所宜。换药前应用淡盐水洗净疮面后再换药。

【注解】挂金灯又名锦灯笼，用果实。

【备考】黄水疮，为土家医疮疡类病。

【附方】黄水散（《中国民族药炮制集成》） 焦地黄瓜、枯矾各适量。共研细末，外敷患处，每日一至二次。功效消黄、燥湿、收水。主治黄水疮。

第四节　水火烫伤

烫伤剂，适用于水火烫伤后，皮肤肌肉损伤的一类方剂，称烧烫伤剂。

火为阳邪，性烈易灼伤皮，烫水为阴中之刚阳，灼伤皮亦重，两者都能焦皮烂肉，坏死皮肉筋脉，造成溃烂，严重者影响全身气血津液，危及生命。

水火烫伤剂，大多以退火解毒、生肌长肉药如水黄连、青菜七、南瓜糊、老鸦酸、酸桐根、六月雪等为主组成。因水火烫伤后易染湿热之邪，或脓毒之邪，散常配伍清热燥湿、祛腐化脓之象鸡尾、凤尾草、锅烟草等，致于水火烫伤重症，应内外合治，内服方参照赶毒、补液、生津等节中方剂使用，本节只收外治方剂。常用方及单验方有：水火烫伤散、火伤汁、马灵牛王水等。

1. 火伤汁《群方集》

【组成】九灵光　铁马鞭　细献鸡尾　吊鱼杆叶　刺果叶　马桑叶蛇皮子　香油各适量

【用法】前七药烘干研末，香油调匀，鸡毛点药刷患处，每日二至三次。

【禁忌】忌辛辣、化物。

【功效】攻火败毒，凉肤止痛，生肌长皮。

【主治】火伤（早期），皮肤红肿，灼痛，起水泡，或皮损肉烂。

【解析】火高温易烧伤皮肉、筋脉，出现皮肤红肿、焦灼痛、皮肤起水泡，或皮损溃烂，肌肉外露，津液外出。方中九灵光、铁马鞭退火败毒，凉肤止痛，为主药；吊鱼杆、刺果叶凉血润肤，为帮药；马桑叶收水止津，蛇皮子生肌长皮，为客药；香油润肤，又调合诸药，为信药。全方共奏退火败毒、凉肤止痛、生肌长皮之功。

【加减】水烫加木油树根皮捣烂取汁；油伤取木油根皮烘干研粉用香油调涂患处。

【应用】治水火油烫伤轻、中度。

【注意事项】水泡不刺破，一般外上药，多用暴露疗法。重度烧伤应配合内服药及输液治疗。

【注解】九灵光又名千里光；铁马鞭为田边菊，吊鱼杆为腹水草；蛇皮子为蛇衣。

【附方1】马灵牛王水（《群方集》）　马灵光叶、牛王刺叶、桑树叶各等分。上三味药洗净捣烂加入冷开水调，用鸡毛刷患处每日七至八次。如水泡已破，上三药烘干研细末，香油调涂患处，每日二至三次。功效退火解毒，凉肤止痛。主治水烫伤。备注：马灵光为脱皮乔末。

【附方2】蒲马汁（《群方集》） 蒲公英、铁马鞭、四林草、黄瓜香、阴阳草各适量。取上鲜药捣烂，加淘米水调匀，用鸡毛刷患处，每三至四次。功效退火气，凉肌肤。主治火烧伤。备注：四林草为茜草叶，阴阳草为公母草。

【附方3】层塔泥（《单验方选》） 千层塔全草适量。取鲜药洗净捣烂外敷患处，每日二次。功效退火止痛。主治火烫伤。

2. 水火烫伤散《土家医方剂理论整理研究》

【组成】凤尾草10g 满天星10g 青枚菜10g。

【用法】上药焙干研细末，外撒患处，日一次。

【禁忌】忌牛肉、辛辣。

【功效】败火毒气，收口生肌。

【主治】水火烫伤，轻者皮肤发红，起水泡，火烧火辣痛；重者起大泡；如由火伤及肌肉筋骨则伤成焦黄或呈炭黑样凹陷。

【解析】水火烫伤症因工作或日常生活中意外或小儿烤火、玩鞭炮、火药、开水、沸油等，致使人体烫伤，轻者皮肤发红，起水泡，火烧火辣痛；重者伤及肌肉筋骨，损伤筋脉，故痛感消失，伤处焦黄或呈炭黑样凹陷。治当败火毒、消肿、收口生肌。火毒除则肿消，伤口即收口生肌。凤尾草性冷味苦，有赶火败毒之功，为主药；满天星性冷，退火消肿败毒，为配药；青枚菜败火生肌，为引药。三药即败毒赶火，又消肿生肌，水火烫伤诸症可除。

【加减】火气重加山黄连。

【应用】多用1~2度水火烫伤。

【注意事项】多采用暴露上药法，勿盖严实。

【注解】青枚菜又名青菜七。

【附方】野鸡尾散　野鸡泡叶50g。将药研末，伤处用盐水洗净，先涂一层香油，再把药粉撒在伤口上面，每日换药一次。

［提敛剂小结］

凡以补虚升举、固托强带、燥湿收敛、生肌收口药为主组成，有强体升起，提举固定、祛腐化瘀、生肌收口作用，用于治疗仓内脏器下垂、伤口溃烂、创面流水，久不收口的一类病症的方剂，统称提敛剂。

提敛剂共选正方11首，附方11首，单验方31首。

本章根据方剂的功效和主治症，将提敛剂分为提举固托、生肌收口、燥湿敛水、水火烫伤四大类。

1. 提举固托剂　用于治疗仓内器官下垂病症，又分提升肚、提胞宫、托大肠、固漏肠四小类。其中升举汤有补虚升陷、提肚消胀功效，用于治疗垮肚病（胃下垂）；胞脱关门汤有固带安宫、补血温气作用，用于治疗吊茄病（子宫脱垂）；固带提胞汤有补腰气、固筋带、提胞宫功效，用于治疗腰气虚之吊茄病（子宫脱垂）；四块瓦托肠汤有固肠托肛功效，用于治疗吊掌筒病（脱肛）；手香二核汤有补虚回肠、理气止痛功效，用于治疗帅气（疝气）。

2. 生肌收口剂　有生肌愈口功效，用于治胃疡、口疡、皮疡。其中内疡肚痛散有理气止痛、生肌收口功效，用于治疗肚内疡病；瓜香地白汁、窝咀油、金尾散为单验方，主治口腔溃疡；五虫祛腐生肌散，能祛腐败毒、生肌收口，对慢性皮肤溃疡效果理想，为代表方。

3. 燥湿敛水剂　有燥湿收水作用，多治湿邪犯肤、卫气失固的水液多渗一类病症。其中湿疹外擦剂有赶火、赶湿、止痒功效，用于治疗湿疹；灵光散有燥湿收水、杀虫止痒功效，用于治疗清水疮；消疮擦剂能清热解毒、燥湿收水，多用于治疗黄水疮。

4. 水火烫伤剂　适用于开水、火烫伤皮损溃烂一类病症。其中火伤汁能退火败毒、凉肤止痛、生肌长皮，用于治疗火伤早期；马灵牛王水有退火解毒、凉肤止痛功效，多用于开水烫伤；水火烫伤汁有败火毒气、生肌收口功效，用于各种水火烫伤。

第十一章　控停剂

凡以镇咳、止喘、镇痛、止血等药为主组成，具有控制症状，防止病情恶化作用，治疗急症暴病如暴咳、暴喘、剧痛、出血一类病证的方剂，统称控停剂。

机体突感大量外邪，而奋起抗邪，立即产生激烈的抗邪反应，出现急骤重症，如脉络受伤，血溢出脉外，造成失血而出现血虚等；如肺系受邪，出现暴咳不断，影响呼吸功能，甚或造成气血逆乱；邪居气管，痉挛变窄，出现暴喘，造成鲜气不入，残气不出，使肺扩张不缩，气血运行受阻，出现呼吸功能衰竭。寒为阴邪，易阻气机，暴寒伤体，经脉经络受伤，影响气血运行，流通受阻，不通则痛，使受邪部位出现剧烈疼痛，甚或痛甚晕厥，气血流通停止，形神离决。血溢出脉外，在肺则咳血，咯血；在肚则呕血、吐血；在肠则便血；在腰、尿脬则尿血；在皮下则紫斑等。血出不多则体虚、头晕、乏力，过多则脉中血少，皮肤出现白，变成脱症，各脏器缺少濡养而功能失调，严重者出现生命垂危。

控停剂涉及范围广，且病因病机、临床证候完全不同，药物组方有相当大的差异，大多数为临床常用经验方，主要针对常见和多发症状而设。故本章方剂选择镇咳、止吼、祛痛、止血四大类，余均散在相应章节中。

应用控停剂注意：1. 此章方剂属对症治疗，对不同的病因病机要进行加减，或症状缓解后再对因治疗，切不可忽视后续辨证施治。2. 此类方剂多由辛香、行气、收敛、麻醉药组成，少数药物有一定毒性，不能多服久服，免伤正气及药物中毒。3. 虚证、脱证禁用本类方剂。4. 此类方剂多制成丸散，用时宜温开水化服或鼻饲。

第一节　镇咳

镇咳剂适用于外邪或内饮犯及肺或气道，出现咳嗽、咯痰或暴咳、顿咳或久咳等。

咳嗽为病理反射现象，轻咳一般不必止咳，能有利痰涎排出，在影响工作学习和睡眠时才能使用。咳嗽病因较多，常见有寒饮、痰湿、热伤、水呛、肺痨、日咳等；时间上有新咳、久咳之分，症状上有暴咳、频咳、阵咳。寒邪、水呛、肺痨多挟痰湿，此类方剂又可称造湿化痰剂。根据病因、症状不同，本节方剂分为水呛、寒饮、肺痨、百日咳等四小类。

镇咳剂常用阿片壳、岩白菜、紫金牛、枇杷花和叶、黄荆叶等为主组成。因其有寒热、痰饮、燥伤、痨虫等病因不同，而配伍相应散寒之小杆子、小荆芥、红苏；清热之职儿根、桑皮、三棵针；化痰湿之三步跳、天南星、陈皮；润燥之桑叶、绿水子、沙参、百合、杏仁；杀痨虫之炮火七、四大天王；补虚之土党参、果上叶等。常用方有：水呛方、寒咳饮、补肾润肺丸、护肺百咳煎、一碗炮火水、朵云肺痨汤等。

一、水呛咳

1. 水呛方《群方集》

【组成】茶盘草　月口水泡　水菖蒲　河里岩板虫各3～6g

【用法】水煎服，日一剂，分三次服。

【功效】散湿止咳，补虚强体。

【主治】水呛病，水泡伤后，咳半声，饮食无味，面黄肌瘦，全身无力。

【解析】人落入水中，张口或不能闭气，水进入鼻或口中，少量可咳吐出，时间长、量多则伤肺膜，出现咳嗽呈半咳声，无痰或不多。水呛后影响口味则纳差，出现面黄肌瘦，乏力。方中茶盘草、水菖蒲除水气、化涎，为主药；月口水泡化水湿镇咳，为帮药；岩板虫补肚益肺，开味强体，使气血生化有源，体弱无力得以改善。全方共奏散湿止咳、补虚强体之功效。

【加减】痰多加制三步跳，气虚加对叶参。

【应用】此方为呛水病而设，以半声咳、消瘦、纳差、乏力为特征。

【注意事项】热咳、属实证者非本方所宜。

【注解】月口水泡为田边放水切口上的泡沫。

【考证】水呛病，为土家医古病名。

【附方】獭肝散《寿世得效方》　獭肝一具。烘干研细粉，每次热水吞服3g，每日二次。功效益肺止咳。主治水呛病。

二、寒气咳

1. 寒咳饮《土家医方剂理论整理研究》

【组成】批杷花或叶100g　（去毛）蜜糖100g　白酒100毫升

【用法】将枇杷花或叶切细，白酒炒黄加蜜炼炙备用。每次用10～15g，冲开水当茶饮，日数次。

【功效】赶寒止咳。

【主治】寒咳，咳吐白色稀痰，怕冷，鼻塞，头痛，肚子饱胀，口无味。

【解析】寒咳症因伤寒受凉，寒气入侵，挡阻于肺，故咳吐白色稀痰；寒侵肌肤，窍道不利，怕冷，鼻塞流涕，肢节疼痛，头痛；寒气停于肚肠，故肚子饱胀，纳食无味。治当赶寒止咳。

方中枇杷花或叶性热，具有赶寒止咳化痰功效，为主药；蜜糖润肺止咳，为帮药；白酒性热，具有赶寒开汗窍、引药上行直达全身的功用，为信药。三药共奏赶寒止咳功用，使寒咳得治。

【加减】寒重加透身寒，燥加白梨花5g。

【应用】现用于治疗慢性支气管炎咳嗽。

【注意事项】有热象者当禁用。

【注解】枇杷花为枇杷树冬季开的花蕾，又名冬花。

【考证】寒咳，为土家医对咳嗽分型之一。

【附方】散寒止咳汤　克马草15g，小杆子10g，枇杷花15g，水灯草10g，水菖蒲10g，紫苏叶15g，水竹叶10g，三步跳5g，映山红15g，矮地茶15g，百部10g，柑子皮10g。上药水煎一日一剂，分三次内服。功效散寒止咳，祛涎除饮。主治寒咳证，以咳嗽吐涎为主。

2. 常用单验方

荆杏牛王汤《中国民族药炮制集成》

【组成】荆芥10g　杏仁10g　牛王刺根10g

【用法】水煎服，日一剂，分三次温服。

【禁忌】忌生冷，猪油。

【功效】散风寒，止咳嗽。

【主治】治风寒咳嗽。

乌苞莲汤《单验方选编》

【组成】乌苞莲9g　杜鹃花（映山红）6g　益母草6g　水菖蒲6g　矮茶风6g

【用法】水煎兑酒服，一日三次，日一剂。

【功效】散风寒，止咳嗽。

【主治】风寒咳嗽。

矮茶兔耳黄荆汤《单验方选编》

【组成】矮茶风 12g　兔耳风 12g　黄荆叶 9g　肺心草 15g　车前草 9g　仙鹤草 12g

【用法】水煎兑红糖服，一日三次，日一剂。

【功效】祛风散寒，止咳化痰。

【主治】咳嗽。微恶风寒，咳吐痰涎。

兔耳肺心草汤《单验方选编》

【组成】兔耳风 12g　黄荆条 9g　肺心草 15g　车前草 9g　仙鹤草 9g　甘草 9g

【用法】水煎服，每日一剂，一日三次。

【功效】祛风散寒、止咳化痰。

【主治】痰湿咳嗽。微恶风寒，咳嗽，咯白痰。

肺心二花饮《单验方选编》

【组成】肺心草 3g　凉苞药 3g　白木槿花 3g　白菊花 6g　枇杷花 6g　蜂蜜（冲）15g

【用法】水煎服，一日三次，日一剂。

【功效】润肺止咳。

【主治】燥咳。咽干喉痒，干咳无痰。

地枇杷汤《单验方选编》

【组成】小杆子 15g　见血飞 15g　搬倒正 15g　花荞莲 15g　牛膝 12g　地枇杷 15g　小血藤 15g　黑骨头 15g　夜牵牛 15g　地胆 12g　青藤香 12g　白荆条 15g

【用法】水煎兑酒服，每日一剂，一日三次。

【功效】散寒清热，和肺止咳。

【主治】咳嗽日久（寒包火证）。

3. 补肾润肺丸《单验方选编》

【组成】熟地 120g　绿水子 60g　蛤蚂子 60g　菟丝子 60g

【用法】共研细末，炼蜜为丸，每服9g，一日三次，温开水送服。

【禁忌】忌生冷。

【功效】补腰益肺，止咳明目。

【主治】久咳目昏，腰疼头昏耳鸣，久咳不止，无痰或痰少。

【解析】腰子在中仓后，肺在上仓中，两者经脉相通。腰子受气，肺主呼气，一受一呼，保持肺张缩有序，清气下降，浊气得出。一旦腰子虚，受气功能减退，浊气呼出减少，在肺中则出现咳嗽。方中熟地、菟丝子补腰子，增强受气功能以治本，为主药；绿水子补肺气，使肺得养，为帮药；唯蛤蚂子止咳，在于能清化肺中浊气、明目，达到止咳目的，为客药。全方共奏补腰子、益肺气、止咳明目功效。

【加减】气虚加孩儿参，核桃仁。

【应用】主治久咳、虚咳、伴目昏糊。

【注意事项】实证咳嗽禁用。

【注解】绿水子为小麦冬，蛤蚂子为车前仁。

【注解】久咳为土家医对咳嗽分型之一，目昏为久咳体虚所致。

三、百日咳

1. 护肺百咳煎《单验方选编》

【组成】肺心草3g　寸冬4g　蜂房3g　黄荆叶3g　兔耳风3g　灯草3g　鱼秋串4g　马蹄草3g 海金砂3g

【用法】水煎取液加蜜糖服，一日三次，每日一剂。

【禁忌】忌猪肉、猪油、蛋类。

【功效】散风益肺、止咳化痰。

【主治】小儿百日咳，咳嗽顿作，连咳不断，后呈鸡鸣声，吐白沫。

【解析】百日咳小儿多发病，是为染蛤蟆邪风所致。邪居肺系为主，一般无表证，主要为阵咳，风邪内扇，而咳嗽连声不断，甚至出现咳中面红，出现鸡鸣声，咳后吐白泡沫状涎，象蛤蟆吐涎状。方中肺心草、兔耳风、马蹄草清蛤蟆邪风，畅肺络，为主药；黄荆叶、鱼秋串止咳散涎，为帮药；咳久伤肺，故寸冬护肺，海金砂消水气，为客药；蜂房如肺状，又散邪气，灯草轻走肺经，两者共，为信药。诸药合用共奏散风益肺、止咳化痰之功。

【加减】痰涎不多去海金砂，有热象加大力子、连翘。

【应用】主治百日咳病。

【注意事项】应用此方注意与气管异物所致阵咳鉴别。

【注解】寸冬为大麦冬，海金砂用叶。

【备考】百日咳，土家医病名，与中医、现代医学同名，土家医又称顿咳、蛤蟆风。

2. 常用单验方

肺心草止咳汤《单验方选编》

【组成】肺心草 5g　枇杷叶 5g　五匹风 5g　红活麻 5g　兔耳风 5g　黄精叶 5g　三匹风 5g　海金砂 3g

【用法】水煎服，一日三次，日一剂。

【功效】润肺散风止咳。

【主治】百日咳。

核桃皮止咳汤《群方集》

【组成】核桃树皮 6g　绿升麻 6g　柑子叶 6g　枇杷叶（去毛）9g　小柑子 9g　桑白皮 9g

【用法】上药加蜂糖 50g　炒干，煎水服，日三次，每日一剂。

【功效】散风、止咳、化痰。

【主治】百日咳。

地椒汤《民间单验方选》

【组成】鹅不食草 30g

【用法】水煎顿服，一日三剂。

【功效】散风止咳。

【主治】百日咳。

粱车百咳汤《单验方选编》

【组成】水高粱　车前草（或车前子）　铁马鞭　枇杷花　棉花斗各适量（3～6g）

【用法】水煎服，一日三次，日一剂。

【功效】化湿止咳。

【主治】百日咳。

四、肺痨咳

1. 一碗炮火水《中国民族药炮制集成》

【组成】一碗水 10g　力六根 10g　炮火七 10g　野百合 10g　穿破石 10g

【用法】水煎服，日一剂，分三次服。

【禁忌】忌辛辣。

【功效】抗痨杀虫，润肺止咳。

【主治】肺痨咳嗽，五心发热，盗汗，胸痛、消瘦，咳嗽咯痰，或痰中带血丝。

【解析】肺痨病为痨虫犯肺所致。痨虫食肺出现胸痛，手足心发热、盗汗、消瘦，肺烂后咳嗽咯痰，或痰中带血。治宜抗痨杀虫，润肺止咳。方中炮火七、力六根抗痨杀虫，为主药；一碗水、野百合润肺补肺，为帮药；穿破石能引药入肺，又有止咳之功，为客信药。诸药合用，杀痨虫，润肺脏，养肺阴，以治肺痨病。

【加减】咳嗽加冬花、映山红花；咳血加仙鹤草、白及、紫珠叶；阴虚加杏沙、寸冬，盗汗明显加枸杞根皮，大力根。

【应用】现多用于治疗肺结核，以潮热盗汗、消瘦、咳嗽为主。其他部位结核可加减应用。

【注意事项】痨病治疗时间长，要长期服药，勿事半功倍，反复发作。治疗期间要配合食疗，以增强疗效。

【注解】野百合为山丹，有小毒。

【备考】肺痨为土家医病名，与中医同名。相当于现代医学肺结核。

2. 朵云肺痨汤《单验方选》

【组成】一朵云 10g　鱼腥草 20g　百部 6g　白芨 10g

【用法】水煎服，日一剂，分三次服。

【禁忌】辛辣。

【功效】抗痨杀虫，润肺止咳。

【主治】肺痨咳嗽，五心发热，盗汗咳嗽，舌红苔黄，脉细数。

【解析】体虚易染痨虫，肺嫩常侵犯，开始症状不明显，随着痨虫繁育，体不胜邪而症状明显。常可出现手足心发烧，全身低热，夜间盗汗，咳嗽吐痰，身体逐渐消瘦，乏力。舌红苔黄脉细数，为肺虚热之象。方中一朵云补肺阴强体，又杀肺内痨虫，为主药；百部专杀痨虫，又润肺止咳，为帮药；白及能补肺又止血，鱼腥草清热化痰，共为客药。四药合用共奏益肺杀虫、清热化痰之功。

【加减】痰中挟血多加仙鹤草、藕节炭；肺虚明显加杏沙、盘龙参、子上叶；痰多加贝母。

【应用】古代治肺痨，现用于治疗肺结核。

【注意事项】肺痨日久，多虚中挟实（虫），治疗应在益肺的基础上配伍杀虫药，标本兼治。

【注解】百部为杀虫主药，方中剂量凝为摘录之误。用15g较适当。一朵云又名背蛇生、阴地蕨。

【备考】肺痨，古代又称痨病，有七十二痨之分。

3. 常用单验方

虎耳筋骨治痨汤《单验方选编》

【组成】白芨15g　虎耳草15g　筋骨草12g　四大天王12g　小杆子12g　蓖麻子9g

【用法】水煎服，一日三次，日一剂。

【功效】抗痨润肺，止咳化痰。

【主治】肺痨，发热、盗汗、咳嗽、面红、口干。

功劳骨蒸汤《中国民族药炮制集成》

【组成】十大功劳叶10g　麦冬10g　炮火七10g　地骨皮10g　土党参10g　陈皮10g

【用法】水煎服，日一剂，分三次服。

【功效】抗痨杀虫，清热止汗。

【主治】肺痨，潮热盗汗、消瘦、口干、咳嗽。

地枇杷白果饮《土家族民间奇效良方》

【组成】白果树根15g　皂角刺根15g　三月泡根15g　地枇杷果15g　芦苇根15g　猪肺一只　黑豆（一岁一粒）

【用法】将药与猪肺同煮，豆烂后去渣，服黑豆和汤，日一剂，分三次服。

【功效】抗痨益肺，止咳化痰。

【主治】肺痨咳嗽。

斑兰汤《中国民族药炮制成》

【组成】斑叶兰 15g 款冬花 10g 知母 5g 甘草 15g

【用法】水煎服，每日一剂，分二次服。

【功效】润肺止咳。

【主治】肺痨，咳嗽，虚热。

石竹麦冬汤《土家族民间奇效良方》

【组成】石竹根 30g 麦冬草 50g 金樱根 30g 石枣子 15g

【用法】水煎服，日三次，每日一剂。

【功效】抗痨润肺。

【主治】肺痨，五心热、盗汗、消瘦无力。

第二节 止吼

止吼剂，适用于邪扰气道致管腔变窄，气不能正常出入所致吼病。临床以喘不得息，张口呼吸，出现明显哮鸣声，甚至颈部两侧青筋显露，不能平卧，出现“三凹症”。

止吼剂多由辛温平喘药麻黄和定喘降气杏仁、苏子等，配伍散寒或清热之老君扇、透身寒、桑皮等为主组成。对难于控制的吼病，可配伍用麻醉药如洋金花。由于心肺同属上元，功能相互为用，病理相互影响。一旦喘证发作时间长，呈持续状态，影响心血运行，加重心负，脑神失养，出现心或脑疾患，应积极救治，故常配合应用强心、醒脑方药。代表方有热吼汤、麻鹿平喘汤、毛腊鸡、地牯牛毛平喘散、温肺定喘汤等。

1. 热吼汤《土家医方剂理论整理研究》

【组成】上搜山虎 12g 矮地茶 20g 映山红 20g 土茯苓 15g 南天竹 15g 汁儿根 15g 冬古子壳 15g

【用法】上药水煎，日一剂，分三次内服。

【功效】败火止吼，宽胸利气。

【主治】热吼，气促，喉中如猫吼声，咳痰量少，吼咳剧时面色通红，胸中烦闷，口苦，饮水多，脉细而快。

【解析】热吼由于肺津不足，火邪伤肺，火气上冲致气促，喉中如猫吼声，咯吐阵阵发作，痰少。吼发时气血上涌，故面部通红，胸中烦闷，身汗出。口苦咽干饮水多，脉细而快。治当败火气，宽胸利气止咳。方中针对热吼肺津不足而生火之因，用性冷味苦的南天竹、上搜虎为主药，赶肺中之火，消肺系之痰，利咽顺气；矮地茶、映山红、土茯苓、汁儿根化痰涎、止咳平喘，为帮药；冬古子壳宽胸化痰，平气血，为信药。本方诸药共奏败火止吼之功，使热吼得治。

【加减】哮声重加杏仁，气不降加苏子。

【应用】主治热吼。现代用于治疗支气管哮喘并感染。

【注意事项】虚、寒吼病非本方所宜，使用本方切记辨证。

【注解】汁儿根为鱼腥草，冬古子壳为瓜蒌壳。

【备考】吼病为土家医古病名，分冷吼、热吼、虚吼，相当现代医学哮喘。

2. 麻鹿平喘汤《鄂西药物志》

【组成】山麻黄　鹿含草各9g

【用法】水煎服，日一剂，分三次服。

【禁忌】忌生冷。

【功效】散寒平喘。

【主治】冷吼，恶风怕冷，气促不能平卧，呼吸如拉锯木之声，咳嗽喘息，舌淡苔白、胖，脉沉滑。

【解析】冷吼多由受凉气后，阻塞毛窍，肺气不通所致。临床见恶风怕冷，喘息不能平卧，呼吸如锯木声。舌淡苔白、胖，脉沉滑。方中山麻黄散寒平喘止咳，为主药；鹿含草温下元火气，助山麻黄散寒，又促进吸入之气达下元，为帮药。两药合用，达到升下元少火以温肺，平喘降气促肺舒张，清气下降以养火气，一升一降，使喘平吼止。

【加减】气浮不降加月华木心，喘促明显加杏仁，肺有瘀阻加地龙。

【应用】本方专治冷吼病，现用于治疗哮喘发作。

【注意事项】山麻发汗力强，有升高血压报道，故体虚、高血压患者禁用。

【注解】山麻黄为武陵山区特产药材。

【备考】冷吼，土家医对吼病的分类之一证型。

3. 常用单验方

菜七地龙平喘汤《鄂西药物志》

【组成】菜子七 10g　小肺形草 10g　桑白皮 10g　地龙 10g

【用法】水煎服，日一剂，每日三次。

【禁忌】忌生冷，发物。

【功效】宣肺平喘。

【主治】哮喘，肺有瘀阻，气逆喘息。

毛腊鸡《群方集》

【组成】倒毛鸡一只　毛腊烛根一把（30g）

【用法】鸡去毛及内脏，放入药材，煮熟鸡为度，食鸡及汁，二日一剂。

【功效】补虚纳气。

【主治】哮喘（肺虚型），吼病反复发作，气促乏力，呼多吸少。

蝙蝠平喘方《单验方选编》

【组成】蝙蝠（檐老鼠）二个

【用法】去皮蒸熟吃，每次一个，每日二次，或焙干研末服，每次3g，每日二次。

【功效】补肺平喘。

【主治】吼病（慢性老年型）。

清热止吼汤《单验方选编》

【组成】枇杷叶20g　芙蓉花20g　生姜9g

【用法】水煎服，一日三次，日二次。

【功效】清热止吼。

【主治】吼病（风热型）。

温肺定喘汤《群方集》

【组成】桐油树细白茎15g　桐油树上寄生12g　小柑子15g　白步根10g　枇杷叶（去毛）10g

【用法】水煎服，一日三次，每日一剂。

【功效】赶寒止喘，化痰止咳。

【主治】吼病（风寒型）。

地牯牛毛平喘散《群方集》

【组成】地古牛10g　牛毛必10g　算盘树子6g

【用法】共焙干研细末，分三次开水冲服，日一至二次。

【功效】止喘化痰。

【主治】吼病（慢性顽固型）。

【备注】牛毛必为寄生在牛皮上椭圆形吸血虫。

豉草平喘汤《民间单验方选》

【组成】豉草（排蒜草）10g　赶山鞭10g　隔山消10g　大红消6g　路边消6g　绿豆消6g

【功效】降气平喘。

【主治】喘证（气逆喘息型）。

第三节　镇痛

凡以镇痛、解痉药为主组成，具有缓解内脏及躯体肌肉筋骨疼痛，用于治疗各种疼痛的方剂称止痛剂。

止痛剂，适用于肚肠绞痛、心气痛、胸胁痛及四肢筋骨肌肉疼痛。胃肠绞痛多因寒凉所伤或热邪所致，或实邪阻塞，症见腹痛剧作，身体难受或伴有恶心、呕吐、泄泻，或大便不通；胸胁痛，多因气滞血瘀、肝气不条所致，症见胀痛、刺痛，呼吸时重；心气痛，多由心肝瘀阻，胸阳不振所致，症见心胸弊闷，痛牵左上肢或口唇；四肢肌肉筋骨痛，多由寒湿或外伤血瘀所致，症见局部肿胀、压痛，或关节不利等。

止痛剂，常以解痉镇痛、麻醉药如地雷、马蹄香、皮子药、闹阳花、三分三等为主组成，根据病邪性质配伍赶气赶血、散寒化湿、破积攻实之赶山鞭、血三七、藤三七、三百棒、白龙须、大黄、枳实等药。代表方有镇痛散、胃痛散、赤蒍灼痛汤、痛经三血方、伤科止痛散。

1. 镇痛散《中国民族药炮制集成》

【组成】多花八角莲3g　四两麻3g　雪里箭3g

【用法】共研末，温酒一次冲服，痛止停服，必要时一日两次。

【功效】麻经镇痛。

【主治】全身疼痛（体表筋肉、骨节），各种原因导致的全身肌肉骨节剧痛。

【解析】导致人体肌表疼痛原因很多，如外伤、风湿、毒邪、肿瘤等，病机主要是邪伤经络，气血受阻，经络肿胀，筋脉失荣。痛的症状因病邪种类、受累部位、程度的不同，表现出多种现象，有刺痛、钝痛、重痛、灼痛、刀割痛、胀痛、跳痛等。根据急则治其标，缓则治其本原则，不管什么原因导致的疼痛，先以镇痛方药治其标。方中八角攻毒止痛，四两麻散寒止痛，雪里箭松肌止痛，更用温酒引服，取其温通经络之用，四药共奏麻经止痛之功。

【加减】无肿瘤去八角连；伤痛加拐子药；头痛加白芷；痈疔加乳没。

【应用】用于全身体表各种原因导致的剧痛。

【注意事项】1. 临床在使用镇痛剂的同时，注意病因治疗。2. 不可长期使用，以免延误病情和药物中毒。

【注解】四两麻为南细辛的根茎。雪里见又名半节烂。

【考证】土家族民间人民大多懂得一种或几种对症治疗药物和方法，一边自救，一边请医生。

2. 常用单验方

雷风散《单验方选编》

【组成】野山羊屎 30g

【用法】焙干研末，茶调服，每次服 15g。

【功效】祛风止痛。

【主治】雷头风，头痛伴脑内雷鸣响。

棕子猪头汤《单验方选编》

【组成】棕树子 30g　鲜猪头骨 500g

【用法】水炖，去渣服汤，每日一剂。

【功效】解痉止痛。

【主治】头痛（头皮部位）。

通络祛痛汁《单验方选编》

【组成】满天星　野烟　车前草　红色头　爬地黄　地胡椒　三角风　五爪金龙　大马兰丹各适量

【用法】共捣烂取汁，滴入耳内，将药渣塞耳。

【功效】祛风通络止痛。

【主治】头痛如虫咬，头皮痛窜走，同时有虫咬感。

顶痛贴《单验方选编》

【组成】蜂房 30g　葱白（7 根）

【用法】捣如泥，敷头顶百会穴，每日一至二次。

【功效】散寒止痛。

【主治】头顶痛（风寒阻络型），痛在头顶巅，怕冷。

通窍止痛外吹散《单验方选编》

【组成】地古牛 12g　地虱子 10 个　老木虫 5 个　苦楝皮 12g

【用法】研末吹入耳中，左痛吹右，右痛吹左。

【功效】通窍活络止痛。

【主治】偏头痛（络脉不通型）。

五爪止痛汤《单验方选》

【组成】蛇含 30g

【用法】水煎服，日一剂，每日三次。

【功效】缓拘止痛。

【主治】偏头痛，一则头痛，或左或右，呈放射性牵痛。

祛风止痛糊《单验方选编》

【组成】三角风　侧耳根　五皮风　柑子叶各适量

【用法】捣烂敷患处，每日一至二次。

【功效】祛风通络止痛。

【主治】头痛（风热型），痛处如火灼，外无红肿，常走动性。

胸痛扇子汤《民间单验方选》

【组成】扇子草 10g　子上叶 10g

【用法】水煎，每日一剂，分三次内服。

【功效】润经止痛。

【主治】胸痛（胸膜炎），一侧或双侧痛，深呼吸明显。

猫儿腰带气痛汤《寿世得效方》

【组成】猫儿头根15g　金腰带（童便制）15g　皮子药10g　川芎10g　血通10g

【用法】水煎二次取药液混匀，分二次加温酒服。

【功效】行气止痛。

【主治】胸敞气痛，胸部敞子骨上下牵抽痛，时痛时止，向前后引痛。

【备注】胸敞气痛，相当于肋间神经痛。

3. 胃痛散《中国民族药炮制集成》

【组成】八月瓜15g　甘松10g　牙皂5g　细辛5g　广香10g　陈皮10g　鸡蛋壳50g

【用法】共研细末，每次服3g，温开水冲服。

【功效】散寒解痉，理气止痛。

【主治】大肚气痛，上腹冷痛，胀，嗳气，时重时轻，喜按，或吐酸水。

【解析】大肚在仓内上，主纳和消磨食物，小肚仓内下，主吸收精微物质。大肚在消磨食物过程中常导致肚膜受伤，气机郁阻或寒邪伤经络，阻滞气机，而出现疼痛。方中八月瓜护肚开气，行气止痛；甘松性温，散寒止痛；细辛性热，温经络以止痛；广香行气止痛，陈皮理气化食，减压以止痛；牙皂消痰，祛腐止痛；蛋壳制酸，减少刺激以止痛。全方从开气、行气、理气、散寒、温经、化食、祛腐、制酸多方面作用，达到止痛功效。

【加减】无涎沫去牙皂。

【应用】现多用于治疗胃寒气痛，以脘腹冷痛、胀、嗳气、吐酸为治疗要点，对大肚气寒痛有特效。

【注意事项】胃热、胃出血非本方所宜。

【备考】土家医在解剖上大肚位置在脐上、叉骨下，相当于胃的部位。

4. 赤 灼痛汤《民间单验方选编》

【组成】赤娀 10g　豆亚根 6g　苦瓜七 6g　白味连 3g

【用法】水煎服，日一剂，分三次服。

【功效】散热止痛。

【主治】急性上肚痛，上腹灼痛、烧心或伴有恶心呕吐、口干苦。舌红苔黄干。

【解析】上肚痛有寒热之分，本方专为热痛而设。热邪伤肚，灼伤络脉，而见上腹灼痛，有烧心感；肚膜红肿，影响食物运化而见恶心呕吐，内热盛灼伤肚津故见口干苦；舌红苔黄干为内热之象。方中赤娀退火消肿，镇痛止呕，为主药；豆亚根性凉清热，苦瓜七清热消肿、理气止痛，白味连味苦微辣，消肿止痛，共为帮药。四药合用，共奏散肚内郁热、消肿理气止痛功效。

【加减】气滞加南木香，呕吐明显加土藿。

【应用】现多用于治疗慢性浅表性胃炎之胃痛。

【注意事项】寒痛、虚痛非本方所宜，临床应用需辨清。

【注解】赤娀见保靖县植物标本中植 0001 号。

【备考】方源保靖县土家医田再恩。

5. 常用单验方

和肚镇痛汤《单验方选编》

【组成】夜牵牛 12g　三两银 10g

【用法】水煎服，一日三次，每日三剂。

【功效】调肝和肚，行气止痛。

【主治】上脘痛。

心痛散《单验方选编》

【组成】吴萸6g　小血藤根9g

【用法】研末，白开水送服，每次5g，一日三次。

【功效】散寒活血止痛。

【主治】真心痛，心下冷痛，胸闷敞气或引肩左背。

蛇鱼止痛汤《单验方选编》

【组成】蛇苞草20g　鱼鳅串20g　生姜12g

【用法】水煎服，一日三次，一日一至二剂。

【功效】清热理气、缓急止痛。

【主治】腹痛连心，腹痛阵作如绞肠，从下而上，牵引作痛，伴恶心呕吐。

百合乌药汤《单验方选编》

【组成】百合30g　乌药9g

【用法】水煎服，一日三次，一日一至三剂。

【功效】解郁行气，宽肠止痛。

【主治】百合病，腹绞痛。

6. 痛经三血方《群方集》

【组成】1. 主方：月月红3～15g　大血藤15g　小血藤12g　花血藤15g　大通草10g　叶下红12g

2. 加用药：四块瓦9g　陈石灰6g　鸡蛋一个　包谷七3～9g　生石膏15g　五味子9g

【用法】水煎服。在月经前一至二天服主方一剂后，去叶下红，加四块瓦、陈石灰，服完两剂后，第三剂与鸡蛋同煮后，将鸡蛋煮熟后在壳用针刺几下再与药水煮，煎至药水两杯时先吃蛋，后服药水。有五心发烧者，先用包谷七、生石膏、五味子共打烂，同淘米水混合，去渣后同上煎剂混合服。

【功效】活血止痛。

【主治】痛经（血瘀）。月经临潮或来潮之时少腹刺痛，经色暗或有血块。

【解析】妇女月经来潮时不痛或隐痛，一般不必治疗。但在血瘀、气滞时，出现疼痛难忍时，则需止痛。本方是针对血瘀而设，以调经活血，通经止痛为组方原则。方中月月红调经血，叶下红和血气，为主药；“三血藤”活血化瘀、行气止痛，为帮药；大通草赶血块通经道，以通治痛，为客药。第二剂加用四块瓦在于固胞，加陈石灰以制血藤破过重。第三剂加用鸡蛋在于调补，包谷七、生石恙、五味子同用，在于清血中虚火，收血气，淘米水浸防伤肚气。从创方者用法及加减方法上看，可谓用心周到，综合考虑，使痛止病除又不伤正。

【应用】本方专治血瘀型痛经。

【注意事项】临床应用遵守创方者应用法则使用。

【注解】包谷七又名万年青，月月红为月季花。

【备考】痛经一证，土家医有寒、热、虚、实、气、瘀之分。

【附方】韭麦蛋花痛经汤（《土家医民间奇效良方》）：细韭菜100g，（生）生麦冬50g，生萱草根100g，大艾梗100g，鸡蛋6个。先将前四药煎水取汁，每次冲鸡蛋花2个，一日一剂，分三次服。功效温胞止痛。主治痛经（虚寒性）。

7. 伤科止痛散《土家族民间奇效良方》

【组成】地雷20g　金腰带（童便制）25g

【用法】上药研末，每次3g，温开水或温酒冲服。

【功效】麻筋止痛。

【主治】伤痛，各种外伤筋肉、节骨痛。

【解析】人体各部位布满麻筋，粗如筷，小如丝，无处不在。人体一旦受到损伤，除皮、肉、筋、膜、骨外，麻筋也同样受到损伤。麻筋在人体内主管疼痛，受伤后立即出现痛感，难受。方中地雷能穿透麻筋，阻断疼痛，为主药；金腰带味微麻，有麻筋止痛，兼理气血之功，为帮药，主帮合用能增强止痛功效，达到镇痛效果。

【加减】头部加川芎；腰脊加金毛狗脊；上肢加香桂；下肢加牛克膝；内伤加血当归；骨断加地罗汉。

【应用】现多用于治疗跌打损伤之疼痛。

【注意事项】应用此方只能作为控制疼痛时用，要及时对因治疗。

【注解】金腰带未特殊加工，止痛疗效欠佳。

【备考】方源永顺县土家医向金芝。

【附方1】震天雷扫方（《土家族民间奇效良方》:）振天雷、雷公蒿、铁扫帚各等分。将药洗净捣烂，外敷患处，每日一至二次。功效麻醉消肿止痛。主治外伤痛，跌打损伤，外伤局部红肿剧痛。

【附方2】马桑牙痛方（《单验方选编》）　马桑根皮3g。和饭捣绒放痛牙上。功效杀虫止痛。主治牙痛（龋齿）。

【附方3】取虫止痛方（《单验方选编》）　雨点草20g，五匹风15g，乌泡刺尖15g。人乳泡后点眼，一日数次。功效杀虫祛风止痛。主治龋齿（虫牙痛）。

第四节　止血

止血剂，适用于脉损血溢于外而出现的呕血、吐血、咳血、衄血、便血、尿血、皮下出血等各种出血证。

土家医关于呕血、吐血、咳血的分辨，认为呕血是通过呕吐形式所出的血，且量多，色紫暗；吐血象吐物状从喉中吐出，色多鲜红，也有暗红色的；咳血为咳嗽吐出血，多挟痰或痰中带血。

止血剂，常以止血药为主组成，由于出血证的原因和部位不同，故组方配伍亦随证而异。出血因于血热妄行者，以凉血止血药如柏叶炭、小蓟、茅根等为主，配以清热退火药如黄珠子、三棵针等组成方剂；因于气虚不能摄血者，常伍用土人参、紫河车、阿胶珠等。以其止血药物具有收涩作用，使离脉血易致瘀滞，故止血按上述组方时，常配伍活血散瘀之品，如三七、笔腊烛、藕节等。代表方有鹤舞止血汤、背蛇止血饮、野鸡金刀苦竹饮、三虎止血汤、仙桃还阳咳血汤、肺痨咳血方、血尿积饮、肠风下血汤等。

1. 舞鹤止血汤《中国民族药炮制集成》

【组成】三叶舞鹤草 15g　地榆炭 12g　茜草 10g　旱莲草 10g　老虎泡根 10g　侧柏叶（炭）10g

【用法】水煎服，日一剂，分三次冷服。

【功效】固缩脉管，收敛止血。

【主治】各种出血证，脉受损，血溢脉外，出现吐血、咳血、尿血等。

【解析】血在脉管内运行，从大脉管到小脉管、小小脉管，再到小脉管、大脉管、往返走动，流动不止。一旦因某种原因造成脉受伤，溢出脉外，而见出血。在肺系见咳血；在肚肠见呕血、屙血；在腰及尿脬则见血尿；外伤皮肤则鲜血外流，皮肤未破则见紫斑。方中舞鹤草固脉管、止血流，为主药；茜草根、旱连草性微凉，以收脉管而止血，为帮药；地榆炭收口以止血，又走大肠治便血，侧柏炭收敛止血又稳心，两药共为客信药。诸药合用，达到固缩脉管，收敛止血功效。

【加减】咳血加白芨；呕血加棕炭；尿血加小蓟、茅根；便血加槐花。

【应用】治疗各种出血，以尿血、大便出血为主。

【注意事项】临床见大血管出血，采取手术结扎止血为首。

2. 常用单验方

四炭铁便饮《群方集》

【组成】烂发（炭）　烂棕烧灰　生姜炭　墙上陈石灰末　铁称砣一个　松柏炭各等分

【用法】将上四药放入碗中，童便浸，然后把烧红称砣放入碗中趁热一次服下。

【功效】收敛止血。

【主治】红痧症，口鼻、眼、耳出血。

牛绳止血水《群方集》

【组成】红包谷　牛鼻绳各6～10g

【用法】烧存性冲水内服。

【功效】收敛止血。

【主治】红痧症，口、鼻、眼、耳出血。

商陆止血蛋《中国民族药炮制集成》

【组成】商陆9g　鸡蛋2个　血余炭6g　茶油适量

【用法】鸡蛋去壳与商陆粉、血余炭调匀，放入煮沸茶油中炸成小饼，至熟即可内服，每日一剂，分两次服。

【功效】补肚止血。

【主治】呕血、便血。常用于消化性溃疡、消化道出血。

双白止血散《鄂西药物志》

【组成】白龙须（百尾笋）15g　白芨15g

【用法】水煎服，或研细末，每次服6~9g，每日三次。

【禁忌】辛辣。

【功效】补损止血。

【主治】呕血便血（消化道出血）

荞麦五炭汤《中国民族药炮制集成》

【组成】荞麦七9g　茜草根炭15g　棕炭10g　侧柏叶炭10g　荆芥炭10g　贯众炭10g

【用法】水煎服，每日一剂，日二次。

【功效】收敛止血。

【主治】吐血、衄血、便血、崩漏。

3. 背蛇止血饮《群方集》

【组成】背蛇生10g　杏仁10g　广三七6g　红牛膝6g　当归头10g

【用法】背蛇生，广三七用白酒磨，其余水煎冲服。

【禁忌】忌辛辣、干燥食物。

【功效】润燥止血，引血归原。

【主治】眼、鼻、口出血（燥热）。

【解析】口鼻眼出血有血热、燥热、外伤之分，本方所治出血为燥气伤口、鼻、眼所致。燥气能使内膜干裂，小小脉管破裂而出血。方中背蛇生润燥散热、固脉止血，为主药；广三七活血止血、固脉塞口，为帮药；杏仁润肺止咳、以治吐血，当归头走上窍，补血润血，以治眼出血，二者为客药；红牛膝引血下行，减少上压引血归源，为信药。诸药合用共奏润燥止血、引血归原之功。

【加减】口吐、鼻衄加霜桑叶、子上叶，眼出血加菊花、笔筒草。

【应用】现多用于肺燥咳血、吐血及鼻、眼、耳、五官出血病证。

【注意事项】血虚出血应配伍益气补血及收敛止血药。

【注解】背蛇生又名阴地蕨、一朵云。

【备考】眼、鼻、口出血证又名上窍血证。

4. 野鸡金刀苦竹饮《单验方选编》

【组成】野鸡苞 15g　大金刀 12g　苦竹叶 10g　红茶花 15g　生韭菜（捣）15g

【用法】水煎兑白糖服，一日三次，每日一剂。

【禁忌】忌辛辣。

【功效】凉血止血。

【主治】吐血（肺热），吐血从喉中出，有痰或痰少，血出鲜红成坨，少则一口二口，多则数口，重者心慌，面色白。

【解析】肺被火热之邪侵犯，灼伤脉管，血溢出脉外，量多从气管出喉而吐出。治宜清热泻火、凉血止血。方中野鸡苞性冷泻火退热、凉血而止血，为主药；大金刀固脉止血，为帮药；红茶花清热益肺以止血，韭菜叶生用，其汁能塞脉口又凉血，为客药；苦竹叶性凉又走肺，引药入肺，为信药。方中未用过多止血药，仅野鸡苞一味，又没有收敛之功，由此可见，对于肺热吐血，强调退火清热，以凉血达到止血目的。

【加减】出血多加仙鹤草、紫珠叶。

【应用】现用于气管、支气管炎及支气管扩张具有热象咯血者。

【注意事项】临床注意与呕血鉴别，分清消化道出血或呼吸道出血。

【备考】土家医称吐血，主要指呼吸道出血，也包括轻度上消化道出血。

5. 三虎止血汤《群方集》

【组成】上山虎 10g　收山虎 10g　下山虎 10g　羊合七 10g　竹根七 10g

【用法】水煎服，日一剂，分三次服。

【功效】搜邪退火，凉血止血。

【主治】肚热吐（呕）血，吐血或呕血，量较多，成块，胸骨后灼热不适，口干、大便干，舌红、苔黄干。

【解析】肚火热上冲食管，灼伤络脉，血溢脉外而见吐血，病位在肚尖、食管，吐血前兆有喉痒、腥味，平时胸骨后灼痛。口干、大便干、舌红苔黄干为肚热之象。方中上山虎清上热，收山虎清中热，下山虎通便泻火，羊合七护脉止血，竹根七润燥止血。诸药合用，上清下泻，护脉润燥以止血。

【加减】内火重加生石膏，大便干燥加炒大黄。

【应用】现临床用于治疗胃及食道出血具有火热征象者。

【注意事项】虚寒性出血不宜用本方，同时要注意饮食调理，不吃热饮，硬物。

【注解】土家药“三虎”为兰科植物，性猛力强，清热退火作用大。

【备考】肚热吐血证为土家医古病名。

6. 仙桃还阳咳血汤《中国民族药炮制集成》

【组成】还阳草 12g　棉花根 60g　土党参 10g　肉桂 3g　石仙桃 10g　肺经草 10g　平地木 10g

【用法】水煎服，每日一剂，日三次。

【禁忌】忌生冷、发物。

【功效】补虚还阳，止咳止血。

【主治】肺虚咳嗽咯血，四肢无力，咯血色淡，量少。

【解析】肺在上元，吸天然之气，常不停的扇动，容易疲劳，发生亏虚，或感受外邪，病变长期不愈也致肺虚。肺虚脉管功能下降、用力或咳嗽，最易出血，而见咯血。方中还阳草益肺气又止血，为主药；棉花根、土党参补肺益气，为帮药；平地木、肺经草润肺止咳，石仙桃补肺止血，共为客药；唯肉桂性热，在此方中少佐用之，起到微火生气之功。诸药合用，有益肺补气，止咳止血之功效。

【加减】无寒象去肉桂；血多加白及。

【应用】本方为肺气虚或肺虚寒咳嗽咯血而设，阴虚、肺热之咳嗽咯血非本方所宜。

【注意事项】临床应用本方应详细辨证。

【注解】平地木又名矮地茶、紫金牛。

【备考】肺虚咳血证为土家医病名。

7. 常用单验方

凉肺止血汤《单验方选编》

【组成】银花 15g　鸡屎藤 15g　空桐苞 15g　丝瓜根 15g

【用法】水煎服，一日三次，每日一剂。

【功效】清热凉血止血。

【主治】肺热吐血。

大削止血汤《群方集》

【组成】大血　削皮血　搜山虎　踩不死　地蜈蚣　破铜钱各等分

【用法】白酒水煎服，每日一剂，日三次。

【功效】活血止血。

【主治】血瘀吐血，跌打内伤吐血。

三百二丸汤《中国民族药炮制集成》

【组成】三百棒（童便制）10g　红白二丸 3g　地枇杷根

20g　白茅根 15g　川牛膝 20g

【用法】水煎服，日一剂，分三次冷服。

【功效】活血止血，引血下行。

【主治】劳伤吐血、衄血。

活血止血饮《单验方选编》

【组成】大血藤 15g　小血藤 15g　一口血 15g　一点血 15g　见血飞 15g　散血莲 15g　黑骨头 15g　竹根七 12g　赶山鞭 15g

【用法】水煎兑酒服，一日三次，每日一剂。

【功效】活血散瘀，益肺止血。

【主治】咳血，咳嗽后吐血或痰中带血，颜色紫暗成块，伴胸痛。

仙桃三七咳血方《单验方选编》

【组成】鹅不食草 20g　仙桃草 15g　三七 6g

【用法】水煎冲三七末服，一日三次，日一剂。

【功效】止咳止血。

【主治】劳伤咳血，咳嗽、咯血，伴胸痛。

四根一草汤《单验方选编》

【组成】竹根七 12g　水灯草 20g　刺梨根 20g　棕树根 15g　牛膝 10g

【用法】水煎兑红糖服，一日三次，每日一剂。

【功效】清肺止咳、凉血止血。

【主治】肺热咳血。

咳血方《中国民族药炮制集成》

【组成】牛血莲（炒焦）6g　藕节炭 6g　茅根炭 3g

【用法】水煎服，日一剂，分三次服。

【功效】收敛止血。

【主治】咳血。

8. 肺痨咳血汤《中国民族药炮制集成》

【组成】铁包金200g　穿破石18g　甘草10g　黄芩10g　十大功劳30g　百合15g　百部15g　白及10g　果上叶20g　白糖30g

【用法】水煎服。

【功效】抗痨杀虫，益肺止血。

【主治】肺痨，吐血，五心发热，盗汗，胸痛，咳嗽吐痰，咯血或痰中带血，舌嫩红，无苔或薄黄苔。

【解析】肺痨是痨虫在体虚时犯肺，进入肺中后吃肺伤肺，出现胸痛、咳嗽、吐痰；痨病日久肺虚阴亏，出现五心发热，盗汗，消瘦乏力。虫食肺使之穿孔，咯血。方中铁包金杀虫益肺，百部抗痨杀虫、止咳化痰，共为主药；黄芩清肺热，十大功劳清虚热止盗汗，共为帮药；果上叶、百合补肺养肺、益阴，白及敛肺止血为客药；穿破石引药入肺，而兼止咳，甘草调和诸药，共为信药。全方共奏抗痨杀虫、止咳止血之功。

【加减】阴虚明显加麦冬、杏沙，去黄芩；咯血多加仙鹤草、藕节；盗汗明显加枸杞根皮、浮小麦、糯稻根。

【应用】现用于治疗肺结核咳嗽、咯血。

【注意事项】长期抗痨，应去穿破石、黄芩，疗程3个月至半年。

【注解】果子叶又名子上叶、双飞燕。

【备考】肺痨相当于肺结核。

9. 血尿积饮《土家医方剂理论整理研究》

【组成】克马草15g　血当归10g　牛克膝10g　凤尾草10g

【用法】上药均用鲜品，洗净捣烂，用250毫升开水冲去渣，待温日服二次，每日一剂。

【功效】败尿脬火、凉血止血。

【主治】血尿积，尿频、尿急、尿痛，小便短少，色红，口干，身热，烦燥。

【解析】血尿积证因火灼尿脬，脉络受伤，热毒内结或房事过度，损伤腰精库，虚火内生，火灼下元尿脬，故见小便频急涩痛短少色红，火热上蒸，精血受煎，而出现口干、身热、烦燥。治当赶火止血、利尿。克马草性冷，味微甜微咸，无毒，利小便，散血消肿，为主药，以消除火毒内结；牛克膝活血通筋，血当归止血，凤尾草凉血止血，共为帮药，治小便频急及火热上蒸之证。诸药共奏败火利脬作用，使血尿积得治。

【加减】有热象加三棵针叶、黄皮树叶，小便不畅加水灯草。

【应用】现临床用于尿道感染，结石所致的血尿。

【注意事项】临床应用注意与膀胱肿瘤出血鉴别。

【注解】克马草又名车前草，凤尾草又名金鸡尾。

【备考】血尿积为土家医古病名，以血尿、小便不畅为主要表现。

【附方1】衣边止血汤　丝茅根15g，蓑衣藤20g，克马草15g，路边黄10g，三颗针10g，黄皮树15g，斑鸠窝30g，尿珠子根15g，土大黄10g，小刺茄15g。上药水煎一日一剂，分三次内服。功效退火止血、排石。主治结石并热淋证。

【附方2】热淋方（《中国民族药炮制集成》）　土牛膝30g，马鞭草30g，瞿麦10g，萱草根10g，水龙30g，节节空10g。水煎服，每日一剂，日三次。功效清热止血、利尿通淋。主治热淋、血淋。

【附方3】两血转白汤（《土家族民间奇效良方》）　血见愁、回阳草、白茅根、血蜈蚣各20g。水煎，日一剂，分三次口服。功效收敛止血。主治血尿，脉络受伤，长期血尿，体虚。

10. 肠风下血汤《群方集》

【组成】小荆芥（炒炭）10g　路边黄 10g　车前草 10g　水灯草 10g　石榴叶 10g

【用法】水煎服，日一剂，每日三次。

【功效】散风清热，厚肠止血。

【主治】肠风便血，腹胀、肠鸣、隐痛，便中或便后出血，或大便夹血。

【解析】肠在下仓内，盘曲于中，受纳肚中磨细食物，吸收精微，排出糟粕。腹中受风邪，肠不宁乱动，气滞不畅，故见肠鸣腹胀；肠中有热，风热损伤肠膜而见便血。方中小荆芥散风，炒制能止血，为主药；路边黄清热散风、理肠止痛止血，石榴叶收敛肠膜，止泻止血，共为帮药；车前草利湿清热、凉血止血，为客药；水灯草引药入肠络，为信药。全方共奏散风清热，厚肠止血之功。

【加减】便血多加炒地榆、槐花；腹痛、腹胀加南木香；大便干结加土大黄。

【应用】现临床用于治慢性结肠炎便血、内痔出血等。

【注意事项】临床应用注意与大肠肿瘤出血鉴别，对于肿瘤在止血同时配合抗肿瘤治疗。

【注解】小荆芥为细叶香茹，路边黄为仙鹤草。

11. **常用单验方**

乌苞倒生关门汤《单验方选编》

【组成】乌苞刺 20g　倒生根 30g　薅秧苞 30g　野鸡苞 30g　小夜关门 30g　藕节 30g　莲米 30g

【用法】水煎服，一日三次，每日一剂。

【功效】涩肠止血。

【主治】便血。

血芦止血汤《群方集》

【组成】血芦根10g　一点血6g　血蜈蚣10g　青木香6g　小木通10g

【用法】水煎服，每日一剂，每日二次。

【功效】散热凉血，通便止血。

【主治】便血症。

双花石榴汤《群方集》

【组成】金银花15g　石榴皮6g　红糖6g

【用法】水煎服，日一剂，分三次服。

【功效】散热退火、固肠止血。

【主治】内痔出血。

黄柏消痔散《群方集》

【组成】黄柏10g　青粉1.5g　水片1.5g　青带3g

【用法】先用九灵光（火内烤）扭出药水，再调上药粉涂于患处。

【功效】退火消痔。

【主治】内痔出血。

[控停剂小结]

凡以镇咳、止喘、镇痛、止血药为主组成，具有控制症状、防止病情恶化作用，用于治疗急症暴病如暴咳、暴喘、剧痛、出血一类病症的方剂，统称控停剂。

对于高热、火泻、抽搐等急重症的处理已分别在表出、败火、败毒、利湿、调和剂中设有相应方剂，本章略。

本章共分镇咳、止吼、镇痛、止血四节，共选正方21首，附方9首，单验方49首。

1. 镇咳剂　适用于外邪或内饮犯及肺及气道，出现咳嗽、咯痰或暴咳、钝咳、久咳。其中水呛方能散湿止咳，补虚强体，主治水呛病；寒咳饮有赶寒止咳之功，主治寒咳，症见吐白稀痰，怕冷等，附单验方6个，分别治疗风寒、痰湿、燥伤、久咳等症；补肾润肺丸，有补腰益肺、止咳明目之功，用于治疗久咳目昏证；护肺百咳煎，能散风益肺、止咳化痰，用于治疗小儿百日咳，附设单验方4个，供临床选择；一碗炮火水有抗痨杀虫、润肺止咳之功，用于治疗肺痨咳嗽；朵云肺痨汤抗痨杀虫、润肺止咳，治疗偏阴虚的肺痨咳嗽，另附常用单验方5个，供临床选择。

2. 止吼剂　适用于邪扰气道致管腔变窄，气不能正常出入所致的吼病。其中热吼汤有败火止吼、宽胸利气功效，主治热吼；麻鹿平喘汤能散寒平喘，用于治疗冷吼病，附设常用单验方7个，分别适用于肺瘀、肺虚、风热、风寒、顽喘症，供临床选择。

3. 镇痛剂　具有缓解内脏及躯体肌肉筋骨疼痛，用于治疗各种疼痛。其中镇痛散能麻筋镇痛，对于全身筋肉、骨节疼痛有效，附设9个常用单验方，分别治疗雷头风、头皮痛、虫咬痛、头顶痛、偏头痛、风热痛、胸及敞气痛；胃痛散有散寒解痉、理气止痛功效，治疗大肚气痛（胃脘痛）；赤蔿灼痛汤能散热止痛，用于治上肚灼痛；附设常用单验方4个，分别适用上脘痛、真心痛、腹痛连心、百合病腹绞痛；痛经三血方有活血止痛、调经的功效，用于治疗血瘀型痛经，韭麦蛋花痛经汤能温胞止痛，用于治疗虚寒性痛经；伤科止痛散能麻筋止痛，用于治疗跌打损伤疼痛，附震天雷扫方外用，能麻醉消肿止痛，用于治疗外伤肿痛；另选马桑牙痛方和取虫止痛方外用治疗虫牙痛。

4. 止血剂　适用脉损血溢于外而出现的呕血、吐血、咳血、衄血、便血、尿血等各种出血证。其中舞鹤止血汤有固缩脉管、收敛止血功效，用于治疗各种出血证，附设4个以炭类药为主组成方剂，分别治疗红痧症、呕血、便血等；背蛇止血饮能润燥止血、引血归原，用于治疗燥热引起的口、鼻、眼出血；野鸡金刀苦竹饮，有凉血止血功效，用于治疗肺热吐血；三虎止血汤有搜邪退火、凉血止血功效，用于治疗肚热呕（吐）血；仙桃还阳咳血汤有补虚还阳、止咳止血功效，用于治疗肺虚咳嗽、咯血，附设常用单验方7个，分别适用于肺热吐血、劳伤吐血、咳血等；肺痨咳血汤有抗痨杀虫、益肺止血功效，用于治疗肺痨咳嗽、吐血；血尿积饮，有败尿脬火、凉血止血功效，用于治疗血尿积证，另设常用单验方3个，分别适用火结石、血淋、劳血；肠风下血汤有散风清热、厚肠止血功效，用于治疗肠风便血，附设常用单验方4个，有涩肠止血，通便止血，清痔止血功效，分别治疗肠虚、大便干燥、内痔等出血。

第十二章　调和剂

凡具有调和平衡作用，用于治疗寒热不匀、肝郁中虚、肚肠不和、神志失灵、男女不和、月经不调等病证的方剂，统称调和剂。

调和剂为调节机体脏器、经络功能失调所引起的疾病而设，目的在于通过药物治疗，促进相对平衡，使疾病缓解痊愈。如病邪在机体内阴阳界中，出现寒热往来，通过和解阴阳，使之平衡，寒热得解；肝肚不调，肝郁肚虚，出现胁肋胀痛，食少乏力，用和肝理肚之剂，使肝郁得解，肚气得和；肚肠失和，平衡打破，失去统一，出现痞满、呕吐、泄泻，通过调和肚肠，使之协调统一，诸症消除；神志不安，魂不守舍，出现精神异常，用调和神志之剂，使之思虑正常，言行一致；男女不和，情欲淡漠，失去吸引力，婚姻动摇，用和气之剂，使之男欢女悦，相互依恋，家庭和睦；女性月经失调，正常生理功能打破，在时间上提前或推后，经量上或多或少等，用调经之剂，调节时限和经量，达到准时、适量，能怀孕生子。

调和剂能调节机体对立统一，达到相对平衡，根据生理功能、病因病机、病位、临床征象的不同，故本章方剂分为调解寒热、调肝和中、调理肠肚、调节神志、调合阴阳、调经种子六大类。

应用调和剂应注意：1. 调和剂虽然比较平和，但总属祛除客邪，调节偏盛的方剂。因此，凡邪在肌表或已入里皆不宜使用，否则引邪入里或涎误病情。2. 至若劳倦内伤、饮食失调、气血虚弱而见寒热挟杂者，亦非本剂所宜。3. 调肝和中、调和神志、调和阴阳、调和经血均属物质与功能结对方面的调和作用，有抑强扶弱特点。

第一节　调解寒热

调解寒热剂，适用于邪在体内阴阳界的寒热症，症见寒热反复来往，胸胁苦满、呕恶口苦、咽干，眼滚动等。

调和寒热剂常以具有调解寒热和调节枢纽作用的土柴胡、黄花蒿、一支黄花与三棵针配伍为主组成。寒热发生的部位在皮里与筋膜之间的阴阳界，此部位在生理上是津液出入通道，在病理上是病邪进退的枢纽，病在此位内入则可入肚肠，引起气滞、湿热、内阻之症。故调解寒热剂还需根据临床表现或配清利湿热，或泻火通便之品，或伍以扶正祛邪之药，或清胆和胃药物，如大黄、小人参、法夏、公英等。代表方有寒热调解汤。

1. 寒热调解汤《寿世得效方》

【组成】土柴胡15g　对叶参10g　山黄连6g　制三步跳10g　排钱草10g　生姜三片　甜草6g 药枣三颗

【用法】水煎服，日一剂，分三次温服。

【功效】调解寒热，疏通枢纽。

【主治】冷热失调症，一会儿作寒，一会儿发热，寒热往来，口干苦，心烦、恶心、呕吐，不欲食，舌边红，苔黄。

【解析】寒热之邪踞人体阴阳界中，邪胜入里则入阴，正胜邪去则出阳。正邪在阴阳界交争，故见寒热往来，胸胁苦满；正邪交斗，影响肚气，而见心烦呕吐，不欲食；热邪引胆汁上冲，见口苦、咽干、目眩。其治，邪在阳界宜汗解，邪入阴界当清下，今邪在阴阳界中，治宜和解。方中重用土柴胡透解阴阳界中邪气，使之出表，为主药；山黄连苦寒清阴界中热邪，为帮药，和主药一散一清，和解表里。三步跳、生姜和胃降逆，以治恶心呕吐，为客药；对叶参、甜草益气扶正，药枣生姜外调经气，内合肚肠，共为信药。全方体现了扶正祛邪，以祛邪为主，兼顾正气，以阴阳界为轴，兼和胃气的作用特点。

【加减】呕重加砂仁，腹痛加木香。

【应用】临床使用本方以往来寒热、胁胸苦满、心烦口苦、吐黄涎为治疗要点，现常用于治疗重感冒、疟疾、胆囊炎、肠伤寒等。

【注意事项】本方土柴胡用量独重，三步跳、生姜温燥，故对肝火偏盛、阴虚吐衄、肝阳上亢等，均不宜使用。

【注解】对叶参又名土党参，山黄连为显脉獐芽菜，三步跳又名旱半夏。

【备考】冷热失调症，土家医古病名，相当于中医的少阳症。

第二节　调肝和中

调肝和中剂，适用于郁气伤肝，肝气郁结。肝气横犯中元，使肚气不降，肠气不动，出现胁痛、腹胀、嗳气，或腹痛腹泻。气阻不达四肢出现手足厥冷，肝气上冲脑门出现昏厥不省人事。

调肝和中剂，主要针对肝气不条达，上下左右乱窜作怪而设。因其病因在肝气受伤所致，故常以疏肝理气为主，药用柴胡、川芎、八月瓜；影响肚角的气上逆，则应配伍降气之降香；影响肠的气机，则伍以木香、赶山鞭；气冲神门的则伍开窍醒神水菖蒲；横窜两胁的则伍以金铃子等；气阻四肢的伍以幼狗柑。故组方应依上述而有所侧重。代表方有和肝理气汤、蒿针胆热汤。

1. 和肝理中汤《寿世得效方》

【组成】土柴胡（醋炒）10g 白术（灶心土炒）10g 枞茯苓10g 岩防风10g 田边菊根10g 乌泡根10g 甜草3g 鸭脚归10g

【用法】水煎服，每日一剂，分三次服。

【禁忌】忌油腻、辛辣。

【功效】和肝理中，散郁养血。

【主治】肝郁血虚症、两胁胀痛，头痛目眩，口干咽燥，食少乏力，乳房胀痛等。

【解析】肝肚同在中上仓内，在生理上相互为用，在病理上相互影响。如肝气条达，肝输注胆汁，助肚化物，使气血生化正常；肚健运化谷物，以生血养肝，使肝火不亢。一旦一方有病，就会影响另一方，使其功能减退。肝在右胁内，如肝气不调，郁结不散，则出现肋胀痛、乳房胀痛。肚在中上仓中，肝肚不和会出现上腹胀，食少无力。方中土柴胡醋炒入肝，增强解郁之功，为主药；鸭脚归、乌泡根养血柔肝，为帮药；茯苓、白术、田边菊健肚生血，为客药；甜草调和药性，为信药。诸药合用，使肝郁得解，血虚得养，肚虚得补，诸症自愈。

【加减】肝郁化火，烦躁，加丹皮、黄珠子。胁肋疼痛，往来寒热，去乌泡根、白术、茯苓，加老柑皮、川芎、幼柑壳、回头青。

【应用】本方为肝郁肚虚常用方剂，以肋痛、食少乏力，脉弦为应用要点，现常用于治疗慢性肝炎、慢性胃炎、经前紧张症、乳房小叶增生症等属肝郁脾虚者。

【备考】肝郁血虚症与中医同症名，药物组成有差异。

2. 蒿针胆热汤《寿世得效方》

【组成】黄花蒿 10g　三棵针 10g　水竹叶 6g　三步跳 6g　枞茯苓 10g　幼柑壳 6g　田边菊 10g　甜草 6g

【用法】水煎服，日一剂，分二次服。

【禁忌】忌油腻。

【功效】清胆和胃，调解寒热。

【主治】中元寒热痰浊症，寒热如疟，寒轻热重，口苦胸闷，吐苦水或呕黄涎或干呕，胸胁胀痛。

【解析】寒热之邪犯胆胃，湿热痰浊内蕴，胆热重，外寒轻，故见寒轻热重，往来寒热如疟状。胆热犯胃，胃失和降，湿热痰浊上泛，而见口苦或呕黄涎。湿热痰浊阻滞气机，故胸膀痞闷，胸胁胀痛。治当清胆和胃、调解寒热、利湿化痰。方中黄花蒿苦寒芳香，清透邪热；三棵针苦寒泄热、清胆解郁。二药合用，共为主药。水竹叶、三步跳清热化痰，和胃降逆，幼柑壳宽胸利肋，共为帮药；枞茯苓、田边菊清利湿热，导湿从小便出，为信药。诸药合用，能清泄胆热，利湿化痰，使诸症得愈。

【应用】本方专治寒热痰浊症，以寒热似疟，寒轻热重，口苦胸闷吐苦水黄涎为应用要点，现多用于治疗急性胆囊炎、胃炎、肾盂肾炎有湿热痰浊内阻征象者。

【注解】黄花蒿又名青蒿，幼柑壳又名枳壳，枞茯苓又名赤茯苓。

【备考】寒热痰浊症为土家医古代病症，相当于胆热症。

第三节　调和肚肠

调和肚肠剂，适用于素体肚肠虚，又感寒热之邪，出现寒热错杂、虚实夹杂、升降失常的肚肠不和证。症见心窝处痞满，恶心呕吐，上中腹胀痛灼热，肠鸣泄泻等。

土家医把全腹称大仓，分上、中、下三仓，认为病邪在上仓以胃痛呕吐为主，在中仓以痞满为主，或兼呕吐或泄泻，在下仓以腹痛泄泻为主。故本节方剂又分除痞、上呕、止痛、止泄四小类。

调和肚肠剂常以三步跳、炮姜、山黄连、水黄连、百味连、牛血连、三棵针等辛开苦降药为主，配用对叶参、甜草健肚和中药组成。在抓住寒热总的病因病机基础上，根据病邪在上呕吐为主者，则应以配土合、砂仁等；在下泄利，则配伍三月泡根、夜关门等；气滞腹痛，配鱼鳅串、乌药、木香等。总之，临床根据寒、热、虚、实病因，呕、痞、痛、泄症状，灵活组方加减应用。常用方有寒热除满汤、调肚止呕阴阳水、山药鸡藤苦荞汤、和肚止痛丸、寒热下利汤等。

一、中仓痞满

1. 寒热痞满汤《寿世得效方》

【组成】三步跳10g　鸡爪连3g　牛血连6g　干姜6g　对叶参6g　百味连3g　甜草6g　药枣三枚

【用法】水煎服（上药加水一斤，煮取六两，去渣，再煎三两，温服一两，日服三次）。

【禁忌】忌油腻。

【功效】散寒清热，和肚除痞。

【主治】心下痞，上脘痞满不痛，干呕或呕吐，肠鸣水泻，舌苔薄黄或腻。

【解析】饮生冷食物过多，损伤中阳，热邪乘虚而入，形成寒热互结于心下上脘，气不升降，肚气不和，故见呕吐、泻下。治宜调寒热、消痞补中。方中鸡爪连、牛血连、百味连苦寒降泄，以清其热，为主药；三步跳和肚消痞、降逆止呕，干姜散寒，合三步跳辛开散结，共为帮药；对叶参益气补中，为客药；药枣、甜草助对叶参益气并调和药性，共为信药。全方温清并用，苦降辛开、补泻兼施，以收散寒清热和肚除痞之功。

【加减】痞而满去大枣，加枳实；湿浊重加土藿、枞苓；食积加焦山楂、炒麦芽、炒谷芽。

【应用】湿热留恋中仓，肚肠功能失调、寒热夹杂、虚实并见之证皆可用之。以脘痞呕吐、肠鸣泻下、舌苔黄腻而应用要点。现临床多用于治疗慢性胃炎、消化不良、胃酸过多的胃十二指溃疡、急性胃肠炎等有寒热错杂证者。

【注意事项】临床应用鉴别虚痞和实痞，若痞满而痛，属痰热互结者，非本方所宜。

【备考】心下痞为土家医病名。心下指中上腹部。

二、上仓呕吐

1. 调肚止呕阴阳水《群方集》

【组成】高粱子（炒）30g　灶心土 30g　门臼灰 1g　石膏（盐炒）10g

【用法】冲阴阳水服，未止再服。

【功效】温肚消热，调中止呕。

【主治】呕吐（寒热错杂），上脘不适，闷胀，恶心，呕吐或下利，腹又有灼辣感。舌淡苔黄，脉数弦。

【解析】平素中元虚寒，又感热邪，致使寒热错杂于中。寒热在中仓，下有寒湿，上有热邪，肚气鼓动，排邪外出，以呕吐为主，或有轻泻之证。寒热交争于肚内，故出现上脘不适，闷胀，甚则恶心呕吐或下利，上腹有灼辣感或肠鸣下利水谷。舌淡苔黄，为寒热夹杂之象。方中高粱米性温，有温中散寒益肚之功效，为主药；灶心土为黄泥柴烧，性温收敛，能综合寒湿之邪，为帮药，生石膏清肚中之邪，与高粱米相配，一温一清，一补一泻，温清兼用，补泻兼施，使中元调；门臼灰为木之细粉，有止呕功效，为信药。全方合用共奏温肚清热、调中止呕之功效。

【加减】呕吐明显加姜制三步跳、陈皮，热象明显加水竹叶。

【应用】本方主治寒热错杂之呕吐，以上脘闷胀、灼热恶心呕吐为治疗要点。现临床多用于治疗急慢性胃炎、消化不良之呕吐。

【注意事项】肚虚、实热之呕吐，非本方所宜。

【注解】高粱子为食物高粱仁。

2. 常用单验方

土藿止呕汤《土家族民间奇效良方》

【组成】土藿香 9g　三月泡根 9g

【用法】水煎服，一日三次，一日一至二剂。

【功效】清热、化湿、止呕。

【主治】呕吐（湿热型）。

姜沥饮《单验方选编》

【组成】生姜汁　竹沥各适量

【用法】开水冲服，一日三次。

【功效】散寒、清中、止呕。

【主治】伤寒干呕证。

热吐汁《单验方选编》

【组成】山青菜 20g　禾粮菜 20g

【用法】捣烂兑淘米水服，一日三次，每日一剂。

【功效】散热和胃止呕。

【主治】湿热呕吐。

风热呕吐方《群方集》

【组成】铁马鞭　蛇泡草　丝茅草　地枇杷各等分（10g）

【用法】共捣烂冲开水内服。

【功效】散风清热，调肚止呕。

【主治】呕吐，症状：呕吐食物、酸水，或干呕，常伴胸闷不舒，腹痛，头昏痛，饮食不调，全身无力，发热，恶寒，面色苍白。

三、仓内疼痛

1. 山药鸡藤苦荞汤《单验方选编》

【组成】山药15g　鸡屎藤12g　苦荞头12g

【用法】水煎服，一日三次，每日一剂。

【禁忌】辛辣。

【功效】散寒清热，和中止痛。

【主治】上仓痛（寒热型），上脘部隐隐作痛，倦怠畏寒，口干不欲水，舌苔黄厚。

【解析】平素肚虚，复感热邪，形成虚与热邪相杂于中，出现寒阻中气，络脉不通，而出现疼痛，倦怠畏寒。热邪在上在外，与寒邪同在中仓，又见口干，苔黄腻。治宜温养中元，清热止痛。方中山药补中养肚，以治其本，为主药；鸡屎藤散寒止痛，为帮药；苦荞头性凉味苦，善清肚中热邪，为客药。全方三味药中的山药、苦荞头为食药两用之品，目的在于以养为主，以食代药。共奏补虚、散寒、理气、止痛之功。

【加减】痛甚加地雷。

【应用】本方为肚虚寒热全上仓痛而设，以虚寒为主，兼夹热邪，见上腹隐痛、倦怠、畏寒、口干不欲水，舌苔黄厚。

【注意事项】实证、热证之上脘痛，非本方所治。

【注解】苦养头为苦味荞麦。

【备考】上仓痛为土家医病名，现当于上腹内痛。

2. 和肚止痛丸《鄂西药物志》

【组成】鸡骨香　高良姜　两面针　墨鱼骨各6g　石菖蒲　甘草各3g

【用法】研末蜜丸，重6g，每次服一粒，日三次。

【禁忌】辛辣、生冷。

【功效】散寒清热，化湿止痛。

【主治】寒热肚痛，上腹冷痛，喜温喜按，心中辣，口干，吐酸，舌淡，苔黄腻。

【解析】肚在上仓，纳食物，主消磨。原本受寒邪侵犯，阻遏内阳，而见上腹冷痛，喜温喜按；又因饮食不当或热邪内犯，形成寒热夹杂于中，又见口干心灼辣；中阳不振，湿热内阻，见舌淡苔黄腻，为寒、热、湿俱有之征象。方中鸡骨香、高良姜性能散寒止痛，为主药；两面针性凉能清肚中热邪为帮药；墨鱼骨、石菖蒲化湿制酸、理气为客药；甘草调和诸药为信药。诸药合用共奏散寒清热、化湿止痛之功效。

【加减】气滞加木香，呕吐加苏梗。

【应用】本方为治寒热湿之肚痛而设，主治上脘寒热错杂、湿阻中之脘腹痛、吐酸水。现多用于治疗胃溃疡并合慢性胃炎。

【注意事项】本方对寒、热、湿皆治，但药物以散寒止痛、化湿为主，以清热为辅，临床须分清孰轻孰重。

3. 常用单验方

香樟穿心连汤《单验主选编》

【组成】小血藤15g　川楝子15g　穿心莲15g　黄精15g　刺梨根15g　香樟根12g

【用法】水煎服，一日三次，日一剂。
【功效】清热散寒，散瘀止痛。
【主治】上脘寒热错杂，血瘀气滞之痛。

碗豆栗穗汤《单验方选编》

【组成】野碗豆 15g　车前草 9g　板栗穗 12g
【用法】水煎兑糖服，一日三次，每日一剂。
【功效】补虚祛实，清热散寒。
【主治】虚实夹杂之上脘疼痛。

马鞭鱼鳅串《单验方选编》

【组成】铁马鞭 20g　鱼鳅串 20g　茅草根 15g
【用法】水煎服，一日三次，一日一剂。
【功效】清散寒热，理肠止痛。
【主治】寒热错杂，下腹痛，下利。

金挖大风汤《单验方选编》

【组成】金挖耳 12g　路边蛇 20g　大风药 12g　夏枯草 20g
【用法】捣绒泡开水服，一日三次。
【功效】散风清热，理肠止痛。
【主治】风热绕肠之中下腹痛。

四、下仓泄利

1. 寒热下利汤《中国民族药炮制集成》

【组成】番石榴叶 30g　马齿苋 20g　黄柏 30g
【用法】水煎服，每日一剂，日三次。
【功效】调解寒热，厚肠止泻。
【主治】寒热错杂之腹泻。下利清谷，谷物不化，或腹痛。
【解析】腹无骨遮盖，全是软肉，内装肚肠，上纳食物，下排糟粕。本方证是因肠中有热，复感寒邪，热盛于中，寒绕于外，寒热错杂，气机不利，热迫肠内水液下利，寒致水谷不化，而出现下利或有腹痛。方中石榴叶性温味涩，具有散寒、收敛之功，为主药；马齿苋清热理肠，以治泄泻，黄柏味苦性冷，具有清热燥湿之功，合为帮药。三药合用，共奏调解寒热、厚肠之泻之功，用于治疗寒热错杂之腹泻。

【加减】腹痛加木香；寒偏重加熟油子。

【应用】本方为寒热错杂腹泻而设，现多用于治疗急慢性肠炎。

【注意事项】湿热、虚寒之泄泻非本方所宜。

2. 常用单验方

洋藿汤《单验方选编》

【组成】洋藿根 20g　乌苞刺 15g　三月苞根 15g

【用法】用淘米水煎兑酒少许服，一日三次，一日一剂。

【功效】清热散寒止泻。

【主治】寒热错杂之腹泻。

铁马三月汤《群方集》

【组成】铁马鞭　三月泡尖　狗屎泡树尖　龙船泡树尖　水构皮桑树皮　土茯苓各（6～12g）

【用法】水煎服，日一剂，分三次内服。

【功效】清肠热，止腹泄。

【主治】腹泻（寒热湿证）。

乌蹄风药汤《单验方选编》

【组成】刺梨根 15g　乌苞刺根 15g　风药 12g　马蹄草 15g

【用法】水煎服，一日三次，一日一剂。

【功效】清热散风止泻。

【主治】水泻（风热证）。

风热止泻汤《单验方选编》

【组成】防风3g　铁绒风3g　银花根9g　乌苞刺根12g

【用法】水煎服，一日三次，忌食鸡蛋，甜酒。

【功效】赶风热、止泄泻。

【主治】风热腹泻。

夜关荆叶汤《单验方选编》

【组成】夜关门9g　马鞭草12g　刺梨根15g　仙鹤草12g　菖蒲9g　八爪金龙6g　牛丑9g　黄荆叶15g

【用法】水煎服，一日三次，一日一剂。

【功效】清热散寒，理气止泻。

【主治】寒热错杂之腹泻。

第四节　调节神志

调节神志剂，适用于精血不足、脑筋失灵、神不守舍所致的心神烦乱、失眠多梦、惊悸、怔忡、健忘或神志恍惚，或昏睡不识人，言语错乱等。

神志失灵的病因很多，一为外受惊恐，或肝郁化火内扰心神，表现为惊恐、善恕、烦躁不宁，应以泻火安神药为主，如朱砂、铁落、黄连、肉罗汉等组成；一为忧思太过，精血不足，心神失养，虚热内扰，表现为心悸、怔忡、健忘、虚烦不安等，应以滋精安神药为主，如松仁、大麦、老鸦酸、绿水子、落花生、百合等组成。代表方有哑巴症汤、风癫汤、猪痫汤、羊癫汤、怄气伤神汤等。

1. 哑巴症汤《土家医方剂理论整理研究》

【组成】追魂草15g　上搜山虎10g　双蝴蝶10g　开喉箭10g　灰包菌10g　山豆根10g　鸡呀嘶8g　正天雷10g

【用法】水煎，日一剂，分三次内服。

【功效】定脑安神，开喉音窍。

【主治】哑巴症，突然或久病后患者心中明白，口不能言，恶梦，面色灰白，或精神忧虑，或形体瘦弱。

【解析】由于突然受到惊吓，脑筋功能失常，故声哑不能言，神气散乱，而做恶梦，面色灰白（亦有久病上元亏损，气血不足，而见口哑不能言，形体瘦弱），本方以追魄草为主药，定脑安神，使脑筋功能恢复正常。上搜山虎、双蝴蝶、开喉箭、灰包菌、山豆根为帮药，利咽开喉，使患者能言；鸡呀嘶、阵天雷开喉，定惊安神，帮信兼用。本方八味，使脑神安定，口能言，而哑巴症愈。

【应用】本方为哑巴症而设，以心中明白，口不能言，手势代语，为临床应用要点。

【注意事项】神志不清之不能言语非本方所宜。

【注解】灰包菌，又名马勃；鸡呀嘶，又名虫脱。

【备考】哑巴症为土家医古病名。

【附方】臭乌开口汤　臭牡丹皮 15g，土当归 10g，糯稻根 10g，儿多母苦 10g，瓜儿蒌根 12g，小人参 20g。水煎，日一剂，分二次内服。功效醒喉开窍。主治哑巴症。

2. 风癫汤《土家医方剂理论整理研究》

【组成】老墙壁泥巴 60g　铁钥匙一把　清水一小碗

【用法】将泥巴、钥匙放入火炉中烧红，水烧开，把烧红的泥巴与钥匙放入开水中，用碗盖上，约半小时，等待泥巴沉淀后，将清水一次服下，日两次。

【禁忌】忌辛辣。

【功效】赶风醒神。

【主治】风癫（轻度），打入毁物，东走西窜，动作迅速，口中语言不休，声音时高时低，扑风捉影，遇亲戚朋友不打骂，饮食无常，通夜不眠。

【解析】风癫由于怄气，又加重风气入里，风气上忧于脑，神不归舍，而见打人毁物，东走西窜，扑风捉影。风气时扰时优，神明时乱时安，故见病情时重时轻，在轻时能认出亲人朋友，神乱发现饮食无常，昼夜不眠。治当赶风气、醒脑定神。老墙泥巴具有赶风功能，为主药；钥匙有醒神定脑作用，为帮药。二药共奏赶风醒神之功，使轻风癫得治。

【应用】本方为风癫轻症而设，主治癫病。现用于治疗精神分裂症。

【备考】风癫病，土家医古病名，在癫病中属轻症。

【附方】去痰醒神开窍汤　三步跳（石灰泡）10g，半节烂1g，蛇磨芋10g，水菖蒲15g，朱砂1g，枯矾6g，血竭10g。水煎，一日一剂，分三次内服。

3. 猪痫汤《土家医方剂理论整理研究》

【组成】土虫10g　水竹汁10毫升　蛇包谷8g　蜈蚣2条　狗屎柑15g　狗牙菜15g

【用法】水煎，日一剂，分三次内服。

【禁忌】忌食猪头肉、辛辣。

【功效】醒神镇惊。

【主治】猪痫症，突然昏倒，不知人事，手足动弹，口中喊声如猪叫，睡眠少，头昏脑胀，饮食减少，醒后如常人。

【解析】猪痫由于胎儿在母肠中受到惊吓，恐惧，影响胎儿脑神发育，故小儿出生后，突然昏倒，不知人事，口中汪汪如猪叫声，头昏脑胀，饮食减少。治当醒神水镇惊。土虫、蜈蚣是镇惊之品，为主药；狗屎柑、蛇六谷散痰涎，助蜈蚣镇惊，为帮药；水竹汁、狗屎菜引药入脑，达到醒神镇惊之功效，使猪痫得治。

【应用】现代用于治疗癫闲病中的猪痫症。

【注意事项】人不醒时喂药，头要稍偏，防止水入气道。

【注解】土虫又名蚯蚓，蛇包谷又名蛇六谷，狗屎柑又名枳实。

【备考】猪痫症，土家医病名。

【附方】追魂龙须汤：追魂草 1g，龙须藤 2g，阵天雷 1g，地苦胆 10g，鸡爪黄连 10g，朱砂 1g。水煎，日一剂，分三次内服。

4. 羊癫汤《土家医方剂理论整理研究》

【组成】天麻 15g　倒勾藤 10g　羊胡子草 15g　三步跳 4g　猪苦胆 1 个

【用法】前煎四药后兑猪苦胆，一日一剂，分三次内服。

【禁忌】忌食羊肉、辛辣、油腻。

【功效】赶火醒脑。

【主治】羊癫症，突然眼睛发黑，昏倒在地，手脚抽筋，眼睛上翻，口中如羊叫声，吐白沫，几分钟至半小时后方可苏醒，平时脾气大，动则骂人。

【解析】羊癫因平时火气盛，火气上冲于脑，闭阻神窍，故见突然昏倒，手脚抽筋，眼睛上翻，口吐白沫，昏倒在地如羊叫。治当赶火气，醒神定脑。本方针对火气盛的特点，用天麻、倒钩藤赶风驱火镇惊，为主药；三步跳化涎止吐，羊胡子草畅中赶气，共为帮药；猪苦胆性冷味苦，败火醒脑，帮信引兼备。全方共奏赶火醒脑之功，使羊癫得治。

【应用】本方为癫痫病之羊痫症而设，主治羊痫症。

【备考】羊癫风为土家医古病名，相当于癫痫症一种类型。

【附方】鸭归防本汤：鸭脚当归 15g，白牛克膝 15g，岩防风

10g，野芋头10g，生姜3片。水煎，一日一剂，分三次内服。

5. 怄气伤神汤《寿世得效方》

【组成】三月黄50g　李根白皮15g　八月瓜全果15g　水菖蒲10g　（去毛）甘草10g

【用法】水煎服，日一剂，分三次内服。

【禁忌】化物、辛辣。

【功效】解郁理气，通窍醒神。

【主治】噫神症，遇到精神刺激，突然昏倒，两眼紧闭或睁开不收，睫毛动，身体僵直不收，口不能讲话，心中明白。

【解析】平素怄气伤肝，郁愁不开，闷闷不乐，喜独居。一旦精神受到创伤刺激，出现突然昏倒，口不能讲话，两眼紧闭或睁开不能收，睫毛动，身僵直状态。方中三月黄解郁调神态，为主药；李根皮解郁清肝热，舒肝气，助主药加强疏肝解郁功能，八月瓜益神志补脑筋又能开语，水菖蒲醒神开窍，促进神志清醒，三者共为客药；甘草与三月黄相配，甘缓调神得以加强，又调和诸药，为信药。全方共奏解郁理气、通窍醒神之功效。

【应用】本方为治噫神病代表方，专治怄气病之噫神证，现多用于治疗癔病。

【注意事项】临床应用注意昏倒心明与昏倒不省人事的鉴别，昏迷不省人事，非本方所宜。

【注解】三月黄为大麦之类三月黄麦。

【备考】噫神症，土家医古病名，相当于现代医学中的癔病。

第五节　调合阴阳

调合阴阳剂，适用于夫妻情感不和症。症见一方对另方缺乏性感，出现性冷漠、性生活不和谐。

过性生活应男欢女悦，方能达到快感，双方才能有吸引力。但是除性功能障碍、药物影响、另有他欢外，而见性生活不和，是本节方剂主治症。

调合阴阳剂，古称“和气剂”，常以有粘附性，阴阳配对药为主组成，如天和地相连，隔河柳相连，在山那山连等。如性生活不和日久，思虑伤神，则应配伍补精安神之品。代表方有双连和气散。

1. 双连和气散《寿世得效方》

【组成】天和地相连 6 对　乌泡连 30g　燕咪抱对连 6 对　隔河柳相连 15g

【用法】乌泡连、柳相连根洗净切碎烘干研末，天地连、燕咪连共研细末，加入 6 个糯米粑内，分别给夫妻双方各 3 个吃，服药粑时，夫妻双方都不能知晓。

【功效】调合阴阳，连心通神。

【主治】夫妻不和，男女双方不因生殖功能障碍、器质性疾病或因有三者之无明原因感情不和，厌倦夫妻生活。

【解析】夫妻双方婚后出现情感不和，夫妻生活泛味，平时双方少语言，交淡不投，闷闷不乐，性生活减少，或无性生活，一般见于双方无生殖器病变或另有他欢，或第三者插足，是一种情神不和所致。方中天和地相连、燕咪抱对连，补阴强阳，有调节精神之功效，为主药；乌泡连、隔河柳相连，有连心通神功能，与主药相配，增强连心通情作用，为帮药。四药合用，共奏调合阴阳、连心通神之功效。

【应用】本方为无明显诱因之夫妻不和而设，现临床用于治疗夫妻生活性冷淡症。

【注意事项】1. 临床应用此方应排除生殖器官疾病及另有他

欢。2. 非夫妻关系不能处方用药，医生要有社会公德心。

【考证】此方在土家医古代称“和气药”。

第六节　调经种子

调经种子剂，适用于妇女月经不调及婚后不孕症。症见妇女月经周期涎长或缩短、月经期时间或长或短、月经量过多或过少、月经前后无定期、月经颜色过深过浅（淡）或每次月经期吐血、鼻血，出现倒经，婚后夫妻同居 1 年以上女性不孕等。

调经种子剂，主要针对女性月经不调和婚后不孕而设。月经不调病因较多、有肝郁、肝火、血虚、血热、血寒等；婚后不孕有男子精液异常，如死精、冷精、火精，女性有宫寒、血虚、阻塞、月经不调等等。因此，治疗月经不调可以促进受孕，治疗不孕症同时又有调经作用，故两者可以同治或治一方面。为了分清主次，本节又分为调经和种子两类。

调经剂常以调经药如月月红、对月草、月生草、对生草为主组成。血瘀配伍活血药如活血藤、活血草、活血连、活血丹等；血热配伍赤芍、丹皮等；血寒配艾蒿、干姜、乌肚儿等；血虚配鸭脚归、血当归、熟地、岩崖藤等。常用方有养血调经汤、血藤调经汤、倒经汤等。

女性不孕除月经不调外，还有宫寒、宫虚、宫热等，故种子剂常以助孕药谷穗、叶抱珠、子上叶、石榴根、倒生根、巴岩姜等为主组成，宫虚配胎盘，宫寒配乌肚儿、熟油子，宫热配一把伞、四棱草、益母草等等。常用方有谷穗助孕汤、三子益母汤等。

活疗不孕症，需夫妻双方检查，以确定是男方或女方原因所致。本节方剂只适用女性不孕不育，男方非本方所宜。

一、调经

1. 养血调经汤《群方集》

【组成】鸡血藤根　土当归　香夫子　狗屎泡根　鸡冠花　女儿红益母草　月月红花各6~10g　泽兰3g

【用法】水煎，在行经前二至三天服，每日一剂，日二至三次。

【禁忌】忌生冷。

【功效】养血调经。

【主治】月经不调之血虚症，症见面色不华，精神差，月经退后，色淡量少，经期一至三天干净，舌淡唇白，脉细。

【解析】月经来潮，须具备血来源足，血脉通畅，方能如期而至。如果血虚不能养胞宫，使血源不定，故出现经量少，经期短。方中鸡血藤、土当归补血生血，是为开源之用，为方中主药。狗屎泡根能生精，助生经血，为帮药；合用鸡冠花、女儿红、益母草、月月红活血养血调经，促进经血充足，香夫子理气而调经；唯泽兰一味活血散瘀，是防血滞之用。全方以补养为主，兼顾调周期，更设防补后气滞、血滞之品，使补而不塞，经血通畅，按月而至。

【应用】本方为血虚月经不调而设，以经量少、经色淡，伴体虚乏力，舌淡，脉细弱为治疗要点。

【注意事项】月经不调之寒、热、瘀非本方所宜，临床应注意鉴别。

2. 血藤月月调经汤《群方集》

【组成】月月红10g　大血藤12g　小血藤10g　三百棒10g　牛克膝10g　金银花10g　散血草10g　水竹鞭尖6g　茅草尖

6g

【用法】水煎服，日一剂，每日二次。

【禁忌】生冷、油腻。

【功效】活血调经。

【主治】血瘀月经不调，胞中有热，经期提前，有血块，色紫黑，伴小腹灼痛。

【解析】妇女月经每月或二月、三月排经血一次，周期时间按时，或提前1～3天或退后1～3天属正常。超过伴有经色量及形状改变，称为月经不调。月经周期提前伴有血块色紫黑，多为有热有瘀，治宜清热、散瘀；月经周期退后，经色淡或如“阳成水”样，治宜调补气血。方中月月红调经，为方中主药；大、小血藤、散血草活血，为帮药；三百棒为气中血药，有理气活血之功，金银花、水竹鞭尖清血热，以治兼症，茅草根尖引药下行入胞中，使月经按时生和排出，胞中热得清，瘀血得散。诸药合用共奏活血调经之功效。

【加减】经少、停经加大通草、小通草。

【应用】临床应用本方以经期提前、色紫暗、有血块、小腹刺痛为治疗要点。

【注意事项】非瘀症不宜用本方治疗。

3. 倒经汤《土家医方剂理论整理研究》

【组成】血当归10g　苦楝子10g　锯子草10g　牛克膝10g　倒生根15g　棕树根15g　土柴胡10g　黄珠子15g　娘儿红20g

【用法】水煎，日一剂，分三次内服。

【功效】补虚败火，调经止倒。

【主治】倒经，每逢经水一潮时，伴有吐血或鼻出血，色黑暗红，经水干净后吐血、鼻出血而停止，经量少或不行经，头昏耳叫，心烦、情绪急燥，口苦而干。

【解析】倒经症因虚火上冲或内火旺，火熏养儿肠筋脉，血气上逆，故每逢经水来潮时吐血，或鼻出血，量少色红，头晕，口苦咽干，有时耳鸣，烦躁。治当补虚败内火，凉血止血。本方用味微苦的血当归为主药，既败虚火，又止血；配以苦楝子、锯子草两味性冷之品，意在凉血止血；牛克膝、倒生根、土柴胡、黄珠子等在于其败虚火之功；娘儿红为补气补血之品，重在血中，有补引双重之功。本方既败虚火，又补血，可使倒经症渐愈。

【应用】本方为倒经而设，以经期吐衄血为治疗要点，现临床用于治疗子宫内膜异位症。

【注意事项】临床应用注意与吐血、衄血鉴别。

【注解】锯子草为茜草，黄珠子为山栀子，娘儿红又名女儿红。

【备考】倒经症为土家医病名，相当于现代医学子宫内膜异位症。

【附方】枞苓丹花降逆汤：枞茯苓15g，牡丹花15g，牛克膝10g，黄皮树10g，益母草30g，红鸡冠花15g。水煎，日一剂，分三次内服。

4. 散热活血调经汤《群方集》

【组成】金银花10g　三月泡根12g　大锯子草10g　小血藤12g　隔山消10g　小通草12g　爬岩姜12g

【用法】水煎服，每日二至三次，每日一剂。

【禁忌】忌辛辣。

【功效】散热凉血，活血调经。

【主治】宫热月经不调。证属胞中有热，灼伤胞脉，内生瘀血，致使月经期提前，经期腹痛，经色紫黑，或腹中有硬块。

【解析】本方证属血热瘀阻，由于经期情志不调，郁气化火或经期感受外邪，入内化火，煎灼经血使月经色出现紫黑，经期提前而至，瘀血不出结为血块，而小腹硬痛。方中金银花、三月泡根散胞中热，针对病因而设，为主药；大锯子草、小血藤活血祛瘀，理气止痛；隔山消、小通草消胞中瘀块，促进污血排出，使死血去新血生，月经通调，为帮药；巴岩姜之用，一则防散热药伤阴，二则养胞生经血，使量调为正常。全方共奏清热凉血，活血调经之功。

【应用】本方为胞宫有热之月经不调而设，以经期提前，小腹灼热疼痛，月经量多，色紫红为治疗要点。

【注意事项】血热月经量过多与血虚月经不固之血多，两者治疗方法有异，所用方剂尽不相同，故非血热之月经不调，禁用本方。

【注解】大锯子草又名大茜草，药用其根。

5. 常用单验方

月月红汤《群方集》

【组成】女儿红 10g　月月红 10g　红刺兜 10g　红金鸡尾 6g　红鸡冠花 6g　锯子草 6g　大小夜关门各 10g

【用法】水煎服，日晚各一次，每日一剂

【功效】调经止痛。

【主治】月经不调，经血量过多。

牛茜先期汤《单验方选编》

【组成】牛膝 9g　茜草 12g　香附（醋炒）12g　对月草 15g

【用法】水煎服，一日三次，连服二剂。

【功效】调经对月。

【主治】月经先期。

月月见红汤《单验方选编》

【组成】月月红15g　乌泡刺（根）12g

【用法】水煎兑红糖服，一日三次，每日一剂

【功效】调经对月。

【主治】先后无定期。

暖宫调经汤《单验方选编》

【组成】益母草15g　艾叶12g　牛膝15g　木通15g　牛王刺15g　茄叶12g　小血藤15g　车前仁15g

【用法】水煎兑红糖服，一日三次。

【功效】暖宫调经。

【主治】经色先淡后黑。

二、种子（女性不孕）

1. 谷穗助孕汤《土家族民间奇效良方》

【组成】克马草15g　水灯草15g　谷穗15g　包谷须15g　茅根12g　吴萸12g

【用法】水煎服，日一剂，分二次服。

【禁忌】忌油腻。

【功效】祛湿散寒、助孕怀子。

【主治】女性不孕症（寒湿型）。

【解析】胞宫受孕一定要有适宜的内环境，适当的温度及湿度，才有利于受孕。本方治不孕以利湿、散寒之药，使宫内干净不冷，达到怀子作用。方中克马草、水灯草、包谷须利湿除污，保持其清洁，利于胎儿受座，为主药；吴萸暖宫散寒，为帮药；谷穗为谷之精华，有健宫助孕作用，使男女精血在宫内化生胎儿，为客药；茅根有通畅孕管作用，促进精血流动，快速混合交融，为信药。全方共奏祛湿散寒、助孕怀子的功效。

【加减】虚寒加土巴载、铁脚仙。

【应用】临床用于寒湿型女性不孕症。

【注意事项】服药期间注意保暖，不涉水湿之地。

【注解】谷穗为糯稻谷开花受粉之嫩谷干燥品。

【考证】方源大痈市土家医汤似香。

【附方】通畅怀子汤（《土家族民间奇效良方》）：赶山鞭（二根）15g，麻根（一根）10g，牛克西（五根）15g，五花血藤（1片）6g，路边黄（二根）10g，红花5g。水煎服，每日一剂，分两次服。功效活血通络，畅管助孕。主治女子不孕。备注：方源保靖县刘秀美。

2. 三子益母汤《土家族民间奇效良方》

【组成】叶抱珠15g　子上叶15g　叶上子15g　益母草15g

【用法】水煎服，一日一剂，分三次服。

【禁忌】忌生冷。

【功效】强胞生子。

【主治】宫虚不孕，素体虚弱，气血不足，养儿肠功能低下。

【解析】正常之人，人体各部器官到18岁都应发育成熟，在子日内男女交合，便会怀孕。但由于身体虚弱，养儿肠发育不成熟，精血不旺，难于受孕。方中叶抱珠、子上叶具有强体健宫，促精血生成作用，为主药；叶上子如船载人，能运输男精运行至胞内，促精液与精血结合，为帮药；益母草性平既能清宫又能活血调经，为精与血结合着床打下基础，为客药。四药合用共奏强体健宫、助孕怀子功效。

【加减】血虚加血当归、药枣；阴亏加绿水子、儿多母苦；宫寒加韭菜根、黄花根。

【应用】现代用于子宫发育不良之不孕症。

【注意事项】每次月经干净后连服两剂，至受孕。

【考证】方源古丈县坪坝乡张安仁。

3. 常用单验方

续榴汤《土家族民间奇效良方》

【组成】续断 15g　红车前草 12g　月月红 12g　石榴根 12g

【用法】水煎服，每日一剂，分三次服。

【功效】益宫补腰，留子助孕。

【主治】女子不孕（不育型）。

【备注】方源重庆市秀山县沈绍云。

调宫反背汤《土家族民间奇效良方》

【组成】仙鹤草七株 30g　羊胡子草 50g　反背青 50g　益母草 50g　克马草 50g　野黄花根须（一株）50g

【用法】水煎服，每日一剂，一日三次。月经干净后连服 3 剂。

【功效】帮宫开孕。

【主治】女子不孕（宫小型）。

【备注】方源重庆市秀山县喻玉莲。

倒生根种子汤《湘西州中草药资源报告集》

【组成】乌泡倒生根　龙船泡倒生根　算盘树根　月月红枝各 8 根（枝）　鸡蛋 3 个

【用法】上药水煎去渣，用药液再煮鸡蛋兑红糖吃，月经干净后连服四天，每天一剂，日服三次。

【功效】温经种子。

【主治】妇女不孕症（不育型）。

暖宫助孕汤《单验方选编》

【组成】吴萸根 15g　野花椒根 10g　活麻根 12g　刺梨子根

12g　牛夕15g

【用法】经期水煎服，每日一剂，一日三次。

【功效】暖宫散寒，助孕怀子。

【主治】宫寒不孕症。

子座汤《群方集》

【组成】插泥巴叶　巴岩姜　乌泡树尖各（10～12g）

【用法】水煎服，日一剂，分二次服，月经干净5天开始用，连服七天。

【功效】强宫助座。

【主治】妇人不育。妇人经期正常，而婚后不育或受孕难坐床。

求嗣汤《群方集》

【组成】倒生根　算盘子树　益母草　水灯草（子）　小人参　四块瓦炒心土各6g～9g

【用法】来经时煎汤内服，每日一剂，分二次温服。

【功效】补气助孕。

【主治】妇人不孕（气虚型）。

鹿胎膏《单验方选编》

【组成】鹿胎盘数个

【用法】熬膏温服30g，每日二次。

【功效】暖宫助孕。

【主治】不孕（小腹冷痛型）。

［调和剂小结］

调和剂适用于寒热不匀、肝郁肚虚、肚肠不和、神志失灵、男女不合、月经失调等病症。调和剂能调节机体平衡，达到相对统一，根据病因、病机、病位症侯的不同，本章分为调解寒热、调肝和中、调理肚肠、调节神志、调合阴阳、调经种子六大类。

调和剂共选正方20首，附方5首，常用单验方24首。

1. 调解寒热剂　适用于邪在阴阳界中的寒热证，有调节枢纽作用。其中寒热调解汤有调解寒热，疏通枢纽作用，用于治疗冷热失调症。

2. 调肝和中剂　适用于郁气伤肝，肝气郁结，横犯中元肋痛、腹胀、腹泻等证。其中和肝理中汤有和肝理中、散郁养血功效，用于治疗肚郁血虚症；蒿针胆热汤有清胆和胃、调解寒热功效，用于治疗中元寒热痰浊症。

3. 调和肚肠剂　适用中下元寒热错杂、肚肠不和证。为了便于临床应用，又把方剂归为中仓痞满，上仓呕吐、仓内疼痛、下仓泄利四大类。其中寒热痞满汤有散寒清热和肚除痞功效，用于治疗心下痞；调肚止呕阴阳水有温肚清热，调中止呕功效，用于治疗寒热错杂之呕吐，附设常用单验方4个，分别治疗偏湿、偏寒、偏热、风热之呕吐；补中清热散寒止痛汤有散寒清热和中止痛功效，用于治疗寒热上仓痛；和肚止痛丸有散寒清热，化湿止痛功效，用于治疗寒热肚痛，另设常用单验方4个，分别治疗上脘寒热错杂、血瘀之痛、虚实夹杂痛及清理肠道，治疗脐周及下腹痛；寒热下利汤有调解寒热、厚肠止泻功效，用于治疗寒热错杂之腹泻，附设常用单验方5个，供临床辨证选用。

4. 调节神志剂　适用于精神不足，脑筋失灵、神不守舍所致的心神烦乱、失睡多梦，神志恍惚或昏睡不识人，言语错乱，噫神症等。其中哑巴症汤有定脑安神、开喉音窍功效，用于治疗哑巴症；风癫汤有赶风醒神功效，用于治疗轻度风癫症；怄气伤神汤有解郁理气，通窍醒神功效，用于治疗噫神症；另设附方4个，供临床选用。

5. 调合阴阳剂　适用于夫妻情感不和症。双连和气散有调合阴阳，连心通神功效，用于治疗夫妻不和。

6. 调经种子剂　适用于妇女月经不调及婚后不孕症。调经类，养血调经汤有养血调经功效，用于治疗血虚之月经不调；血藤月月调经汤有活血调经功效，用于治疗血瘀之月经不调；倒经汤有补虚败火、调经止倒功效，用于治疗虚火倒经症；散热活血调经汤有散热凉血、活血调经功效，用于治疗宫热之月经不调，另设附方 1 个，常用单验方 4 个，供临床辨证应用。种子助孕类中谷穗助孕汤有祛湿散寒功效，用于治疗胞宫寒湿不孕症；三子益母汤有强胞生子功效，用于治疗宫虚不孕症；附设常用单验方 7 个，分别治疗不孕不育、宫体偏小、宫寒不孕、气虚型等不孕不育症。

第十三章 固涩剂

凡以收敛固摄药为主组成，具有收敛固涩作用，治疗气血精津液滑脱散失之症的方剂，统称为固涩剂。

气血精津液是营养人体的重要物质，在生命活动中不断供肌体利用和消耗，同时又不断地由脏腑所化生，如此周而复始，维护着正常的生命活动。一旦脏腑失调，正气亏虚，则每致滑脱不固，散失不禁，甚至危及生命。然而，由于引起耗散滑脱病症的病因不同，部位有泄于上与脱于下之异，耗失物质有气、血、津、精、液之殊，临床表现各不相同，如表虚自汗，胃虚呕吐，久泻久痢，遗精滑泄，小便失固，崩漏带下，气虚血溢等。因此，本章方剂根据其不同作用，分为固表止汗、涩肠止泻、摄精止遗、固崩止带、固宫安胎五大类。

固涩剂所治耗散滑脱之症，皆由脏腑亏虚、正气内虚所致，故组方时，应看气、血、阴、阳、精气、津液耗伤程度的不同，配伍相应的补虚药物，以标本兼顾。

固涩剂专为本虚卫外不固以及脏腑固摄无力而设。凡属热病汗出、火扰精泄、湿热尿频、伤食泄泻、热痢下重、胃热呕吐、血热妄行、宫热崩漏、湿热带下等均非本类方剂所宜，误用则有“闭门留寇”之弊。

第一节 固表止汗

固表止汗剂，适用于卫虚不固之自汗症，或阴虚内热之盗汗症。

固表止汗剂常以益气固表药土芪、棉根配伍收涩止汗药浮小麦、糯稻根、牡蛎等为主组成。由于津伤既久，营血亏虚，或阴虚有热，故组方时可酌配补血养营之当归、白芍、熟地或加滋阴退火之黄柏、地骨皮、胡连。常用有关门止汗汤、吴麦饼。

1. 关门止汗汤《鄂西药物志》

【组成】刺梨根15g　夜关门15g　浮小麦15g　大枣10g

【用法】水煎服，日一剂，分三次服。

【禁忌】辛辣。

【功效】益气固表，疏理止汗。

【主治】体虚自汗、盗汗。多汗，活动后明显，伴全身乏力，舌淡。或夜间睡后出汗，伴五心发热，骨蒸，舌红。

【解析】汗为身之液，从毛孔而出，正常出汗为气温过高所致。病理之汗多见于外感发热，体虚肌表不固、阴虚内热。根据汗出的病因病机，可分为战汗、自汗、盗汗三种。本方止汗是治体虚自汗、盗汗。方中刺梨根益气固表，为主药；夜关门疏理汗孔，调节汗液，浮小麦轻走毛窍，收敛汗窍，为帮药；大枣甘缓益气，又调和诸药，为信药。全方共奏益气固表、疏理止汗之功效。

【加减】气虚明显加刺芪、棉根；汗多加糯稻根；阴虚内热加黄树皮、枸杞根皮。

【应用】临床用于治疗多汗症，气虚、阴虚皆可选用。

【注意事项】外感热汗、湿热蒸汗非本方所宜。

【附方】吴麦饼（《单验方选编》）　吴萸10g，燕麦粉20g，食盐3g，桐油适量。吴萸研细末，与燕麦、食盐加熟桐油调制成饼，外贴脐上，二日一次。功效调理止汗。主治多汗症，自汗或盗汗。

第二节　涩肠止泻

涩肠止泻剂，适用于肠虚、腰虚之泄泻症。

涩肠止泻剂常用厚肠之粟壳，补肾之补骨脂、肉豆寇等，配伍收涩药石榴皮、灶心土、五倍子、杉木炭等组成。肠虚每因肚虚所致，故多加补肚药炒白术等；肠虚又多造成水谷不分，故又多加利湿之枞茯苓、克马草籽等。常用方有二壳止泻饮、老鸦酸止泻汤、六合久痢汤。

1. 二壳止泻饮《单验方选编》

【组成】石榴壳 15g　粟壳 12g

【用法】水煎兑红糖服，一日三次，每日一剂。

【禁忌】辛辣、油腻。

【功效】涩肠止泻。

【主治】肠滑水泻，肠虚失固、泻下稀簿，无固自流，为水和食物残渣，每日几次至十余次，舌淡，苔白，脉细。

【解析】泄泻有湿热、食滞、痢疾、霍乱、肠虚不固等。本方主治证为肠虚不固、水精滑出所致，故见泻下呈水样，排便无知晓，无腹痛腹胀，无脓液。舌淡苔白脉细为肠虚之象。方中石榴皮味涩收敛，固肠止泻为主药；粟壳调理肠道，分清水谷，固气止泻为帮药。两药合用共奏收敛固肠，分清止泻之功。

【应用】本方为涩肠止泻代表方，以水泻失固、肠滑无知晓，舌淡苔白，脉细为治疗要点。

【注意事项】湿热、霍乱、痢疾禁用本方，以免关门留贼。

【备考】肠滑泻为土家医病名。

【附方 1】榴豆汤（《单验方选编》）　石榴壳 15g，豆根 12g，木贼 10g。水煎服，一日三次，每日一剂。功效收敛理肠，利湿止泻。主治水泻（肠虚挟湿型）。按豆根应为黄豆根。

【附方2】萝卜石榴汤（《土家族民间奇效良方》） 鲜萝卜秧60g，石榴皮15g，仙鹤草根10g。煎水，兑少许红糖服，每日三次，日一剂。功效清理大肠，收敛止泻。主治水泻不止。备注：鲜萝卜秧为莱菔子发芽后生出的幼苗。

【附方3】酸酢红籽汤（《土家族民间奇效良方》） 酸酢草50g，红籽树根30g。水煎浓汁服，日三次，每日一剂。功效厚肠止泻。主治水泻。

2. 老鸦酸止泻汤大庸中医院龚福生

【组成】老鸦酸20g 海蚌含珠30g

【用法】水煎服，日三次，每日一剂。

【禁忌】辛辣、油腻。

【功效】收敛止泻。

【主治】水谷不分之急慢性腹泻，泻下清水及食物残渣，伴有化酵味，每日几次至数十次，身体消瘦，皮肤干，口干，小便少。

【解析】水泻多为水谷不分，从肠道排出，肠道功能失调所致。治宜调理肠道功能，分清水谷，使水液从小便排出，食物残渣从大便排出，精微物质营养机体。方中老鸦酸味酸性涩，有分清水谷，改善吸收功能作用，为主药；海蚌含珠味涩性平淡，有收敛之功，又能渗湿利尿，使水从小便出，为帮药。两药合用，共奏酸收渗湿利尿止泻之功。

【加减】小便不利加炒车前仁。

【应用】临床用于急慢腹泄，以水样便，失固、小便少，口干、肤干，身体消瘦为治疗要点。

【注意事项】应与食积泄泻，湿热泄泻鉴别。

【附方】雷震子汤 雷震子（地蜂子）三根，茅草根2根。

水煎服，日三次，日一至二剂。禁忌辛辣、油腻。功效燥湿止泻。主治急慢性腹泻。方源：龙山湾塘周丁祥。

3. 六合久痢汤《单验方选编》

【组成】六合草 12g　粟壳 12g　丑牛（炒）9g

【用法】水煎服，一日三次，一日一剂。

【禁忌】辛辣、油腻。

【功效】化湿滞，收肠气。

【主治】久痢症，痢疾迁延日久，久治不愈，大便呈稀水状，挟有硬块（热结旁流），舌红苔黄干、脉细滑数。

【解析】痢疾多为脓血便，或赤多或白多，但有些少见脓血，以稀便挟硬粪块、腹痛发热为主要临床征象，舌红苔黄干，脉细滑数。此症仍属热重湿轻，实邪蕴结所致，方用六合草清热败毒为主药，更用丑牛化滞通便，即所谓“通因通用”；粟壳化湿止泻，以治水泻。全方即用清热解毒之药，又用通滞止水泻之品，使热毒除，肠结通，水泄止。

【加减】身热口渴，肛门灼痛加水黄连、金银花，以加强清热败毒之功。

【应用】现代临床应用细菌性痢疾，以久痢为主。

【注意事项】应用本方要以湿热泄泻鉴别，泄泻有发热口干，肛门灼热，但无水泻中挟硬块粪便，以作区别。现代医学大便化验有助鉴别。

【备考】久痢证为土家医病名，以病程时间长为主。

【附方】倍茯止泻丸（《中国民族药炮制集成》）　五倍子、茯苓各等分。研细末，炼蜜为丸如豌豆大，每日服二次，每次服 5～10g。禁忌辛辣、油腻。功效渗湿利尿，收敛止泻。主治久泻久痢。

第三节　摄精止遗

涩精止遗剂，适用于肾虚失藏，精关不固之遗精滑泄，或肾虚不固，膀胱失约之遗尿、尿频等症。

涩精止遗剂，常用益肾固摄药金樱子、芡实、覆盆子、桑螵蛸等为主组成。然其肾虚遗精及尿频、遗尿，不独与肾封闭失职有关，且多伴气弱血虚之候。故每配伍温固摄或益气养血之品，如补骨脂及人参、当归等。常用方有土牡塞精汤、梦遗固精汤、梦尿汤等。

1. 土牡塞精汤《中国民族药炮制集成》

【组成】土牡蛎 18g　柏子仁 10g　金樱子根 20g　土党参 10g　棉花根 10g　算盘根 20g

【用法】水煎服，每日一剂，每日三次。

【禁忌】酒、辛辣。

【功效】益气固摄，涩精止遗。

【主治】遗精，在睡后或梦中精液自出，醒后发现，伴梦多，体虚乏力。

【解析】精液为男子正常排泄物，来源于腰中火和水的化合物，如在男女交合中排出，能繁衍后代。在睡后自行流出称遗精，梦中交合称梦遗，多由腰中气虚，门关失司所致。方中土牡蛎调节精关，能涩精止遗，为主药；柏子仁安神定志，益心止梦，金樱根益肾调关，使精排有度，共为帮药；土党参益气补中，棉花根益气固精，两者共用加强益气固摄作用，为帮药；算盘树根走精关、司开合，为信药。诸药合用，共奏益气固摄、涩精止遗功效。

【加减】开关失灵加鸡合子、三月泡，腰气虚加羊奶子、无根子。

【应用】本方为自遗、梦遗而设，以醒后内裤上见白色成块黏液斑，伴体虚乏力，腰废腿软为治疗要点。

【注意事项】临床注意与白浊鉴别。白浊在内裤有白黏液斑，但量少斑小有异味，无身虚感觉。

【注解】土牡蛎又称田蚌壳，用时需烧成性为度。

2. 常用单验方

梦遗固精汤《鄂西药物志》

【组成】刺梨根 12g　糖罐子 12g　夜关门 12g　梦花根 6g　复盆子 12g　羊乳 12g　猪参 30g　兔珠子 10g

【用法】水煎服，每日一剂，分三次服。

【功能】补腰固精，调神止遗。

【主治】梦中遗清。

枣根锈珠止遗汤《土家族民间奇效良方》

【组成】小血藤　过风藤　枣树根　毛绣珠　枫树根　桑树根　龙船泡根各等分（10～15g）

【用法】水煎服，一日一剂，分二次温服。

【禁忌】酒、辛辣。

【功效】补腰固摄，祛风止遗。

【主治】风扰遗精

兵髓止滑汤《单验方选编》

【组成】槟榔 15g　猪脊髓 30g

【用法】水煎兑甜酒服，一日三次，每日一剂。

【功效】补腰止遗。

【主治】滑精。

梦尿汤《单验方选编》

【组成】桑螵蛸15g　人参9g　茯苓9g　龙骨15g　远志12g　石菖蒲（盐炒）9g　当归12g

【用法】水煎服，一日三次，每日一剂。

【功效】安梦固脬止遗。

【主治】遗尿症。

第四节　固崩止带

固崩止带剂，适用于妇女崩漏不止及带下缠绵不绝等症。

崩漏带下，同属妇科疾病，但病因病机各不相同，治法有别。因此，固崩止带剂，又分为固崩止血剂和固胞止带剂二小类。

固胞止带剂，常以止带药之椿根皮、鸡冠花、墨鱼骨、白龙须、杉木脂、白金条等，配伍补肾固带脉之羊奶子、白果、白金条等药组成。固崩止血剂，常以安宫止血药四块瓦、红鸡冠花、四棱草根等为主组成。经脉虚损者，以养血止血的阿胶珠为主；阳虚不能摄血，选温经止血的炮姜、艾叶。伴血溢成瘀，出血日久，又易导致阴血亏虚。带下一病，多属湿邪为患，湿浊久留，往往蕴而化热。故本类方剂常配伍化瘀止血、滋阴清热或清热利湿之品，如锯子草、毛腊烛、白芍、黄皮、蛤马草、穿心刺等。代表方有摆红散、血崩山症汤、双红血崩方、尾笋固带汤、固带化湿饮、千年热带汤等。

一、止崩漏

1. 摆红散《土家医方剂理论整理研究》

【组成】松柏树浆25g　红糖20g

【用法】将松柏树浆研成细粉，每次1g，兑红糖开水冲服。

【禁忌】忌辛辣。

【功效】赶水凉血，止血止痛。

【主治】摆红症，未坐小月，阴门流血不止，小肚子隐痛，面黑，四肢软弱无力，不欲食，小便黄。

【解析】未坐小月，阴门流血不止，其病因为房劳过度或火气旺盛，火气入于筋脉，血液乱窜，从阴门排出，故阴门流血不止，面色黑，小肚子隐痛。气亏筋脉失养，而见四肢无力。气亏，肚肠失和则不欲饮食。小便黄属热象。本症为摆红症，松柏树浆赶火凉血，止血止痛，消血中火气，止小肚子隐痛，为主药；红糖补血，调养中元治气亏、肚肠失和不欲食，为帮药。主帮药共奏赶火止血、补血调中之功，使摆红症得愈。

【应用】临床用于治疗轻度功能性子宫出血。

【注意事项】使用本方注意与月经失调鉴别。

【注解】松柏树浆为柏油脂干品。

【备考】摆红症为土家医古病名，指非经期阴道少量流血。

【附方1】血余乌泡治漏饮　血余炭5g，乌泡尖3个。将乌泡尖捣烂，与血余炭对红糖适量，冲开水内服，日二次，每日一至二剂。

【附方2】蓉棕止崩汤　木芙蓉花20g，棕树根30g，白金条25g，野葡萄25g，木子树根25g，家麻根20g，月月红20g，生石膏30g，倒生根20g。水煎，日一剂，分三次内服。

2. 血崩山症汤《土家医方剂理论整理研究》

【组成】血三七7g　山黄瓜草10g　红鸡冠花20g　锅烟子15g

【用法】前三味水煎，烟子冲，日一剂，分三次内服。

【禁忌】忌辛辣。

【功效】活血止血，凉血止崩。

【主治】血崩山，妇女在坐月恶血未尽，突然血来如崩，亦有恶血已尽，流血不止或血中有紫色块，伴有四肢无力，心跳，不欲饮食。

【解析】血崩山症原因，一是产后恶浊未尽，即行房事，浊液内阻，损伤胞脉而见大出血；或因气血大亏，血随气下流，故见大流血；或是胞中有火，灼脉动血引起血崩；或是腰子亏虚，先天不足，或忧思所伤，形成精血不固。本方所治血崩，为瘀血所致，兼有血热。方中主药血三七性冷味苦，具有活血止血、败火毒之功；山黄瓜草、红鸡冠花，为凉血之品，能止血败火，为帮药；锅末烟子凉血止血，引药入血，为信药。全方共奏活血止血、凉血止崩之功。

【加减】腹痛有血块加血当归，出血多稀淡加棕板炭，虚症加人参。

【应用】本方为血崩山症而设，以产后几天又见大出血为治疗要点。

【注意事项】至于腰子亏虚、胞血不固，忧思伤肝、藏血失职，不宜选用此方。

【注解】锅末烟子又名百草霜。

【备考】血崩山症为土家医古病名。

【附方1】三草莲花汤　打火草15g，益母草20g，茅根20g，血三七10g，朱砂莲10g，红鸡冠花15g。水煎，日一剂，分三次服。功效清热凉血，化瘀止崩。主治崩漏症。血紫暗，有血块，小腹隐痛。

【附方2】固崩阴阳水　路边黄20g，锅末烟子10g，柏子树叶15g，毛腊烛根20g，血余炭15g。路边黄、柏子树叶、毛腊烛炒炭存性，与锅烟子、血余炭共冲阴阳水，一日一剂，分三次服。功能收敛止崩。主治崩漏症，以流血多，色淡，活动后更重为治疗要点。

3. 双红血崩方《群方集》

【组成】红鸡冠花　燕山红花　依米药各6~9g

【用法】水煎服，一日一剂，分两次服。

【禁忌】辛辣。

【功效】固崩止血。

【主治】血崩症，症见非经期阴门出血量多，超过正常月经量，严重时如雪山溶解崩塌之势，流血不止。

【解析】妇女月经来潮有定期，血崩症无定期突然出现大出血，有经净后10天或20天而见，常见于胞火过重，灼伤胞络而出血；或气虚不能固摄而出血；或生育过多、坠胎频繁使胞内皮变薄变脆而出血等。治疗上应固崩止血为首要，防止出血过多，危及生命。方中红鸡冠花入血走胞宫，有固崩止血之功，为方中主药；燕山红花酸收止血，依米药厚胞内皮血脉而止血，共为帮药。全方共奏固崩止血之功。

【加减】出血多加蒲叶炭、棕板炭收敛止血，使止血效更好，达到短时止血目的。

【应用】本方为血崩症而设，以非经期出血过多为治疗要点。现用于功能性子宫出血。

【注意事项】有停经史者，应与先兆流产鉴别。

【注解】路边黄又称仙鹤草，药用其根；依米药又名路边青。

【备考】血崩症为土家医病名，相当于功能性子宫出血。

4. 常用单验方

四块瓦止漏汤《中国民族药炮制集成》

【组成】红四块瓦（醋炒）20g　炒地锦草15g　岩耳15g

红糖30g

【用法】水煎服，日一剂，分三次服。

【功效】固宫止漏。

【主治】崩漏症，崩漏绵绵不止，经色淡。

固崩止带汤《中国民族药炮制集成》

【组成】牛血莲（醋炒）10g　樗白皮9g　岩耳9g　血三七9g　翻白草10g　内红消9g

【用法】水煎服，日一剂，分三次服。

【功效】固崩止血，清带除痢。

【主治】红崩白带、腹泻痢疾。

四味止崩汤《中国民族药炮制集成》

【组成】棕板20g　仙鹤草15g　当归身12g　艾叶10g

【用法】加水500毫升煎至200毫升，分两次服，每日一剂。

【功效】养宫散寒，收敛止崩。

【主治】红崩症，小腹冷痛，流血多，身体虚。

血连红崩散《鄂西药物志》

【组成】牛血连　红鸡冠花各9g　百草霜3g

【用法】共研细粉，凉开水送服。

【禁忌】孕妇忌用。

【功效】理血止血，固络止崩。

【主治】红崩。

姐妹茜草汤《单验方选编》

【组成】陈艾（醋炒）15g　七姐妹根15g　茜草12g

【用法】水煎兑酒服，一日三次，每日一剂。

【功效】暖宫止崩。

【主治】崩漏症。

仙血棕炭饮《单验方选编》

【组成】仙鹤草20g　血余炭9g　棕炭15g

【用法】仙鹤草煎水冲服，一日三次，一日一剂。

【功效】收敛止崩。

【主治】血崩症。

二、止带下

1. 尾笋固带汤《鄂西药物志》

【组成】白龙须（百尾笋）30g　金樱子根10g　牡蛎12g　玉簪花根15g　白茶金根15g

【用法】水煎服，每日一剂分二次水煎服。

【禁忌】忌生冷。

【功效】补益胞宫，固精止带。

【主治】白带（虚症），妇女带下清稀，色淡，伴头昏，腰痛。

【解析】妇女白带多，见于湿热、虫扰、宫虚。湿热带下色黄成块伴特殊异味；虫扰带下色白成块，呈豆腐渣状，伴阴痒；宫虚带下，色清淡呈经状，无异味。本方所治带下，是为宫虚而设，方中百尾笋益胞宫、补带脉以治带下，为主药；金樱根补腰涩精固带，为帮药；牡蛎、玉簪花根、白茶金根收敛止带，兼化湿气，为客药。诸药合用，共奏补益胞宫、固精止带之功。

【加减】气虚加孩儿参、刺芪；腰虚加无根子、无患子。

【应用】本方为胞虚带脉不固所致的带下病而设，临床以带下清稀无异味，伴头昏、腰酸为治疗要点。

【注意事项】湿热、虫扰非本方所宜，临床应用注意辨症。

【注解】土家医称白龙须药物有多种，此方应为百尾笋。

2. 固带化湿饮《鄂西药物志》

【组成】阳雀树根皮　白鸡冠花　白插泥花各30g

【用法】炮猪瘦肉服，每日一剂，分两次温服。

【禁忌】忌生冷。

【功效】补脉益宫，化湿止带。

【主治】寒湿带下病。白带多、腰酸腿痛，舌淡苔白。

【解析】人体腰部有一条带脉，横贯腹部，与腰子、胞宫各脉相通，有固胞安胎作用。一旦带脉精血不足，失去固托作用，便出现阴挺、带下、胎漏。本方所治带下，为带脉精气不足，使宫精泄漏所出现的带下清稀量多，伴腰酸腿痛。方中阳雀树根皮，有益带脉精气，增强带脉功能，达到止带作用，为主药；白鸡冠花、白插泥花止漏化湿，助主药益宫，以治带漏，为帮药；更用猪瘦肉养带强宫，取其血肉有情之品，方能增加疗效。全方共奏补带益宫、化湿止带功效。

【加减】带下量多为带崩加山条薯、白果仁。

【应用】本方所治白带病，以带下量多，伴体虚乏力，腰酸腿痛，舌淡苔白为治疗要点。

【注意事项】临床使用要排除肿瘤所致的白带多。

3. 千年热带汤《群方集》

【组成】千年老鼠屎　杉树油　杉树尖　车前草　生石膏　半边钱小满天星各6～10g　鸡蛋2～4个

【用法】水煮鸡蛋服，一日一剂，每日二次。

【禁忌】忌辛辣。

【功效】化湿清热止带。

【主治】虚夹热久白带，带下日久，复感热邪，白带量多成块，流出时外阴内有灼热感，舌红苔白。

【解析】白带病初为带脉虚，带下清稀，由于失治误治，久之外感热邪，煎津成块，而出现白带成块状，外阴有灼热感。舌红苔白，为湿夹热之症。治宜以化湿为主，兼清热。方中千年老鼠屎、杉树油化湿气，溶解白带，为主药；车前草、小满天星利湿气，为帮药；生石膏、半边钱清热，为客药；杉树尖走胞中，为信药。诸药合用，共奏化湿清热止带之功。

【加减】热重，带下色微黄，舌红苔微黄加一把伞、黄树皮，去石膏。

【应用】本方为治带下病湿重热清之症而设，以带下量多而调、色白或微黄、阴内灼热感为治疗要点。

【注意事项】临床使用分辨清湿重于热，还是热重于湿。

【注解】千年老鼠屎又名天葵子，杉树油为杉木树脂干品。

4. 常用单验方

五白止带汤《群方集》

【组成】白牛膝　白荆条　白鸡冠花　白茯苓　麦冬　白艳山花　吴萸　车前草各3～10g

【用法】水煎服，一日一剂，分二至三次服。

【功效】化湿止带。

【主治】白带，带下色白较稠，量多，伴小腹冷痛。

【加减】严重者加母猪养儿肠。

六花化瘀止带汤《单验方选编》

【组成】白菊花9g　红菊花9g　黄菊花9g　夜关门12g　月月红9g　红白鸡冠花各12g　活血莲12g

【用法】水煎服，一日三次，如腹痛加陈皮、青皮，心痛加川芎、木香。

【功效】化湿祛瘀，止带止痛。

【主治】赤白带下，带下赤白相杂，量多而稠，腹隐痛。

四白止带汤《单验方选编》

【组成】白荆条12g　白胭脂花12g　白鸡冠花15g　白菊花12g

【用法】水煎兑酒服，一日三次，一日一剂。

【功效】化湿止带。

【主治】白带，色白清稀，舌苔白厚。

木槿四棱汤《单验方选编》

【组成】白木槿花15g　白荆条12g　白菊花15g　肥猪苗15g　川芎10g　四楞草15g　大血藤15g

【用法】水煎兑白糖服，一日三次，一日一剂。

【功效】散瘀化湿止带。

【主治】赤白带下。

艾叶三泡汤《单验方选编》

【组成】乌泡刺15g　三月泡根15g　空筒泡根15g　香附12g　艾叶12g　益母草20g

【用法】水煎服，一日三次，一日一剂。

【功效】暖宫化湿止带。

【主治】白带（寒湿症）。

术米健肚止带汤《单验方选编》

【组成】白术15g　银花15g　茅根15g　鸡屎藤15g　臭牡丹15g　三月泡根15g　野川谷米15g　笔壳草12g　对月花12g

【用法】炖猪脚吃，每两日一剂，每日两次。

【功效】健肚固胞，化湿止带。

【主治】白带（肚虚湿重）。

化湿败毒止带汤《单验方选编》

【组成】公母草（萹蓄）9g　小白菊12g　七叶一枝花9g

【用法】水煎兑甜酒服，一日三次，一日一剂。

【功效】化湿败毒止带。

【主治】赤白带下。

丹凤丸《鄂西药物志》

【组成】丹凤眼　益母草各等量

【用法】研粉水泛为丸，每次服9g，每日三次。

【功效】化湿止带。

【主治】妇女白带病。

金果汤《单验方选编》

【组成】金樱子15g　白果肉12g

【用法】水煎服，一日二次，每日一剂。

【功效】固胞止带。

【主治】白带。

第五节　固宫安胎

安宫固胎剂，适用于胎漏、胎动病症。以妊娠经水时下，流红色鲜血量不多，为胎漏；以无故至期数小产为滑胎。故本节又分为胎漏、滑胎两小类。

胎漏病因病机多为胞脉气虚不能约制，或冷热不调，七情失宜，气血不和所致。

滑胎病因病机多为气血不足，不能养胎或腰带虚弱，胞脉失固所致。

固宫安胎剂，常以固宫安胎之棕树根、麻根、蚕茧、龙船根为主，配伍止血艾叶炭、仙鹤草等组成。因其每有兼热、兼寒，或腰虚、气虚等，适当配伍苏梗、竹茹、丝棉皮、六汗、寄生、孩儿参等药，常用方有棕麻安胎汤、胎漏蛋。

应用本方方剂同时，属患者暂时禁欲，防伤胎气。对素有滑胎者，不宜生育过密，免气血亏虚，胞脉失养。

1. 棕麻安胎汤《群方集》

【组成】棕树根　家麻根　桑树根　水菖蒲各3~10g

【用法】水煎服，一日一剂，分三次服。

【禁忌】辛辣。

【功效】固宫安胎，清热醒脉。

【主治】胎漏、胎动，妊娠下血，点滴漏红，或痛而下血，胎动不安，腰酸，甚至滑胎。

【解析】胞宫为胎儿居处，靠母亲气血营养，带脉的固摄，腰气提携，才能安稳和健康成长。如胞脉气虚，不能约制，气血不足，不能养胎，腰气亏虚，提携功能下降，或外伤动胎等，均造成胎漏、滑胎。方中棕树根固宫安胎，强带止滑，为主药；家麻根安胎止血，为帮药；桑树根性凉退火，以制胎热过旺，为客药，水菖蒲性冷，能醒胎脉，为信药。四药合用，共奏固宫安胎，清热醒脉之功。

【加减】腰酸加桑寄生、六汗；宫冷加炒艾叶、苏梗；有热加焦黄珠子。

【应用】本方为胎漏而设，以少量流红、色鲜、腰酸为治疗要点。现多用于治疗先兆流产。

【注意事项】节欲，保护胎气为先。

【注解】家麻根为苎麻根，桑树根为蚕桑树根皮。

【备考】胎漏、胎动，土家医又称小产。

2. 胎漏蛋《全国土家族医药学术会议论文集》

【组成】紫背天葵20g　小叶五爪龙20g　鸡蛋2个

【用法】取上药全草鲜品洗净切碎，鸡蛋打烂去壳，加清油、食盐炒熟食用，一日两次，连用三天。

【禁忌】辛辣。

【功效】凉血止血，养血安胎。

【主治】胎漏、胎动不安。

【解析】胎漏一症，有气血不足、腰气亏虚、热扰胞宫等。本方所治胎漏，是热扰所致，治宜清热败毒。方中紫背天葵味甘性凉，有清热解毒、凉血安胎功效；小叶五爪龙味辛苦性凉，有清热解毒、驱风固宫功效；鸡蛋为血肉有情之品，具有滋阴血扶正之功。三药合用，具备凉血止血、养血、安胎之功，是治疗胎漏有效良方。

【加减】胎动不安加麻根。

【应用】现代用三个月内先兆流产。

【注意事项】本方药品性凉，非血热所致胎漏、胎动不安慎用。

【备考】此方为湘西州精神病院刘年玉副主任医师三代祖传秘方，作者20多年来每用必验，一般2天内血止胎安。

【附方】固胎汤（《鄂西药物志》）　插田泡根、苎麻根各30g，龙牙草、平地木、蚕茧各9g。水煎服，日一剂，分三次服。禁忌辛辣。功效安宫固胎。主治习惯性小产。

［固涩剂小结］

凡以收敛固摄药为主组成，具有收敛固涩作用，用于治疗气血津（精）液滑脱散失之症的方剂，统称固涩剂。

本章方剂根据气血（精）津液失固的不同，病因病机、病位和症候之别，又分为固表止汗、涩肠止泻、摄精止遗、固崩止带、固宫安胎五大类。共选正方13首，附方10首，常用单验方19首。

1. 固表止汗剂　适用于卫虚不固之自汗症或阴虚有热之盗汗症。其中关门止汗汤有益气固表、疏理止汗功效，用于体虚之自汗、盗汗，另设附方吴麦饼外用贴脐上，治疗多汗症。

2. 涩肠止泻剂　适用于肚肠虚、腰虚之泄泻症。其中二壳止泻饮有涩肠止泻功效，多用于治疗肠滑水泻；老鸦酸止泻汤有收敛止泻功效，用于治疗水谷不分之急慢性腹泻；六合久痢汤有化湿滞、收肠气之功，用于治疗久痢症，另选常用单验方 7 个，供临床辨证参考使用。

3. 摄精止遗剂　适用于肾虚失藏，精关不固之遗精滑泄，或肾虚不固、膀胱失约之遗尿、尿频等症。其中土牡塞精汤有益气固摄、涩精止遗作用，多用于治疗遗精症，选常用单验方梦遗固精汤以治梦遗，枣根秀球止遗汤治疗风扰遗精，槟髓止滑汤治疗滑精；梦尿汤有安梦固脬止遗功效，临床用于治疗遗尿症。

4. 固崩止带剂　适用于妇女崩漏不止，带下绵绵之症，其中止崩类有：摆红散有赶火凉血、止血止痛功效，用于治疗摆红症；血崩山症汤有活血止血、凉血止崩功效，用于治疗血崩山症；双红血崩方有固崩止血功能，主治血崩症，另设常用单验方 10 个，供临床选用。止带类有尾笋固带汤，能补益胞宫、固精止带，治疗虚损之白带；固带化湿饮有补脉益宫，化湿止带功效，用于治疗寒湿带下症；千年热带汤能化湿清热止带，用于治疗虚挟热久带，另选常用单验方 9 个，分别治疗挟湿、挟热、挟寒之症。

5. 固宫安胎剂　适用于胎漏、胎动病症，其中棕麻安胎汤有固宫安胎、清醒带脉之功，用于治疗胎漏、胎动、滑胎；胎漏蛋有凉血止血、养血安胎之功，用于治疗胎漏、胎动不安，对三个月内先兆流产疗效显著，此方为三代祖传秘方。附设固胎汤能安宫固胎，临床用于习惯性流产。

第十四章　补益剂

凡以补养药为主组成，具有补益人体气、血、精、津不足，用于治疗各种虚证及脏器功能不足的方剂，统称补益剂。

虚症，系指人体气、血、精、津、命火不足而产生的病症。虚证的临床表现种类很多，归纳起来有气虚、血虚、阴虚、阳虚、精亏、津亏。因此，补益剂相应地分为补气、补血、补精、益火、健脑五类。

补气与补血关系。气虚补气，血虚补血，气血俱虚则应气血双补，这是治疗气血不足的常规。然而，气血同源，相互为用，所以补气与补血不能截然分开，各有所侧重。如血虚兼有气虚，补血必辅以补气，气虚兼血虚者必辅以补血，即使单纯气虚血虚，亦应少佐补气补血之品，以资生化和防血滞。

补阴与补阳关系。阴与阳互根互用，阳生阴长。因此，阳虚在补阳同时，常辅以补阴之品；阴虚补阴，辅以补阳之药，促使阳生阴长，达到相对平衡。

补精生津，适应精亏津不足之症。一般来讲，填精是针对阴精不足而设，主要以补肾精，多用血肉有情之品；生津是针对体内津液生存障碍及呕泻大汗丢失所致，常用生津补液滋润之药。

补脏腑，是针对具体某脏功能减退而用相应药物，配以调补气血阴阳之品组方，达到脏强腑安作用。

使用补益剂时，应注意：

1. 肚肠消化功能。因补益剂多由厚滋之品组成，易致壅滞中元，故常在补益剂中少佐运化之品。

2. 辨清虚实真假。如真实假虚，补则实者愈实；虚则攻伐，则虚者更虚，甚至危候立至。

3. 对于正虚不甚，而实邪未尽，不宜妄投补，使邪留恋。

4. 补益之剂，终为治虚而设，决非一般食饵，用之不当，不仅无益，反而造成不良后果。

第一节　补　气

补气剂，适用于上中元气虚病症。证见面色　白，疲乏无力，少气懒言，语声低微，食少便溏，自汗多，气促，舌淡苔白，脉虚弱等。

补气剂常用补气药如红参、小人参、孩儿参、土芪、棉根、白术等为主组成。由于气虚多以肚弱中元气虚，运化失健为主，故易导致湿郁气滞而见吐或泻，胸脘痞闷等症，亦可见肚下垂、久泻久痢。故本类方剂组成时常须配伍理气、渗湿或升举之药物，如木香、砂仁、绿升麻、柴胡等；至若气阴两虚者，则应气阴双补，配伍养阴之品如绿药子、杏沙等。代表方有气虚丸、益气健脾汤、三参补虚汤、土家补肺汤、压劳汤等。

1. 气虚丸《土家医方剂理论整理研究》

【组成】白三七 30g　小人参 30g　后人衣 3 个　臭牡丹 50g　青木香 25g　枞茯苓 15g

【用法】上药切片焙干，碾成细粉，和糯米粉 200g　蒸熟后加少许蜜做成黄豆大小丸子，阴干内服，日三次，每次 10g。

【禁忌】忌茶、萝卜。

【功效】补养元气。

【主治】气虚症，头昏眼花，少气无力，拖脚不起，经常汗出，面色苍白，不欲饮食。

【解析】气虚症系因大病或久病之后，三元功能减退气不足，症见少气无力，拖脚不起；气虚不固，见汗自出；上元脑气虚，见头晕眼花；中元肝气亏虚，气血无源，而见体瘦，面色苍白，不欲饮食。本方主药白三七、后人衣补三元之气，使三元功能得以恢复而元气充盈，手足有力，表固汗止，上元得养，使头清目明。小人参、青木香、枞茯苓为配药，补养元气，理肠和肚，补肝气而气血开源，消除体瘦等症。臭牡丹有活血之功，为药引，使药性达三元。综观全方，乃是补养元气之功，使气虚得愈。

【加减】气阴两虚加太子参、黄精。

【应用】本方为气虚症而设，以少气无力、体倦疲乏、自汗出、面色无华为治疗要点。

【注意事项】气虚兼血虚、肚虚、水湿等应合理选方，辨证用药。

【注解】后人衣，又名紫河草、胎盘。

【备考】气虚证与中医同名。

【附方】归术补虚汤　土当归 12g，平术 10g，天麻 10g，药百合 12g，甘草 6g，肉罗汉 10g，九龙怀 15g，茯苓 10g。水煎，日一剂，分三次内服。功效补气益脑。主治气虚兼头晕眼花。

2. 益气健脾汤《中国民族药炮制集成》

【组成】土箭芪 18g　棉花根 15g　焦白术 10g　白苓 15g　土炒党参 10g　赤阳子 10g　天仙藤 10g

【用法】水煎服，日一剂，分三次温服。

【禁忌】忌茶、萝卜。

【功效】健肚益气，化湿止泻。

【主治】中元肚虚症。

【解析】气为人体精微物质，是先天之精气和后天水谷之气，吸入清气所化生。先天之气为后天之气的产生奠定了物质基础，后天之气不断补充先天之气，从而保持了人体气的物质源源不断生长。气又为人体机能活动表现，升降出入是具体表现。气的产生主要脏器是腰中气根生气，上元肺吸入清气，中元肚纳五谷化气。所以补气多从补腰气根，补肚生气，补肺纳气。方中土箭芪、棉花根补气，能补肺气和肚气，为主药；土党参、白术补肚健运以生气，为帮药；白苓、赤阳子化湿利水益肚，为客药；天仙藤理气助运，为信药。诸药合用，共奏健肚益气、化湿止泻功效。

【加减】有寒加炮姜，气滞加陈皮。

【应用】本方为中元肚虚症而设，以补肚兼利湿止泻、消肿为主，临床应用以疲乏无力、纳差、便溏，或虚水肿，舌淡苔白为治疗要点。

【注意事项】临床使用辨清是肚虚，还是湿邪滞肚。

【注解】赤阳子又名地蜂子，天仙藤为青木香藤叶。

【备考】中元肚虚证为土家医病名。

3. 三参补虚汤《鄂西药物志》

【组成】韭菜参　肥牛膝各 20g　党参　沙参　茯苓各 25g　独脚鸡 10g

【用法】水煎，每日一剂，分三次温服。

【禁忌】生冷、茶叶。

【功效】补腰益肺，健肚运湿。

【主治】虚弱症，三元亏虚，疲乏无力，纳差，腰酸，腿软，气短，舌淡苔薄，脉细弱。

【解析】虚损有肺气虚、肚气虚、腰气虚等，临床可见一脏或多脏并虚，故见疲乏无力，纳差，腰酸腿软，气短，舌淡苔薄白。此方适用于肺、肚、腰三脏气虚并存之症。方中韭菜参补腰中之火气，以补根本，为主药；党参补肚气，益后天之气，独脚鸡、沙参甘缓补肺气，三药共为帮药；茯苓健肚化湿利水，使肚中湿邪得去，为客药；肥牛膝补腰健腿，又引药入三元之内，为信药。诸药共奏补腰益肺、健肚运湿之功。

【加减】腿不软，腰虚不显去牛膝，无水湿去茯苓。

【应用】本方为三元虚弱症而设，临床以疲乏无力、纳差、腰软腿软、气短、舌淡脉虚弱为治疗要点。

【注意事项】根据三元虚弱孰轻孰重，加减应用，气阴两虚明显者，改党参为西洋参为佳。

【注解】独脚鸡又名一朵云、阴地蕨。

【备考】三元指上、中、下三部。

4. 常用单验方

韭菜参护心汤

【组成】韭菜参　护心草　草果　岩泽兰　土白七各10g

【用法】炮猪瘦肉吃，每日一剂。

【功效】补腰益心，运肚扶虚。

【主治】腰虚血亏症，现多用于治疗贫血症出现头晕眼花。

黄鳝七术汤《常用单验方》

【组成】黄鳝七　苍术　白术　李树皮各15g　橙子皮10g　蛇疮阁10g

【用法】水煎服，每日一剂，日三次。

【禁忌】生冷、油炸物。

【功效】健肚运中，化食消胀。

【主治】小儿消化不良。

补脾虚劳汤《中国民族药炮制集成》

【组成】土党参15g　棉花根15g　土山药15g　陈皮10g　赤阳子10g　焦白术10g　仙鹤草6g

【用法】水煎服，日一剂，分三次服。

【功效】健肚消食，止泻缩尿。

【主治】虚劳内伤症、脾虚泄泻、小儿疳积、遗尿等症。

补中运水汤《鄂西药物志》

【组成】山毛豆根　白鲜皮　冬瓜皮　活麻　刺老苞各9g

【用法】水煎服，日一剂，分三次服。

【禁忌】油腻、咸盐。

【功效】补中化湿，运水消肿。

【主治】中元虚损，全身水肿。

补中响铃汤《鄂西药物志》

【组成】紫云英12g　响铃草根10g　土鸡蛋12g　白术10g　蛤蚂草20g

【用法】水煎服，日一剂，分三次服。

【禁忌】服药期间忌日光照射，防止太阳疮。

【功效】补中化水。

【主治】中元虚弱，浮肿。

补中开胃汤《鄂西药物志》

【组成】出毛豆根　臭草根　鸡屎藤　鱼腥草　山药各9g

【用法】水煎服，日一剂，分三次服。

【禁忌】油腻、生冷。

【功效】补中运肚，开味消食。

【主治】中元虚弱，食欲不振。

毛薯双补汤《中国民族药炮制集成》

【组成】制毛薯20g　云苓12g　枳壳10g　橘红10g　法夏6g　焦白术10g　棉花根15g　炙甘草6g　手掌参10

【用法】水煎服，日一剂，分三次服。

【功效】补腰健肚，止遗止带。

【主治】中元虚弱，食少脘闷、遗精、白带。

5. 土家补肺汤《中国民族药炮制集成》

【组成】糖制手掌参 60g　棉花根 40g　百合 100g　黄精 20g　大枣 120g

【用法】水煎服，两日一剂，每日三次。

【禁忌】生冷、茶叶。

【功效】补肺健肚，益气平喘。

【主治】虚喘症，咳嗽气喘无痰，虚劳消瘦，神疲乏力，汗出。

【解析】肺主一身之气，包括吸入清气和全身气机。新鲜空气从鼻入经气管到肺，变成清气，参与全身气机运动。另有中元经肚消化吸收之水谷之气，上入肺，共同组成人体精微物质之精气能量。气经经络作用，变成功能，以升降出入形式进行运动。一旦肺气虚损，吸入自然界清气、消化吸收水谷之气不能在肺合成精气，则出现气喘、虚损、神疲乏力等症状。方中手掌参味甘苦，性温，有益肺健肚之功效，是治疗肺虚证主药；棉花根益肺气，补肚气，并能增强气的运动功能，为帮药；黄精、大枣调补中元，增强生气功能，使水谷之气充足，以补肺气；百合甘润作用大，因肺为娇器，喜润恶燥，故在组方中佐以润之，达到护肺作用，三药共为客药。全方共奏补肺健肚、益气平喘之功。

【加减】腰虚加五味、羊奶子以纳气。

【应用】本方为肺肚气虚之喘息而设，以咳嗽气喘、乏力、汗出、面色黄白为治疗要点。

【注意事项】有痰、热、寒饮之喘非本方所宜。

【备考】虚喘症，是土家医对腰、肚、肺气虚所致的喘证统称。

6. 压劳汤《土家医方剂理论整理研究》

【组成】小人参 20g　血当归 10g　三百棒 20g　拐子药 15g　大血藤 15g　散血草 10g　岩川芎 10g　乌莼 4g

【用法】水煎，日一剂，分二次内服。

【禁忌】忌生冷、茶叶。

【功效】补气活血，益肺止咯。

【主治】压劳，干瘦，个子矮小，面色黄，干咯，饮食尚可。

【解析】孩童在未发体之前，长期过重的体力劳动如背、挑、压，使人体肌肉、筋骨及内脏受到损伤，发育缓慢，与同龄相比差距很大，见干瘦个子矮小。过早劳伤损及内脏，脏气被伤，故见干咯、面色黄，但肚肠尚可，故饮食正常。治当补气血，益肺止咯。本方用三百棒活血行瘀，重用小人参补气，血当归补血，共为主药，意在补气补血；拐子药、大血藤、小血藤活血补血，散血草散血行气，共为帮药；岩川芎益肺止咯，佐以乌莼温通血脉，达到补气活血、散血疗劳、益肺止咯功效。

【加减】血瘀不明显去三百棒、大血藤，无寒象去乌肚，心肺气虚加麦冬。

【应用】本方为压劳症而设，以干瘦、个子矮小、面色黄、干咯为治疗要点。

【注意事项】此方治压劳，以肺气虚兼血虚、血瘀而选药组方，无血虚、血瘀非本方所宜。

【备考】压劳症为土家医古病名，认为生长发育迟缓、消瘦、干咯是承受强体力劳动所致。

【附方】腰带理劳汤　大血藤 15g，金腰带 15g，隔山消 15g，朱砂莲 10g，百味莲 10g，朱血莲 10g，八角莲 5g。水煎，日一剂，分三次内服。

第二节　补血

补血剂，适用于营血亏虚的病症。症见头晕眼花，面色萎黄，唇爪无华，心悸心慌，舌质淡，脉细。以及劳倦内伤、血虚发热、血虚气弱的便血、紫斑、女子月经不调、经闭等。

补血剂，常以补血药如熟地、当归、鸭脚当归、白芍等为主组成。由于血液亏虚之时每多见心神失养，亦或因虚兼瘀滞之证，故除应配伍补气药外，尚须合入养心安神或理气活血之品，如瓜子金、红老鸦酸、川芎、桃仁、活血藤、灵霄等。代表方有油麻刺芪汤、真月劳汤、五仁稳心粉等。

1. 油麻刺芪汤《鄂西药物志》

【组成】油麻藤 30～60g　刺芪 30g　龟壳甲板各 15g

【用法】先煎龟、甲骨板，再放前二药，约 20 分钟后温服，每日一剂，日二次。

【禁忌】忌茶叶。

【功效】生血益气，补津生液。

【主治】血虚症，面色白、口唇、指甲、眼睑变白，乏力，舌淡，脉细。

【解析】血为人体流动的精华物质，内含血颗粒与津液，在脉管内不停地流动，周复全身，循环不止。血的产生主要来源于中元消磨吸收水谷之精微物质，化生变赤而为血。故血虚证见面、指甲、眼睑白色，舌淡，脉细。血的产生有赖于气的运动功能，气旺则血旺，故在补血同时用一定的补气药，达到生血目的。方中油麻藤，色赤入血，能化生血颗粒，为主药；刺芪益气，能提高各脏器的运动功能，促进血的产生，为帮药；龟壳、甲板能补血中之津液，供应血颗粒的营养，从而使血旺盛，为客药。四药合用，共奏生血益气、补津生液功效。

【加减】血淡加当归、熟地去龟壳，血浓加麦冬，血黄加皂黄、黑黄豆。

【应用】本方为血虚证而设，以乏力及面、口唇、指甲、眼睑白，乏力，舌淡、脉细为治疗要点，现代加减应用治疗各种贫血。

【注意事项】血虚症有血色淡、血色浓、血色黄之分，临床注意辨清楚，组方应加减，灵活应用。

【注解】油麻藤为岩崖藤，以色红皮厚者为佳。

【考证】土家医血虚症包括现代医学血色素低，血细胞减少，血容量不足等。

2. 真月劳汤《土家医方剂理论整理研究》

【组成】血当归 10g　大血藤 30g　三百棒 20g　月月红 15g　五加皮 15g　丝茅根 15g　搜山虎 10g　牛克西 10g　蓑衣藤 15g　克马草 10g

【用法】水煎二次，日一剂，分二次内服。

【禁忌】忌生冷。

【功效】补血活血，散瘀退火。

【主治】真月劳，形体干瘦，面色淡黄，小肚子胀痛，虚热汗出，头昏眼花，厌食或偏食，喜吃酸腐之物，腰背部有一寸长左右发热，夜睡不安，手足酸软无力，无奶水，重证腰弓背驼，口咬床边，小便时黄时红，时有涩痛，脉虚弱。

【解析】本方症因妇女生产后未满双月而同房，或因产后气血大亏，身体虚弱，养儿肠尚未复原，恶浊未排尽，过早房事导致恶浊内结，故腰弓背驼，形体消瘦，四肢软弱无力。恶浊上逆入肚，肚气损伤，故厌食偏食，喜吃酸腐物。气虚不固见汗出。腰精亏损，热自内生，故见腰背处一寸长有热感。恶浊入腰，见腰背痛烦躁、口咬床边。气血亏损故脉虚弱。本方重用血当归补血，合大血藤、三百棒为主药，意在用其行瘀活血，补血通筋之功，补血而排恶浊，解恶浊内结；月月红、血当归调经止痛，搜山虎、五加皮活血消胀，排肚中恶浊之气，除偏食之证，肚的功能正常，则纳五谷之养，气血得补，脉复正常；丝茅根性冷，牛克西味酸，能活血通筋壮筋骨，共赶腰中内热，则腰壮背直；蓑衣藤、克马草止痛利小便，使恶浊排出体外而烦除。诸药合用，共奏补血、活血、散瘀、退火功效。

【加减】肚子不胀痛去丝茅根、搜山虎、蓑衣藤、克马草。

【应用】本方为真月劳病而设，以产后未满双月同房出现消瘦、乏力、面色淡黄、虚热汗出，脉虚弱为辨证要点。

【注意事项】非月家劳病血虚证不宜用本方。

【注解】蓑衣藤为川木通，牛克西为红牛膝。

【备考】真月劳为土家医古病名。

3. 常用单验方

血劳药蛋《鄂西药物志》

【组成】岩豆藤根 60~120g　红枣 10 个　鸡蛋 2~4 个

【用法】将蛋洗净，与药同煎，蛋熟后去药渣和蛋壳再煎，食蛋与药汁，每日一剂，分二次服。

【禁忌】忌茶叶。

【功效】生血养血。

【主治】血劳症。(再生障碍性贫血)

血虚头痛汤《鄂西药物志》

【组成】黄何首乌 15g　万年红根 15g

【用法】水煎服，日一剂，每日二次。

【禁忌】铁器煎。

【功效】补血充脉，舒络止痛。

【主治】血虚头痛。

补血润燥亚麻丸《鄂西药物志》

【组成】当归　野亚麻各 10g　紫草 30g

【用法】研粉蜜丸，每次服 10g，每日两次，温开水送服。

【禁忌】忌鱼虾。

【功效】补血活血，润燥止痒。

【主治】老年性皮肤干燥痒症。

瓜香猪蹄汤《土家族民间奇效良方》

【组成】黄瓜香（鲜）100g　猪脚一只

【用法】取黄瓜香鲜药洗净，猪脚切断成块，两者同煮熟，去药渣服药液和猪脚，一日一剂，分三次温服。

【禁忌】茶叶、辛辣。

【主治】血虚症。

【备注】1. 猪脚用前肢膝关节以下部分。2. 对贫血有良效，对白血病、白带多有较好疗效。

青矾蛋《土家族民间奇效良方》

【组成】鸡蛋二个　青矾二粒（2g）

【用法】将鸡蛋开一小孔，把青矾放二个蛋内，草纸封口，再用泥外包蛋，在热灰中烧煨熟。服时去泥及蛋壳，一次一个，每天二次，十五天为一个疗程。

【禁忌】辛辣。

【主治】血虚黄症。

【备注】对缺铁性贫血有效。

仔鸡补血汤《土家族民间奇效良方》

【组成】阴地厥 15g　仔鸡一只

【用法】把洗净鲜药放入去毛及内脏的鸡腹内，用火炖熟，去药渣，食鸡和药液。一日一剂，分三次温服。

【禁忌】辛辣。

【功效】补血生液。

【主治】血虚淡症。

【备注】阴地厥又名独脚鸡，有健肚补血作用。

退黄黑豆丸《群方集》

【组成】铁屎米15g　铁蒿子15g　青矾10g　广木香10g　黑黄豆约500g　珠砂3g

【用法】药和豆子共同煮好，把药取出，然后把黄豆炒干，吃黄豆，不论餐数。

【功效】补铁退黄，行气消肿。

【主治】血虚黄症。

青矾山消饼《群方集》

【组成】青矾　隔山消　苦荞各等分

【用法】共碾粉作饼，切成颗颗，开水吞服。

【功效】补血退黄，厚肚消肿。

【主治】血虚黄症。

二连补血汤《单验方选编》

【组成】连铁草50g　牛连贴（脾脏）一条

【用法】把药切碎煎水煮牛连贴吃，每日一剂，分二次服。

【功效】补血退黄。

【主治】血虚黄肿病。

豆矾汤《单验方选编》

【组成】黑豆子300g　蜂蜜60g　皂矾30g

【用法】皂矾研细粉，三药同炒至蜜干不粘手为度，冷却后瓶装，每天吃四次，每次吃六粒黄豆。

【功效】补血退黄。

【主治】血虚黄肿病。

4. 五仁稳心粉《鄂西药物志》

【组成】黑大豆　黑芝麻　核桃米　松脂仁　柏子仁各30g

【用法】共研细粉，每次15g，与鸡蛋蒸服，每日二次。

【禁忌】忌辛辣。

【功效】补血稳心。

【主治】血虚心悸，心慌、心悸，腰酸耳鸣，面色白，乏力，失眠多梦，舌淡脉细。

【解析】血之生成，除肚外，还需要腰气蒸化水谷精微，促进化血。一旦蒸化功能失司，精微物质不能转化为血。血之功能靠心主，通过化血和行血作用来完成。血虚后，心主功能减退，心血、心气功能下降，故出现心慌、心悸、面色白；心血亏虚，脑神失养，故见失眠多梦，乏力、舌淡、脉细为心血虚之象。方中黑大豆、黑芝麻补腰气，加强蒸化功能，促进血液生成，为主药；核桃米补血稳心，为帮药；松脂仁、柏子仁稳心安神，为客药。五仁合用，共奏补血稳心安神功效。

【加减】血虚明显加当归、熟地，心悸动明显加生地、炙甘草、麦冬。

【应用】本方为血虚心悸证而设，实属腰气虚所致。临床使用以心慌心悸，腰酸耳鸣，乏力、失眠多梦，舌淡脉细为治疗要点。

【注意事项】非腰气虚所致的血虚、心悸证不宜选用本方。

【注解】松脂仁为马尾松核。

【备考】血虚心悸证为土家医对心悸的分类。

5. 心惊猪心汤《土家医方剂理论整理研究》

【组成】牛独心15g　水菖蒲10g　水飞朱砂2g　公猪心1个

【用法】先将牛独心与水菖蒲用水煮后去渣，放进公猪心煮熟取出将猪心切成薄片，放入盘中，再将水飞朱砂撒于猪心片上，用文火煮半小时后取出。分三次一日内食完，一般用二到三剂停药。

【禁忌】忌生冷。

【功效】补心养脑，定惊安神。

【主治】心虚惊证，突然心慌意乱，烦躁哭啼，睡后恶梦惊叫，四肢突然抽动不止，重者昏倒在地，不知人事，大便失禁，脉乱跳。

【解析】本症多发于小儿，大人亦可见。平素心虚，由于突然受外界刺激或恐吓，使心脑损伤。脑不主神，一时性神气散乱，故见突然心慌意乱烦躁哭啼。神不归元，故入睡后做恶梦，惊叫，四肢突然抽动不止。如恐吓甚者，可当即昏倒在地，手足抽筋，不省人事，神不主下元，见小便失禁。恐吓后心脉无根，故脉乱跳。治当补心养脑，止惊安神。本方用朱砂为主药，意在定惊安神；猪心为帮药，补心养脑，又引药到心，使心脑得养，则神气聚，心气稳，人安宁，血脉正常；牛独心稳心镇静；水菖蒲开窍利尿，助神主下元，使下元诸症悉除。

【加减】心悸明显加绿水子。

【应用】本方为心悸动而设，以心悸心慌、气短、胸闷为治疗要点。

【注意事项】心慌注意与胃痛鉴别，重症及时抢救，防止变为脱症。

【注解】牛独心为芭蕉花蕾。

【附方】追魂汤　追魂草 15g，陈茶叶 20g，石菖蒲 10g，鸡爪黄连 10g，大夜关门 15g，红枣子 10 枚，野山枣仁 15g，水竹叶 10g。水煎服，日一剂，分三次内服。

第三节　补精（津）

补精（津）剂，适用于精水亏虚病症，症见形体消瘦，头晕耳鸣、唇赤红，虚烦失眠，下午低热，盗汗、腰酸遗精，咳嗽咯血、口燥咽干、舌红少苔、脉细数等。

补精水剂，由补精生水药如绿水子、肉罗汉、杏沙、乌龟壳等为主组成。由于阴液不足时，多伴虚火内扰之象，故组方时常配伍黄皮、杞根皮等。由于精水与火气相互为用，故本类方剂组成时，常配伍少量生火药如鹿角胶等。若精虚气滞，应配伍舒肝理气之品如金铃子等。代表方有扶软汤、补虚理劳汤、地兰条参益肾汤、解热生津汤等。

1. 扶软汤《群方集》

【组成】大人参　小人参　阳雀草　牛大碗　五加皮　牛萝卜　肉罗汉　麦冬　牛克膝根各 6～10g

【用法】水煎服，日一剂，分三次温服。

【功效】补气助阳，填精益腰。

【主治】男子肾虚（精水不足型）。头晕耳鸣，身体软弱无力，腰酸腿软，自汗，性生活功能低下，或阴器举而不坚，或无力从事房事，舌淡苔薄白，脉细弱。

【解析】腰（肾）生理功能源于先天，需得后天补充才能健全。由于大病久病后气血功能不全，供给腰肾物质减少，或放肆纵欲，损伤腰肾，久之会影响全身。总之，腰肾与气血关系密切，损伤一方会影响另一方，一方不足会使另一方虚弱。故临床上多见头晕耳鸣，身体软弱无力，腰酸腿软、自汗、阴瘦等肾亏虚、气血不足之象。方中大人参、小人参大补元气，为主药；牛萝卜、肉罗汉、麦冬、补腰中之精液，填充精微为帮药；牛大碗、五加皮扶弱抑强，强筋壮肉，阳雀根性温益火，蒸腾腰子中精水，共为帮药；肥牛克膝既能益腰又能引诸药入其中，为信药。诸药合用，共奏补气助阳，填精益腰之功。

【加减】体虚不明显去牛大碗、五加皮，腰子精液不亏去麦冬，火衰明显加香桂、仙棕。

【应用】本方为治腰虚日久导致全身虚弱而设，临床以头晕耳鸣、身体软弱无力、腰酸、汗多、性欲低下为治疗要点。

【注意事项】单纯腰虚，本方不完全适应。应具备体虚方可选用。

【注解】阳雀草，应为阴雀花根，五加皮应为红南五加根皮。

2. 补虚理劳汤《鄂西药物志》

【组成】黄鳝七 15g　天冬　四叶参各 25g

【用法】水煎服或炮猪瘦肉服，每日一剂，日服二次。。

【禁忌】忌辛辣。

【功效】益气养阴，补精理劳。

【主治】精亏虚劳，消瘦，乏力，头昏，下午低热，面红、盗汗、口干，舌红无苔，脉细数。

【解析】热病伤津，精生减少，或纵欲过度，劳心伤神均可暗耗精水，故见人体消瘦、乏力、头昏，水不制火，而见下午低热、面红、盗汗、口干、舌红无苔、脉细数。方中天门冬甘润补水生精，为主药；四叶参益精气、抑浮火，为帮药；黄鳝七益气，用其补气生精之意，壮其生水功能，使之源源不断，精水自生。三药合用，共奏益气养阴、补精理劳之功。

【加减】潮热盗汗明显加杞根皮、地枇杷，精亏明显加团鱼壳、龟甲。

【应用】本方为虚劳精亏气阴两虚症而设，以消瘦、乏力、头昏、潮热盗汗，舌红无苔，脉细数为治疗要点。

【注意事项】火虚，非本方所宜，无气虚征象应加减应用。

【考证】精亏虚劳症，是土家医对劳症的一种分类证型。

3. 地兰条参益肾汤《鄂西药物志》

【组成】假地兰 30g　条参 15g　大云 10g　杜仲 10g

【用法】水煎两次，分早服兑冰糖水服，每日一剂，日服二次。

【禁忌】忌辛辣。

【功效】补精益火，壮腰止鸣。

【主治】腰子虚耳鸣症，头晕，耳鸣，腰膝酸软，腰痛或有遗精早泄、阳痿，女子带下不孕等，舌淡，脉细数。

【解析】腰子位于腰杆骨两边，与脑和养儿肠、七子关系密切，其经络与互相通。腰子因大病或房劳过度容易损伤，临床除见本脏器症状外，可见脑、耳、养儿肠、七子病征象。常见有腰酸、头晕、耳鸣、四肢无力、遗精早泄、带下不孕等。方中假地兰，大补腰子精华，既能补精，又能益命火，为主药。条参益气助腰，以补后天之精气；大云温腰助命火，又养脑护脑；杜仲肚腰强筋，养腰之经络，而止腰痛，共为帮药。四药合用，共奏补精益火、壮腰止鸣之功效。

【加减】耳鸣重加茯神木、水菖蒲。

【应用】本方为腰子虚症而设，伴脑鸣、耳鸣多选用此方治疗。

【注意事项】腰子虚症见下部症状为主者，需加减应用。

【注解】假地兰为兰科植物假地兰。

【备考】腰子虚为土家医古病名，现多用肾虚一词。

【附方】灰条补虚汤（《鄂西药物志》）　石灰条果 120 ~ 150g，黄酒适量。药与黄酒加水同煎，服果与药汁。忌茶叶。功效益精提神。主治体虚劳倦。

4. 解热生津汤《中国民族药炮制集成》

【组成】芭蕉根30g　花粉10g　麦冬10g　果上叶10g　野葛根10g　忍冬叶10g　大青叶10g　爪连2g

【用法】水煎服，日一剂，分三次服。

【功效】补津生液，清热退火。

【主治】热病口渴症，内火重，口干，烦渴多饮，皮肤干燥，大便干结，小便短少，舌红干无苔。

【解析】内火津干症，多属热病伤津，体内水份减少，燥气多，津液不能制燥，达不到平衡所致。治疗应以生津液，抑燥气为主。方中芭蕉根性凉滋润，能生津液，败内火，除燥气，为主药。花粉性寒，清热除燥，生津止渴；麦冬、果上叶滋润功能大，生津之力强，又能益阴中之气；野葛根味甘性平，能解肌热生津，升阴中之阳，共为帮药。爪连味苦性冷，有清热败火之功，用少量目的在败火除烦；因热病后期多出现津亏，又热邪尚未清除，故用大青叶、忍冬叶以清余热，三味药共为客药。诸药合用共奏补津生液、清热退火之功。

【加减】无余热去大青叶、忍冬叶。内火重加生石膏以退火，气虚加太子参。

【应用】本方为热病后期口渴症而设，以内火重，口干，烦渴多饮，皮肤干燥，大便干结，小便短少，舌红干无苔，脉细数为治疗要点。现代加减应用治疗糖尿病。

【注意事项】有外邪发热口干不适用本方，皮肤干燥、失水明显、应配合输液治疗。

【注解】果上叶又名子上叶、麦斛。爪连又名川黄连、鸡爪连。忍冬叶又名银花叶，用大银花叶。

【备考】热病口渴症，土家医又名丢水症、内火症。

第四节 补火壮阳

补火壮阳剂，适用于命火不足阳衰一类病症。症见面色白，形寒肢冷，腰膝酸痛，下肢酸软无力，少腹拘紧，小便不利或小便频数量多，男子阳痿早泄，女子宫寒不孕，舌淡苔白，脉沉细无力等。

补火剂，常以补少火之药仙宗、香桂、仙灵脾等为主组成。因腰中少火不能化气，可致水液潴留，因此本类方剂的组成，一方面按照精水生火理论，常配伍补精水肉罗汉、羊奶子、珍珠果等，另一方面有水液潴留者配伍排水药毛球子、蛤蚂籽等。代表方有益火壮阳汤、九牛起痿丸等。

1. 益火壮阳汤《土家族民间奇效良方》

【组成】一点白 50g　补骨脂 15g　刺首乌 10g　仙茅 6g

【用法】每日一剂，水煎二次，分二次温服。也可将该方研粗粉与猪腰蒸食。

【禁忌】忌生冷。

【功效】益火壮阳。

【主治】阳痿，体虚疲乏，头晕耳鸣，腰酸腿软，畏寒怕冷，四肢不温，阳器不举，或举而不坚，舌淡，脉沉细。

【解析】男子房事功能正常，取决于腰中命火和体质的强壮与否。如命火低下，不能温暖阳器，故见阳器不举或举而无力。命火为生命之火，具有温暖全身作用。命火低微，使全身功能减退，出现体虚疲乏、头晕耳鸣、腰酸腿软、畏寒怕冷、四肢不温等征象。方中一点白性热壮腰，能壮命门之火，为主药；补骨脂、仙茅性温，能助火壮阳，助一点白强壮阳器功能，为帮药；用刺首乌意在强体生精补血，使命火产生有源，是谓“阳中求阴”，为客药。四药合用，共奏益火壮阳之功效。

【加减】腰子虚加熟地、无根藤子、杞子；遗精加三月泡；性欲淡漠加铁脚仙叶。

【应用】本方为治阳痿代表方，可随证加减，现用于性功能减退。

【注意事项】一点白为萝摩科植物根茎，具有温肾之功。

【备考】阳痿病，土家医又称阴衰症。

2. 九牛起痿丸《中国民族药炮制集成》

【组成】九牛造（酒炙）10g　蜻蜓 10g　雀脑 2 只

【用法】共研末为丸，酒送下，每次 5g，每日两次。

【功效】补火壮阳。

【主治】阳痿症，男子阳器不举，或举而不坚，小腹阴部冷痛。

【解析】男子阳器为命火所管，命火旺则阳器功能强，命火不足则阳器软，或不举，或举而不坚，坚而不挺。命火虚不能温养体阳，小腹阴部本来阳少，命火虚首先表现出冷痛，重时出现全身畏寒。方中九牛造性热，有温补命火之功，能强阳起痿，为主药；蜻蜓为阳药，性温能壮阳，又能补精，有双重功效，为帮药；雀脑为血肉有情之品，性温能补髓益精，使命火生之有源，为客信药。三药合用，共奏补火壮阳之功。

【应用】本方为男子阳痿专用方，以阳痿不举或举而不坚，小腹冷痛为治疗要点。

【注意事项】身体虚弱、心理因素所致的阳痿非本方所宜。

【注解】雀脑一般多用麻雀脑髓。

【备考】阳痿症，土家医又称男子肾虚。

3. 常用单验方

清库回阳汤《群方集》

【组成】回阳草　阴阳竹　女儿红　酸泡刺　铜钱草　白鲜皮各15g　鸡蛋4个

【用法】煎水煮鸡蛋吃，每日一剂，每次2个蛋。

【功效】回阳化浊，清理精库。

【主治】男子肾虚兼、尿口有黏丝状物。

阴阳过岗汤《群方集》

【组成】阴阳草　阳雀草根（不分叉的）　过岗龙根　小女儿红　小包谷七　苘钱草各3～10g

【用法】水煎服，每日一剂，分三次服。

【功效】补腰壮阳，过岗悦阴。

【主治】男子肾虚，腰酸退软，头晕耳鸣，房事无力，时间短。

壮阳鸡《土家族民间奇效良方》

【组成】硫磺21g　母鸡一只　白酒适量

【用法】每日用硫磺1g　拌入鸡饲料中喂养纯种湘西母鸡一只，三周后杀死，除毛去内脏，用米酒适量喷酒在鸡肉上，放入锅内蒸熟，分三次服完，一只鸡为一个疗程。

【禁忌】忌生冷。

【功效】补火起痿。

【主治】阳痿，小腹、阴部冷缩，男子阳器不举。

狗肾五味汤《土家族民间奇效良方》

【组成】黄狗肾一具　南五味50g

【用法】水煎，分三次服，一日一剂。

【禁忌】忌生冷。

【功效】补肾安心。

【主治】阳痿，男子阳器举而不坚，心虚胆怯，恐惧。

第五节　补脑

补脑剂，适用于脑髓亏虚，脑筋不灵病症。脑虚证主要为脑髓亏虚，出现脑鸣、失眠、健忘、精神差、神呆；脑筋不灵出现思维障碍、呆笨等。

脑在人体头骨内，内藏脑筋和脑水，合称为脑髓，与龙节骨髓相通，主管神志。临床征象以神衰和脑筋不灵为主，故治疗脑虚证，常以补脑益脑之猪脊髓、雀脑、花生叶、白三七、珍珠香、天珠为主组成，配伍安神益智如夜交藤、瓜子金、酸枣仁、茯神等。

脑的精微物质供应主要来源于肾精、肝血、心血，通过脉络受用，才能使脑髓充足，发挥正常功能活动，故组方配伍多选用补肾精、滋肝血、生心血的熟地、羊奶子、当归、黄精、奶参、盘龙须等药，合并气虚应配伍补气如箭芪、人参。脑虚易产生风痰之类变症，可选用天麻、头晕草、牡丹七等。常用方有益脑安神汤、天珠散、眩晕汤等。

1. 益脑安神汤《鄂西药物志》

【组成】野花生叶　夜交滕各30g　枣仁15g

【用法】水煎服，每日一剂，分三次服。

【禁忌】忌辛辣。

【功效】益脑安神。

【主治】神衰，失眠多梦，入睡困难或醒后难入睡，恶梦不停，白天精神差，疲乏无力，注意力不集中，善忘，思维不敏捷等。

【解析】神衰多由用脑过度，思虑日久、暗耗神精等所致。神精是脑内专供脑神之用物质，神精少而致神志改变，出现失眠多梦、精神差、疲乏无力、注意力不集中、善忘、思维不灵。方中野花生叶养脑补精、安神益志，为主药；首乌藤益肾安神，促进睡眠，枣仁养心安神、调节脑筋，共为帮药。三药合用共奏益脑安神之功。

【加减】思虑所致加瓜子金，用脑过度所致加乌芝、黄精，通宵达旦不眠加茯苓木。

【应用】此方专治神衰证，以失眠多梦为治疗要点，现多现于治疗神经衰弱、神经宫能症。

【注意事项】属其它内外科疾病如疼痛所致的失眠非本方所宜。

【备考】神衰证为土家医古病名，相当于现代医学神经衰弱、神经官能症之类疾病。

2. 常用单验方

补脑扶神汤《群方集》

【组成】白三七　天麻　白果各6～12g

【用法】水煎服，日一剂，分两次服。

【功效】补脑血，扶神气。

【主治】神衰所引起脑虚头昏。

益脑止昏汤《群方集》

【组成】女儿红根　昏病草　节骨草　小人参各6～12g

【用法】水煎服，日一剂，分二次服。

【功效】补气益脑，锄昏醒神。

【主治】神衰症。

睡得香《鄂西药物志》

【组成】豌豆七9g　珍珠香3g

【用法】水煎服，日一剂，煎二次，临睡前服。

【禁忌】辛辣。

【功效】镇静安神。

【主治】失眠。

茯神鸡黄饮《单验方选编》

【组成】茯神 15g　生鸡子黄一枚

【用法】水二杯半煎茯神至一杯，入鸡于黄调匀，睡前服，服前用热水洗脚。

【功效】益脑安神。

【主治】失眠。

3. 天珠散《鄂西药物志》

【组成】头顶一颗珠 6g　天麻 12g

【用法】研粉，每次 3g，与鸡蛋拌匀蒸服，每日二次。

【禁忌】忌辛辣。

【功效】补虚强体、镇静安神、祛风散痰、补脑安神。

【主治】风痰型。神衰症，头晕目眩，失眠多梦，精神不佳，舌胖大苔白，脉滑。

【解析】神衰眩晕症，除虚之外，还有风痰阻络，脑筋不用所致。脑为清宫，内藏脑筋，属纯洁之体，保证人思维灵敏。风痰内生，阻滞脑筋络脉，功能活动平衡打破，动静不能协调统一，故出现头晕目眩，失眠多梦，精神不佳，思维不灵。舌胖大，苔白，脉浮为风痰内盛之象。方中天珠补脑化涎，益神镇静，天麻祛风散痰疏通脑筋。两者同用，共奏祛风散痰，补脑安神之功。

【加减】眩晕明显，伴恶心呕吐加制三步跳；体虚明显，难于入睡者加孩儿参、乌芝。

【应用】本方为神衰症风痰型而设，临床以头晕目眩，失眠多梦，疲乏无力，舌胖大，苔白为治疗要点。现临床用于治疗眩晕病、神经衰弱。

【注意事项】本方多作散剂丸剂使用，汤剂作用不明显，一定掌握用法。

【注解】头顶一颗珠，分天珠和地珠，此方用天珠为宜。

【备考】神衰症为土家医古病名，共分脑虚型、神不守舍型、风痰型三种类型。

4. 眩晕汤《鄂西药物志》

【组成】鬼天麻 10g　珍珠香 10g　红刺苞嫩芽 20g　小槐花根 10g　盘龙须 10g　白三七 5g

【用法】水煎服，每日一剂，分三次内服。

【禁忌】辛辣。

【功效】补益脑血，熄风止眩。

【主治】脑虚眩晕症，头晕目眩，恶心呕吐，耳鸣，平卧减轻，坐立加重。平素体虚乏力，睡眠不实。舌胖有齿痕，苔白滑，脉细滑。

【解析】平素体虚，脑内精液不足，脑筋失养，发病时气精失衡，内风产生，津液流动受阻，而出现头晕、目眩、耳鸣、恶心，舌胖苔白滑为痰盛之象。方中鬼天麻熄风化痰止眩晕，为主药；珍珠香醒神开窍，调气布津，为帮药；盘龙须、白三七补虚益脑以治本，为客药；刺苞芽、小槐根平眩止吐，而引药走上，为信药。诸药合用，共奏补虚益脑、熄风止眩之功。

【加减】呕恶不明显去小槐根。

【应用】本方为体虚眩晕而设，以平素体弱，又见头晕目眩、耳鸣，活动后加重为治疗要点。现临床多用于内耳眩晕症，颈动脉供血不足，颈内动脉痉挛所致的头晕。

【注意事项】痰湿眩晕实症不宜选用本方。

【注解】白三七又名竹节参。

【备考】眩晕症在土家医疾病分类中属脑病中一种类型疾

病。

［补益剂小结］

凡以补养药为主组成，具有补益人体气、血、精、津、命火不足，用于治疗各种虚症及脏器功能不足的方剂，统称补益剂。

虚证，系指人体气、血、精、津、命火不足而产生的病症。虚症的临床表现种类很多，故本章方剂分为补气、补血、补精、益火、健脑五类。

本章共选正方18首，附方4首，常用单验方25首。

1. 补气剂　适用于上中元气虚病症。气虚症根据所属脏器不同又有补肺气、补中气、补心气之分。其中气虚丸具有补养元气功效，用于治疗气虚症中的肚气虚弱；益气健脾汤功能健肚益气、化湿止泻，用于治疗中元虚兼泄泻病症；三参补虚汤补肺、补腰子、补肚气，用于治疗三元虚弱症。附7个常用单验方，在补气的同时兼有消食、止泻、消肿等作用。土家补肺汤有补肺健肚、益气平喘功效，用于治疗虚喘症；压劳汤有补气活血、益肺止咯功效，用于治疗压劳症。

2. 补血剂　适用于营血亏虚的病症。血的生成、运输、贮藏与心、腰子、肝关系密切，在方剂上各有侧重，其中油麻刺芪汤有生血益气、补精生液功效，用于治疗血亏症；真月劳汤能补血活血、散瘀退火，用于治疗真月劳病。选常用单验方5个，分别治疗血劳症、血虚头痛、血虚便秘、血虚淡症。黑豆退黄丸有补铁退黄、行气消肿功能，是治疗血虚黄肿病的代表方。在此类方中选单验方4个，供临床选用。心主血行血，在补心血方中五仁稳心粉能补血稳心，用于治疗血虚心悸；心惊猪心汤有补心养脑作用，用于治疗心悸症。

3. 补精（津）剂　适用于精水亏虚病症。精与水同源异物，存在体内各组织、脉管中，水能载精，精能化水，相互依存，共为一体。故在补精同时亦能补水，补水同时亦能益精。其中扶软汤有补气助阳、填精益腰，治疗男子肾虚（精水不足型）；补虚理劳汤有益气养阴之功，用于治疗虚劳精亏症；地兰条参益肾汤，能补精益水、健腰止鸣，用于治疗腰子亏虚耳鸣症；解热生津汤，有补津生液，清热退火之功，用于治疗热病口渴症。

4. 补火壮阳剂　适用于命火不足阳衰症。命火存在于腰中，以微微散发，温养全身，如命火不足不能温养躯体百骸，表现功能低下的阳衰症。方中益火壮阳汤有益火壮阳之功效，用于治疗阳痿症；九牛起痿丸能补火壮阳，用于治疗阳痿伴小腹冷痛。附设常用单验方 4 个，分别治疗各种兼症。

5. 补脑剂　适用于脑神功能不足，脑筋虚弱症。脑在人体头骨内，内藏脑筋和脑水，通过皮腠孔窍、经络与外界相连，与背脊骨髓相通，主管神志，管全身，为“首府”。脑筋虚弱，脑水不足则出现神志方面病变。常用方益脑安神汤有益脑安神功效，用于治疗神衰失眠症。附设单验方 4 个，分别适用于各种证型。天珠散有祛风散痰、补脑安神功效，用于治疗神衰眩晕症；眩晕汤有补益脑血、熄风止眩功效，主治脑虚眩晕症。

第十五章 接续剂

凡具有接骨续筋、活血散瘀、止血消肿、麻醉止痛、舒筋活络等作用，用于治疗骨断破损、筋肉断裂、经络不和、伤处剧痛的方剂统称接续剂。

骨由先天之精所化生，后天之精不断补充而成长和强壮，诸骨合并构成人体支架，对人体起到支撑躯体、保护内脏等作用。骨精的来源，主要是水谷精微等天然物质，通过消化吸收经脉管、经络转换至骨部，供给营养，才能保持骨力、硬度，才能健壮。

筋分布在全身各处，筋膜包着骨及骨节，起着保护骨的作用，筋膜中脉管、经络为骨供给营养，保持骨的活力。

骨的生成物质供养主要来源于饮食中的骨精粒，通过肚肠消化吸收，在腰子和命火作用下，转化为骨生长物质，经脉管、经络输送到筋膜中贮存，根据骨的需要向骨传递，保证骨代谢、生长。如骨断破损，筋膜受到损伤，气血运行受阻，骨精粒不能入骨，出现出血、瘀血、气滞、骨缺养分，临床表现疼痛、肿胀、紫斑、骨连接差、长时间不愈合，甚至出现发热、骨坏死等。因此，接续剂又分为理肉续筋、接骨愈伤、麻醉止痛三类。

接续剂的主要药物为长骨、续筋类药，临床根据不同病因病机，常配伍活血散瘀、消肿止痛、麻醉止血、舒筋活络等药组成。一般来说，骨折常合并筋膜受伤、脉络坡裂，筋膜伤可没有骨断破损，组方时骨折方除用长骨壮骨药物外，需配理肉续筋、活血止血、消肿止痛类药；而跌打损伤、筋肉受损不用长骨接骨类药。至于麻醉止痛方，主要用于手法复位或跌打损伤骨折剧痛不能耐受时方可使用，为急则治其标之法。

应用接续剂时注意：1. 骨折要首先辨清骨折部位、破损程度、断面的角度，如斜断、横断，是否有碎骨。手法复位是治疗骨折的关键，只有在复位良好的同时，药物方能凑效。2. 固定是防止移位，用药物外敷好后，选好外固定工具，根据骨形及长短，一定要适形，宽度要适中，捆绷松紧要适度，过紧阻断血运，过松易移位，因此要多检查。3. 接续剂有内服和外用两种剂型，根据病情选择，一般轻度跌打损伤，骨折未移位，小骨骨折多外用，重度跌打损伤、长骨、大骨骨折多内服和外用同时使用。4. 外用药物不能长期不换，生药易变质，失去药效。部分患者对某些外用药有反应，生药疮，要及时更药更方，防止皮损溃烂。外用药多用鲜药，加少量白酒，以增加穿透作用。

第一节　理肉续筋

理肉续筋剂具有活血消肿、理筋续筋功效，用于治疗打碰伤、创伤、跌打伤、滚伤的方剂统称理肉续筋剂。

理肉续筋剂又分打碰、滚创、跌打损伤三类，因其三者常兼有，故统称跌打损伤，根据受伤组织不同，又分伤筋、伤肉，但筋肉常同在一起，受伤时两者都有，故又称理肉续筋剂。

理肉续筋剂常以活血消肿、散瘀止痛、续筋之地龙、千里马、散血草、三百棒、血三七、田三七、地罗汉、仙桃草、大救驾组成。伤后血瘀常致气滞，故常配小川芎、一点血等。伤筋伤肉易引起疼痛，故常加地雷、茗叶细辛、一枝蒿等。跌打损伤又分内伤和外伤，内伤常需内服药为主，外伤以外敷药为主。常用内服方有柏脂地龙散、驹罗散、跌打散血方、天王金龙跌打酒、舒筋活络酒等；常用外治方有辛栀散、黄鳝七粉、救驾火炮散血方、活筋消肿串骨方、四方伤筋散等。

1. 柏脂地龙散《群方集》

【组成】柏脂树油　白项蚯蚓各等分

【用法】共研细粉，瓶装，每次服 3～5g，日二次，冷开水冲服。

【功效】行气活血，消肿止痛。

【主治】打伤（轻度），受伤处肿胀、疼痛，压后更明显，皮肤发紫。

【解析】人体筋肉被外来物打伤、杖伤，使小经脉破裂、气血外出在筋肉之间，出现局部肿胀、疼痛，皮肤发紫。治宜行气活血、消肿止痛。方中松树脂气味芳香，善于走窜行气，复脉止血；地龙性平味腥，善于活血续筋。二味药合用，能行气活血、复脉止血、止痛续筋。

【加减】部分土家医加灵霄花。

【应用】本方为轻度打伤而设，以受伤面积不大，程度较轻为治疗要点，一般多用于急救，是身带必备药。

【注意事项】用本方内服后，需加用外治方捣烂外敷，内外合治，疗效甚佳。

【注解】柏脂树油为松柏树切口流出的树脂干燥品。

【备考】打伤属土家医对跌打损伤分类中的外伤病名。

2. 驹罗散《群方集》

【组成】千里马 20 个　地罗汉 5 个

【用法】烘干共研细末，白酒一次吞服。

【禁忌】化物、生冷。

【功效】活血散瘀，消肿止痛。

【主治】打伤（中重度），受到外物打击或被他人用棒、铁等物品用重力打伤肉分、筋膜等，使受伤处肿起，出现紫斑，剧烈疼痛，活动受限或不能活动。

【解析】土家医将暴力伤分为打伤、滚伤、跌伤三类，因其受伤方式不同，故活疗选择和组方各有所侧重。在受伤程度上三类又有轻、中、重之别，驹罗散是治疗打伤常用方，主要针对打伤后气滞血瘀、肿痛明显而设。方中千里马活血行气、消肿止痛，且走窜性能强，内而脏器，外而肌腠经筋；地罗汉活血功能强，又能续筋疗骨，促进筋力恢复和对接及促进骨伤愈合。此方药只二药，均选昆虫动物有血肉之情之品，而且用散剂，目的在应急和起效快，能迅速得到治疗。

【加减】部分土家医加拐子药，以增强止痛功效。

【应用】本方为打伤而设，以肿痛、筋失灵和为治疗要点。

【注意事项】本方某些少数人服药有皮肤痒、起风团现象，发现后立即停用，不必尽剂，需改用其它方药。

【注解】千里马又名大蚂蚁，用蜂蜜诱捕为佳，不能用药毒死，以开水烫烘干。

【备考】打伤为土家医古病名，现统称跌打损伤。

【附方1】螃蟹粉　盐螃蟹三个。烘干研细末白酒吞服，每日一次。

【附方2】追芎酒　追补风、川芎各三钱，白酒半斤。将药放酒中泡7天后服，每次服五钱，每日一至二次。

【附方3】蚁蛋童便冲剂　大蚁蛋十个，童便、白酒适量。将蚁蛋捣烂，用童便、白酒一次送服。

【附方4】地蟹饮　地五加三钱，小螃蟹三个，白酒适量。取上鲜药捣烂，用白酒一次送服。

【附方5】白杉一至三钱，研细末，分二次白酒送服。

3. 常用单验方

泽兰山鞭汤《单验方选编》

【组成】岩泽兰　银花　贯众　田七　竹根七　赶山鞭各9g

【用法】水煎兑酒服，一日三次，日一剂。

【功效】消肿止痛，凉血活血。

【主治】创伤（打、碰伤）。

辛栀散《群方集》

【组成】茗细辛　黄栀子各等分

【用法】共研细末，用时取药粉适量加面粉和水调匀外敷患处。

【功效】败火散瘀，消肿止痛。

【主治】打伤。

榆腊九灵方《群方集》

【组成】小榆腊树叶　九灵光　钓鱼杆　金银花

【用法】取上鲜药共捣烂外敷伤处，每日换药一次。

【功效】败火消肿。

【主治】打伤、刀伤。

黄散七粉《群方集》

【组成】黄散七叶　甜酒夫子

【用法】碰伤、红肿，黄散七叶晒干研末，每次服5～10g，每日一次。碰伤破皮，可用鲜黄散七叶捣烂外敷患处，每日一次。

【功效】消肿止痛。

【主治】碰伤红肿或破皮。

4. 跌打散血方《土家族民间奇效良方》

【组成】岩泽兰10g　散血莲10g　三百棒5g　一点血5g

马蹄香 5g　铁灯台 5g　铁马鞭 5g　大血藤 10g　花血藤 10g　川芎 6g　茅根 6g　樟木 10g

【用法】水煎服，日一剂，每日三次。也可将上药加白酒 1 公斤浸七日内服，每次 50 毫升，每日二次。

【禁忌】忌腥味、辛辣。

【功效】活血化瘀，行气止痛。

【主治】跌打损伤（停气停血），跌倒、滚坎受伤出现内部疼痛、闪气疼痛，或体外筋肉受伤红肿疼痛。

【解析】跌打损伤包括跌倒、滚倒、打伤。一般为外力伤及气血、经脉、筋肉、经络所致。受伤处部位出现气滞、血瘀、经络不通、筋伤、肉烂。治宜活血化瘀，行气止痛，理筋合肉。方中岩泽兰、散血连、一点血活血化瘀，疗伤消肿，为主药；马蹄香、樟木、川芎行气止痛，其中马蹄香有麻醉止痛作用，樟木辛香走窜，内而脏器，外而肌膜、筋膜，行全身之气滞，川芎为血中气药，活血与行气并举，共为帮药；铁灯台、跌马鞭清血中热气，败受伤处毒气，为客药；大血藤、花血藤能入气入血，又行气活血，为信药。诸药合用，共奏活血化瘀、行气止痛功效。

【加减】无热邪毒气去铁灯台、铁马鞭，伤重加大救架。

【应用】本方为跌打损伤停气停血而设，以内伤为主，对外伤重症也可适用。

【注意事项】本方行气活血力强，体弱、血虚者慎用，孕妇忌用。

【注解】大血藤又名血通，花血藤又名红藤、五花血藤。

【备考】跌打损伤，在土家医中又分为跌伤、滚伤、打伤、闪挫类。

5. 天王金龙跌打酒《单验方选编》

【组成】樟脑 3g　竹叶菜 9g　当归 9g　水菖蒲 9g　三百棒

9g　土狗崽 6g　四大天王 9g　老君扇 9g　正天雷 9g　凤尾 8g　红金龙 9g　佛指甲 9g　回生草 9g　制草乌 3g　牛角七 3g　腊子树 9g　血当归 9g　月月红根 9g　土鳖虫 6g　生半夏 3g　一口血 9g　广川芎 15g　铁丝烂 6g　红鱼鳅串根 9g　叶下红 9g　肺心草 9g　血里见 3g　竹根七 9g　地古牛 6g　广三七 3g　红酸草 9g　红上红 9g　白泡根 9g　红牛膝 9g

【用法】泡酒服，每次 30 毫升，日一至二次。

【功效】行气化血，疗伤镇痛。

【主治】跌打损伤。遍体鳞伤，内伤气血、经脉，外伤筋肉经络、软骨硬骨，而出现全身疼痛，不能动弹。对新伤旧伤皆有效。

【解析】重度损伤面积广，一定影响体内脏器及气血津液、经脉筋骨、皮肉经络，甚至伤及心神，故此方需药味多，所谓"大方疗大病"。本方品种最多，达 34 种，有镇痛之四大天王、正天雷、红金龙、生半夏、制草乌、一口血、佛指甲、血里见、铁丝烂；有行气之三百棒、樟脑、牛角七、广川芎、竹根七、广三七；有活血之当归、血当归、月月红根；有续筋接骨之土狗崽、地古牛；有醒神之水菖蒲、回生草；有清热之竹叶菜、老君扇、腊子树、鱼鳅串、红酸草；有引药入胸之肺心草；入膈之叶下红；入肺红上红；入肚之白泡根；入下肢之红半膝。更用白酒浸泡目的在于走到全身。诸药合用，共奏行气、活血、镇痛、续筋、长骨之功效。

【应用】本方为土家族武打斗士常用备酒，对新伤陈旧伤皆有效。

【注意事项】本方攻伐力强，体弱、儿童、气血亏虚、孕产妇忌用。

6. 跌打损伤常用单验方（内服）

救驾火炮散血汤《单验方选编》

【组成】大救驾 15g　活血草 9g　岩火炮 15g　散血莲 9g　一枝蒿 3.5g　落地打 9g　田七草 15g

【用法】水煎服，一日三次，每日一剂。

【功效】活血镇痛，疗伤理气。

【主治】跌打损伤（偏于治新伤）。

见血飞伤痛酒《单验方选编》

【组成】三棱 60g　桃仁 31g　红花 9g　黄连 15g　自然铜 31g　山药 62g　核桃枝 62g　三百棒 62g　见肿消 31g　见血飞 31g　制马钱子 15g　苍术 31g　草乌 15g

【用法】泡酒服，一日二次，每次 15～30 毫升。

【功效】活血散瘀，消肿止痛。

【主治】跌打损伤，偏于血瘀发热，肿痛明显者。

地椒活血丸《单验方选编》

【组成】地胡椒 3g　一支蒿 0.1g　活血莲 5g　半边钱 5g　散血莲 5g　铁干风 3g

【用法】捣绒合生绿豆或生米口嚼 12g，混匀，用冷开水吞下。

【功效】活血止痛，散风败毒。

【主治】跌打损伤，适用于跌打损伤偏于夹风热毒之症。

仙桃跌打酒《单验方选编》

【组成】土鳖 7 个　自然铜（研末）9g　仙桃草 3g　田七

15g　海马 6g

【用法】酒泡内服，每次 10～30 毫升，日二次，药渣捣烂外敷。

【功效】续筋健骨，活血止痛。

【主治】跌打损伤，适用于筋伤骨损，节骨疼痛。

碧血仙桃酒《单验方选编》

【组成】鼻血刺 50g　路边草 30g　牛膝 30g　泡末根 30g　桑树根 30g　小血藤 60g　仙桃草 30g

【用法】白酒泡服，每次 30 毫升，一日三次，孕妇慎用。

【功效】活血止痛，壮筋理肉。

【主治】跌打损伤，偏于治皮肉紫暗肿痛。

7. 跌打损伤常用单验方（外治）

活筋消肿串骨方《群方集》

【组成】岩泽兰　散血草　串骨丹　酸米草　生麻叶各适量

【用法】取上鲜药捣碎加白酒调匀外敷患处，每日一次。

【功效】活血消肿，散瘀止痛。

【主治】跌打损伤。

麻兰糊《群方集》

【组成】麻梗子　泽兰各适量

【用法】取上鲜药捣烂加白酒调匀外敷患处，每日一次。

【功效】散瘀消肿。

【主治】跌打损伤。

泽芎救伤糊《群方集》

【组成】泽兰　川芎　酸米草　小救架各适量

【用法】取上鲜药洗净捣烂加白酒调匀外敷患处，每日一次。

【功效】活血行气、消肿止痛。

【主治】跌打损伤。

8. 舒筋活络酒《单验方选编》

【组成】散血莲9g　乌泡刺9g　三七6g　豆根10g　见血飞9g

【用法】酒泡服，每次30毫升，一日二次。

【禁忌】忌牛肉。

【功效】理筋活络，散血止痛。

【主治】闪挫伤，肌肉或筋络受伤，活动受限，局部肿痛。

【解析】人体在不注意情况下，扭伤关节、筋肉、经络，使气滞不通，出现疼痛，活动更重或不能活动，所伤部位脉络扭破，渗血在筋肉之间，出现肿胀。治宜行气止痛、活血消肿。方中散血连、见血飞活血散瘀、消肿止痛，为主药；三七行气活血，疗伤止痛，为帮药；藤豆根消肿去水，除肿胀，为客药；乌泡刺引药入血及筋节处，为信药。全方以活血、行气、渗湿、消肿、通节为一体，以治伤挫之痛。

【加减】筋不活加伸筋草，走窜痛加川芎、回头青。

【应用】本方为筋肉、经络闪挫伤而设，现用于治疗肌扭伤。

【注意事项】排除脱位、骨折。

【注解】见血飞又名飞龙掌血，以根皮入药。

【备考】闪挫伤为土家医古病名。

9. 闪挫常用单验方

四方伤筋散《单验方选编》

【组成】铁四方30g　地胡椒50g　水蛭（蚂蝗）瓦上焙焦10g

【用法】共研末酒调敷患处，每日一次。

【功效】续筋活络。

【主治】伤筋。肌肉、肌腱扭伤、肿胀，活动不灵。

马卦壮肉酒《鄂西药物志》

【组成】马卦树皮　大血藤各30g　茜草根10g　一口血10g　石豇豆15g　木通15g

【用法】泡酒服，每次20~30毫升，每日2~3次。

【功效】理筋壮肉。

【主治】肌肉萎缩。

三风复位方《单验方选编》

【组成】蟑螂3~9个　千里马　马鞭草　三匹风　五匹风　大风药　散血草　百合油　木根　四楞草　草夜青　岩兰子　兰草　竹叶菜各适量

【用法】捣烂酒调敷患处。

【功效】固脱止痛，散瘀消肿。

【主治】脱位。

第二节　接骨愈伤

接骨愈伤剂具有愈合骨伤、促进骨生、活血消肿、保护筋膜等作用，用于治疗骨断破损，局部肿胀及疼痛等的方剂，统称接骨愈伤剂。

骨是人体最坚硬的物质，构成躯体支架，外包皮肉、经络、脉管、筋膜，是人体重量较多组织。骨生长除先天之精储存外，还靠后天之精、气血、津液的充养才能健壮。一旦打、碰、刨、跌、滚等外来因素作用下，常致骨破和断裂，同时筋膜、皮肉、脉管、经络也同样受到伤害，出现疼痛、肿胀、紫斑、不能活动，甚至伤及大脉管，而大出血，伤及头骨而脑髓震动或破裂，伤及龙节骨易导致瘫痪，伤及排叉骨易致心、肺、肝、肾受损，故治疗骨折首先要对骨复位，恢复原形，防止骨断处的尖骨伤及内脏及脉管。因此，复位是治疗的关键，固定是治疗骨折的重要环节，其次是药物。接骨愈伤剂常选促进长骨之丝棉皮、接骨木、骨碎补、自然铜、桑寄生、续断等药为主组成。骨伤同时常出现气滞血瘀、经络不通、出血或外毒内入，疼痛是主要表现。因此，需配伍行气活血、舒筋通络、止血赶毒、止痛的三百棒、血三七、土元、血通、仙鹤草、紫珠、地雷、金腰带、四两麻等药。骨折部位多在躯壳，但常影响内脏，故常用内服药。常用方有：接骨止痛汤、骨打健骨方、红老鱼鳅串骨饮等；骨折部位多在外，外治法是不能缺少的方法。复位后固定防移动是重要方法，外用药物具有促进愈合、减少疼痛、消肿除胀作用，因此外用药是土家医治疗骨折为必用之品。常用方有：续断疗骨方、癞泥接骨方、拦路爪龙皮血方、五加接骨方、竹根牛角七方、接骨散血方、接骨三百方等。

1. 接骨止痛汤《群方集》

【组成】血蜈蚣 10g　红嘴气 10g　红牛克膝 10g　六林麻 10g　苕叶细辛 5g　大血藤 10g　骨碎补（去毛）15g　当归 10g　黄花 10g　田七 5g　杜仲 10g

【用法】水煎，每日一剂，分二次服。

【禁忌】牛肉。

【功效】接骨生骨，行气活血。

【主治】骨折，跌打伤后致骨断破碎，移位或未移位，局部肿痛，活动受限，摸骨断处有卡喳声。

【解析】跌打或打伤力猛致骨破裂断开，造成移位或未移位，经脉经络损伤，气血流通受阻，出现气滞或血瘀，局部肿胀、疼痛，不能活动，摸骨断处有卡喳声响。方中六林麻、黄花、杜仲接骨长骨、续筋长肉，为主药；血蜈蚣入血，重在散血活瘀消肿，红嘴气、三七、大血藤、活血行气，为血中气药，当归理活血止血，又行气止痛，共为帮药；茗叶细辛止痛麻醉，为客药；红牛膝引药入关节，为信药。全方共奏接骨长骨、续筋理肉、活血消肿、行气止痛之功效。

【加减】合并断筋加续断，肿胀不明显去蜈蚣，粉碎骨折加土元。

【应用】适用于身体之骨折，以骨断、骨摩擦声为治疗要点。

【注意事项】注意骨折与伤筋之鉴别，粉碎与对断的区别。

【备注】骨折，土家医又称骨断、动骨等名称，分打碎与对断。对于骨折，土家医非常注意接骨复位，在对位良好的情况下强调治法重要性，凡对人体神志、气血没有严重损伤情况下，一般多选用外敷药。

2. 红老鱼鳅串骨饮《单验方选编》

【组成】红老鸦酸 60g　红车前草 60g　红鱼鳅串 60g　牛膝 30g　白茅根 30g　麻杆灰 20g

【用法】捣烂入麻灰合匀，取汁兑酒内服，每次 10g，一日三次。酒调药渣敷患处。

【功效】接骨活筋。

【主治】骨折，骨破断，局部肿痛，筋伤活动受限。

【解析】骨构成人体支架，外由筋膜、横肉包着，一旦跌仆、打着、滚伤，出现骨断裂，断面可呈斜形、不整齐型、平面形或呈撕开、破裂状。断面刺伤筋膜、肌肉、经络、脉管，出现肿胀、疼痛、瘀斑、出血等。方中老鸦酸接骨续筋、活血止痛、消肿为主药；鱼鳅串串骨接续、理筋活络为帮药；白茅根凉血止血、消肿散瘀，麻杆灰止血活血，车前草清热凉血、消肿止痛，共为客药，红牛克膝强筋壮骨，又引药入血脉及下肢为信药。诸药合用，共奏接骨活筋、凉血止血之功效。

【加减】无出血去麻杆灰；骨破碎加骨碎补、自然铜；筋伤筋断加六汗、桑寄生；肿胀瘀斑加血通。

【应用】临床用于治疗新伤骨折、筋伤、出血。

【注意事项】1. 陈旧性骨折非本方所宜，应另选方。2. 复位是治疗骨折的关键，待手法复位成功后服用本方治疗。

【备注】红老鸦酸又名酸浆草，红鱼鳅串又名田边菊，麻杆灰为麻茎烧成黑灰用。

【备考】骨折，土家医又名骨破断。

3. 骨折常用单验方

跌打健骨方《群方集》

【组成】接骨打　接骨草　三角风　白金条树根　地胡椒　生石膏姜黄　蒲黄各等分

【用法】共捣烂如泥外敷骨折处，一日或二日换药一次。

【功效】接骨续筋，凉血止血。

【主治】骨折。

续断疗骨方

【组成】血蜈蚣　续断　红嘴散　牛角七　六林麻　巴岩香　苕叶细辛　打不死　猪母娘藤　铁丁台　一口钟　生牛膝各等分

【用法】取上生药洗净捣烂如泥外敷患处，每日或隔日一次。

【功效】活血消肿，行气止痛，接骨续筋。

【主治】骨折，筋断加蚂蝗、回阳草、伸筋草。

癞泥接骨方

【组成】接骨草　接梨树皮　癞泥巴根皮　桐树根白皮　葛根茎　骨碎补梧桐树根白皮　小竹节七　小鸡一只

【用法】取上鲜药洗净，小鸡杀死去毛共捣烂如泥，待骨折复位后，将药泥外敷患处，再用杉树皮夹板固定，七天后换药检查。

【功效】接骨理筋。

【主治】骨折。

拦路爪龙方

【组成】拦路虎　五爪龙　巴岩姜　小插泥巴各适量

【用法】取上鲜药洗净捣烂加白酒调匀，骨折复位后外敷患处，再用杉树皮固定，五日换药一次。

【功效】接骨整骨，活筋止痛。

【主治】骨折。

五加接骨方

【组成】五加皮　续断　牛血连　剥皮血　万年青　竹根七

川芎各适量

【用法】取上鲜药洗净捣烂如泥，待骨折复位后外敷患处，再用杉树皮固定，五日换药一次。

【功效】接骨壮骨，活血止痛。

【主治】骨折肿痛。

梨皮消肿方

【组成】梨树皮　鸟不站根皮　五爪龙　酸梅草　地萝卜　钓鱼杆　小鱼藤各适量

【用法】取上鲜药洗净共捣烂如泥加白酒适量调匀，待骨折复位后，外敷患处，用杉树皮固定，五日换药一次。

【功效】活血消肿，理筋接骨。

【主治】骨折，筋爪不灵，肿胀明显。

竹根牛角七方

【组成】大竹根七　牛角七　胡芦藤　川兄　泽南　梧桐根　巴焦树蔸　百步根大　特马鞭　卜合大　插泥巴根

【用法】鲜药捣烂，加白酒调匀敷患处，再用杉树皮夹好，五天换药一次。

【禁忌】忌牛肉，狗肉。

【功效】接骨续筋，活血祛瘀。

【主治】骨折，骨断裂破损，局部肿痛，筋撕开或断裂、肿痛。

接骨散血方《单验方选编》

【组成】大接骨丹 20g　精谷草 20g　千层皮 20g　走屎马 10g　乌不占 15g　三百棒 20g　小接骨丹 20g　散血莲 20g　臭草 15g　川牛膝 30g

【用法】诸药和子鸡一个连毛打烂，用酒炒热包伤部。

【功效】接骨长骨，活血消肿，止痛。

【主治】骨折，大骨破损断裂或骨粉碎，局部肿胀、疼痛。

接骨散瘀方《单验方选编》

【组成】大黄　银花叶　茅根　接骨木　松树尖　马尾松（枞树毛）各等分

【用法】捣烂兑酒调外敷。

【功效】接骨活血，清热凉血。

【主治】骨折，骨折时日稍长，局部肿胀灼热。

接骨三百方《单验方选编》

【组成】三百棒　土田七　接骨木　接骨草各30g　活小鸡一只

【用法】将骨折处复位固定，把小鸡与上药共捣绒敷患处，三日换药一次。

【功效】接骨活血，行气止痛。

【主治】骨折，骨折血肿，肿胀疼痛。

千里马接骨散血方《单验方选编》

【组成】千里马　红牛膝　懒茶叶　笔筒草　接骨木　红筷子　散血草各适量

【用法】捣烂外敷患处。

【功效】接骨散血，消肿止痛。

【主治】骨折，骨断破后皮肉肿胀疼痛。

螃蟹筋骨方《单验方选编》

【组成】螃蟹3至5个　接骨木　竹根七　仙鹤草　散血草

千里马　岗龙　露水草　铁丝烂路边草　光杆羊藿　木横老根　糍粑条　茜草根　筋骨草　映山红各适量

【用法】捣烂兑酒外敷。

【功效】接骨续筋，活血消肿。

【主治】骨折，粉碎骨折，变形肿痛。

蟹鳖青麻膏《单验方选编》

【组成】活螃蟹100g　土鳖30g　头发30g　青麻50g

【用法】上四味入好米酒醋在锅内熬枯，去渣后麦面熬成膏（他药愈熬愈热，此药愈熬愈凉，以凉为度）。先将骨折固定后敷药膏用布包扎固定，再以活螃蟹1只，土鳖1个捣碎，黄酒冲服。

【功效】整骨续骨。

【主治】骨折。

黄花血关方《单验方选编》

【组成】黄花菜50g　过血关50g　铧口菜50g　白金条30g　牛渣口50g　接骨草50g　接骨木100g　小吊鱼杆50g　毛草根50g　懒茶叶30g　车前草30g　母猪藤30g　雨点草30g

【用法】手法复位后，上药捣烂兑酒热敷患处，夹板固定。发冷加生姜，发热加鸡蛋清。

【功效】整骨续筋、凉血止血。

【主治】骨折，骨折筋断，局部灼热或出血。

第三节　麻醉止痛

麻醉止痛剂由麻痹皮肤肌肉、阻断经络传导的有毒药物为主组成，具有麻醉止痛的功效，用于骨折、脱位、皮肉异物的手法、手术治疗前给药的方剂，统称麻醉止痛剂。

机体各部都布满无数大小经络，保证内部信息正常传递，使之畅道无阻，安全无误，达到维持正常状态。在外力作用下，发生跌打损伤、骨折、脱位、异物刺入皮肉，使经络、脉管、筋膜受到损伤，发生气滞、血瘀，出现疼痛。此时触及患部或移动身体及患肢，会加重疼痛；异物在皮肉内需要拨出，在拨出时也会加重疼痛。因此，在复位、取异物时需要止痛，才能达到正常位置和把异物拨出。

麻醉止痛剂常由麻痹人体经络、筋肉的指甲花根、闹阳花、花椒、川乌、乌莼、蛇六谷、三跳跳等药为主组成；因跌打损伤、骨折本有疼痛、气滞、血瘀病理现象，在内服剂常配伍行气、活血、止痛之地雷、三百棒、麻口皮子药等。常用方有麻人汁、麻皮肉水等

1. 麻药汁《单验方选编》

【组成】凤仙花根一寸（大者为佳）

【用法】磨酒服之，则不知痛，然后对症施治。

【功效】麻醉止痛。

【主治】骨折、脱位、复位、手术前疼痛。

【解析】骨折、脱位、异物入皮肉内、脓疱形成后，局部出现疼痛不能进行手法复位及切开取异物、排脓等，因此，需要解除疼痛，便于医生操作，达到骨断处对位好、脱位复原、取异物彻底、引脓通畅目的。方中凤仙花根具有麻痹筋肉、经络，使人昏糊，知觉不敏，达到止痛作用。此方为单方使药专力雄。

【应用】用于骨折、脱位、取异物术前止痛，也可用于跌打损伤之痛。

【注意事项】本方有小毒，用时要根据患者体质掌握用量，过小麻醉止痛效果差，过大易中毒，甚至出现昏迷、抽搐。

【注解】凤仙花又称指甲花，以红色为佳。

【备考】麻醉止痛剂又称麻药、麻沸汤。

2. 麻皮水《单验方选编》

【组成】生川乌　生草乌　生南星　花椒　麻雀屎各适量

【用法】研末兑酒合匀擦在手术部位，几分钟后就可施行手术。

【功效】麻痹皮肉，隔断麻筋，止痛。

【主治】外科手术麻醉。

【解析】人体皮肉麻筋分布多，犹如蜘蛛网，任何刺激都会反应。如用刀切，必伤麻筋，出现剧痛。要用刀切开皮肉、取出异物或切开排脓，减少疼痛，首先要麻醉皮肤上的麻筋，使之失去痛感，便于医生找准切开部位，掌握治疗所需长度、深度，取干净异物，排脓通畅。方中二乌有麻醉皮肤下筋膜、肌肉作用，又有散寒止痛功效，为主药；生南星阻络麻筋，兼祛痰症，为帮药；花椒麻皮肤，失痛感，为客药；麻雀屎入皮入筋，又有阻络止痛功效，帮信兼用。全方共奏麻痹皮肉、隔断麻筋止痛之功效。

【应用】本方适用于外科手术取异物、切开排脓表面麻醉。

【注意事项】本方有大毒，切忌内服。一般用药 5 ~ 10 分钟后取下药物，皮肤消毒后切开。

［接续剂小结］

凡具有接骨续筋、活血散瘀、止血消肿、麻醉止痛、舒筋活络等功效，用于治疗骨断破损、筋肉断裂、伤处剧痛的方剂，称接续剂。

本章方剂根据伤的部位、组织的不同，治疗需要的方法要求，又将接骨续筋剂分为理肉续筋、接骨愈伤、麻醉止痛三大类。

本章方剂选正方 9 首，附方 4 首，常用单验方 28 首。

1. 理肉续筋剂　用于打碰伤、创伤、跌打伤、滚伤等筋膜及肌肉损伤病症。其中柏脂地龙散具有行气活血、消肿止痛的功效，用于治疗轻度打伤；驹罗散具有活血散瘀、消肿止痛功效，主要用于中度打伤；跌打散血方具有活血化瘀、行气止痛功效，用于治疗跌打损伤的停气伤血症；天王金龙跌打酒，为武打人员备用方，具有行气活血、疗伤镇痛的功效，用于跌打损伤，遍体磷伤、内伤气血、经脉、经络、筋肉、骨伤；舒筋活络酒具有理筋活络，散血止痛功效，多用于筋肉、经络闪挫伤。另选附方：螃蟹杉追芎酒、蚁蛋童便冲剂、地蟹饮供临床选用。选常用单验方 16 个，分别治疗打、碰、创、滚等引起的筋肉损伤、脱位等。

2. 接骨愈伤剂　有愈合骨伤、促进骨生长、保护筋膜功效，用于治疗骨断破损、局部肿胀及疼痛。其中接骨止痛汤有接骨长骨、行气活血功效，用于治疗各种骨折；红老鱼鳅串骨饮，有接骨活筋功效，用于治疗骨折后肿痛及伤筋。另从《群方集》中选常用单验方外敷方剂 6 首，从《单验方选编》中选常用外敷药方剂 7 首，供临床辨证选用。

3. 麻醉止痛剂　有麻醉止痛功效，用于骨折、脱位及异物穿入皮肉的手法复位及取出异物前麻醉止痛。其中麻人饮有麻醉机体、减轻疼痛功效，用于手法复位及手术止痛；麻皮药水有麻痹皮肉、阻络止痛功效，用于外科手术取异物、切开脓疱麻醉。

第十六章　利窍剂

土家医把具有排泄功能与外界相通的孔窍称为窍门，有“十窍十孔”、“七窍”、“九窍”之称谓，病有“七十二窍病”。本章方剂按内外科疾病分类法之“七窍”进行选编，又称“七窍剂”。对于前窍的尿窍、阴窍不列入此章节，分别选入相关章节中。

本章方剂便于临床医生方便检索，按治疗部位归类分节，从人体高向低分节列方，分别是利眼窍剂、利耳窍剂、利鼻窍剂、利口窍剂、利喉窍剂、利乳窍剂、利后窍剂七大类。

利窍剂，适用于“七窍”之病证。由于窍病范围广、证型多，涉及到“纲性”中各种类型，治疗方法有表、散、清、败、攻、赶、止、调、提、补等，在用法上有内服、外用之别，剂型上可配汤、膏、丸、散、洗剂。故利窍剂组方关健在于选好信药，才能使药达病所。

窍病治疗以通畅为顺，如眼窍病以通眼神、通泪道为要；耳窍以通内耳道为治；鼻窍以通鼻孔、鼻咽孔为主；口窍以通舌神、口节为主；喉窍以通咽喉为主；乳窍以通乳汁为主；后窍以通便通肛门为主。

在利窍剂配方时，1. 应注意“通”的灵活性，治法上宜选用温通、冷通之法。2. 在利窍剂组方上除后窍可用攻法外，余方均以清泄为主，切勿使用大冷、大热之品。

第一节　眼窍类

眼窍剂适用于各种常见眼病如火眼、风眼、沙眼、烂眼、火翳、占翳、刷翳、筒翳、萝卜花、鸡目眼、暴盲、白衣包珠、螃蟹戏珠、白云窜珠、血灌瞳仁、翻背瞳仁等。

眼窍剂多由赶火散风、消肿散血、化痰祛障、补水明目之水黄连、刺黄连、梨头尖、满天星、散血草、菊花、冲天炮、阴阳花、鸡爪连、蝉花、节骨草、夜皮树、婆婆针、九里光、牛气毡、松柏子等为主组成。由于眼病多与内部脏器相通，眼病通过经络影响到相应的内脏，内脏有疾在眼部常出现症状，故在组方时选用信药或针对内脏疾病治疗，才能收到事倍功半的效果。

眼窍剂有外用内服之分，应用时采取单用或联合应用。外用又有入眼内及眼皮上用药不同，入眼内剂应精细无刺激性，眼皮上用药，要防止药液或药渣入眼内。

常用眼窍剂有火眼贮敷剂、萝卜花熏洗方、愈翳散、夜盲复明饮等。

1. 火眼贴敷剂《土家医方剂理论整理研究》

【组成】满天星　黄瓜香各适量　鸡蛋清1个

【用法】将两药洗干净，稍干水气捣烂，加鸡蛋清调匀，先用淡盐水洗眼，然后将药贴敷在眼睛上，一日换一次。

【功效】赶火败毒，消肿明目。

【主治】火眼，白眼珠红肿，布满血丝，胀痛，畏光，不能自然睁开眼睛，泪水多，眼皮微肿，伴口干，心烦等。

【解析】因火热毒气，熏于眼珠，故见眼珠布满血丝，红肿胀痛，眼胞微肿、怕光，睁不开眼，泪水多，口干，心烦。本方满天星性冷味涩，赶火败毒，消肿止痛，为主药；黄瓜香性冷味微苦，退火败毒，消肿止痛，为帮药。二药共用使眼部热毒得除，眼珠胀痛消，眼睛恢复正常，体内火毒除，心烦则止；鸡蛋清有清火之功，为赋形剂，又为药引。三味共奏赶火败毒、消肿明目之功。

【应用】本方为火眼病而设，以眼痛、白睛布血丝、畏光、流泪为治疗要点。

【注意事项】1. 药物不能入眼内。2. 必要时配合内服泻火药。

【注解】满天星用小叶之鲜嫩叶。

【备考】火眼病为土家医病名，相当于现代医学眼结膜炎。

【附方1】绿豆50g，鸡蛋1个。将绿豆煮软，鸡蛋一个打入绿豆内调匀炒熟，一日服一剂，分两次服完。

【附方2】野菊花15g，苦麻菜15g，汁儿根（鱼腥草）15g，三棵针10g，梨头尖5g，鸡苦胆1个。前五味药水煎，一日一剂，分三次服，鸡苦胆焙干研末兑药服。

2. 常用单验方

火眼败毒方《土家族医药学》

【组成】野菊花15g　梨头尖5g　苦麻菜15g　职儿根15g　三棵针15g　鸡苦胆1个

【用法】鸡苦胆烘干研末分三次服，余药水煎取汁分三次服。

【功效】赶火败毒，消肿止痛。

【主治】火眼病。

四楞菊花汤《单验方选编》

【组成】四楞草15g　隔山橇15g　白菊花12g

【用法】水煎服，每日一剂，一日三次。

【功效】清热散风。

【主治】暴风客热（火眼）。

火眼散血方《单验方选编》

【组成】散血草　小血藤　四块瓦　鸡蛋清适量

【用法】捣烂闭目敷眼皮上。

【功效】清热活血，散风止痛。

【主治】暴风客热（眼痛）。

3. 萝卜花熏洗方《土家医方剂理论整理研究》

【组成】鸳鸯花10g　桑树皮10g　千里光10g　梨头草10g　鸡爪黄连10g

【用法】水煎，乘热熏洗，每日三次，日一剂。

【功效】赶火败毒，消肿明目。

【主治】萝卜花，男者多左眼，女者多右眼，发热头痛，眼睛起红丝翳，又肿又痒，或云翳肿起，或眼珠红肿，眼珠孔裂口，中间开黄色花，伴昼夜不宁，心烦躁。

【方解】本方所治之症多由风火侵袭眼珠，壅聚成火毒，使气结血挡，而致眼痛痒红肿，直至变成萝卜花。方用鸳鸯花赶火败毒，桑白皮散热、消肿止痛，是针对火之因而立，为主药；梨头草、鸡爪黄连赶火败毒，为帮药，主、帮相用，除眼红肿等证；千里光、明目消翳，引药入眼窍，为帮信兼用，以治眼中萝卜花，使眼疾愈，心宁烦除。本方五味药，主帮信相配，共奏赶火败毒、消肿明目之功，使萝卜花得愈。

【附方】二风二花二草汤　三爪风、五爪风、双花、穷十落草、野菊花、节节草各10g。水煎温服，每日一剂，分三次内服。

4. 愈翳散《中国民族药炮制集成》

【组成】落地生根叶5张　蝉花3朵　羊肝50g

【用法】落地生根叶、蝉花焙黄研末与羊肝切碎混匀后蒸熟口服，每日一剂，日一次。

【功效】散翳收口。

【主治】眼云翳，伤口久溃不愈。

【解析】土家医认为眼云翳有火翳和占翳之分，火翳一般为火热毒邪或外伤所致；占翳为房屋前后堆放物品占道眼中所致。火翳以药物治疗为主，占翳以筛翳、取水为主。本方所治火翳乃是体内有火邪上冲眼球膜所致，开始起血丝、红肿疼痛，后出现象云一样白斑，内凹，看东西模糊。治疗以败火散翳为主。方中落地生根叶败火气，为主药；蝉花散翳明目，为帮药；羊肝为血肉有情之品，又引药入眼，为信药。全方共奏败火散翳之功。

【加减】血经多加散血草、黄菊花；肿痛加冲天炮、六月凉；久翳不散加龙衣。

【应用】本方为眼云翳而设，以久翳不散，视力差为治疗要点。现多用于治疗慢性角膜溃疡。

【注意事项】用此方注意与萝卜花鉴别。萝卜花为眼膜内混浊，外无陷。

【备注】落地生根叶为乌泡叶，蝉花为菌类土蝉。

【备考】眼云翳又称翳子，相当于现代医学角膜溃汤。

5. 常用单验方

刷翳败毒汤《土家族医药学》

【组成】梨头尖 15g　黄瓜香 15g　六月凉 10g　路边黄 15g　苦麻菜 10g　克马草 15g　败酱草 15g

【用法】上药水煎，日一剂，分三次内服。

【功效】败毒活血。

【主治】刷翳。

【附注】服上方同时用鸭脚板、飞天蜈蚣、花椒叶各适量捣烂外敷眼睛周围，日换药一次。

翳障汤《群方集》

【组成】铁马鞭　节骨草　女儿红各 6 ~ 10g　公猪眼睛一个

【用法】水煎服，日一剂，分二次服。

【功效】赶火退翳，补水复明。

【主治】眼翳。

翳障饼《土家族医药学》

【组成】中搜 10g　狗骨树皮 10g　米粉 150g　猪肝 150g

【用法】前两药焙干研末，猪肝切细与药粉、米粉伴匀，做成小饼，蒸熟后服，两日一剂，每日三次。

【功效】赶火败毒止痛。

【主治】翳子。

6. 夜盲复明饮《群方集》

【组成】夜树皮（根叶同用）　北瓜子　婆婆针各等分　猪肝一两

【用法】水煎取汁与猪肝片炒吃，每日一剂，分二次服。

【功效】补眼复明。

【主治】鸡母眼病。

【解析】鸡母眼病主要见于小儿、孕妇、老人，主症为眼睛到黄昏时双眼看不清物品，同时伴体虚乏力。治疗以补眼睛、醒眼神为主。方中夜树皮用根皮及树叶，能补眼精醒眼神，为主药；北瓜子助夜树皮补眼精、生眼水复明，为帮药；婆婆针醒眼神，提高分辨力，开瞳仁，为客药；猪肝补眼精又引药入眼，为信药。全方共奏补眼精、醒眼神、生水复明之功。

【加减】病轻去北瓜子，病久加羊老鼠屎。

【应用】本方为鸡母眼病而设，以黄昏时看不清物品为治疗要点，现用于治疗夜盲症。

【注意事项】应用此方注意与共它眼疾失明鉴别，鸡母眼以黄昏时眼看不清东西，其它时间不明显。

【备注】夜树又化夜光木，北瓜子又名南瓜子，婆婆针又名鬼针草。

【备考】鸡母眼为土家医古病名，相当于现代医学夜盲症、维生素 A 缺乏症。

【附方 1】木鳖猪肝方（《土家族医药学》） 木鳖子 1 岁 1 粒，猪肝 150g。木鳖子去壳切小片，将猪肝切开分层放入木鳖片，蒸熟后去木鳖子，吃猪肝，日一次。功效补精血，明目。主治鸡目眼。

【附方 2】九里松柏肝（《单验方选编》） 红九里光、松柏子各等分。水煎煮猪肝吃，每日一剂，每日一次。功效散热明目。主治夜盲。

【附方 3】猪肝草汤（《土家族医药学》） 猪肝草 10g，木鳖子 5g，笔筒草 10g，香叶树 10g，四块瓦 10g，娘儿红果 15g，土沙参 15g。水煎二次服，每日一剂。功效补精血，明目。主治鸡目眼。

7. 眼窍怪病方

黑眼疔方 1《土家族医药学》

【组成】满天星　黄瓜香　六月雪各 10g　人乳适量

【用法】前三药捣烂在锅中煮 10 分钟，取出放入人乳调拌，趁热敷于患眼，每日一次。

【功效】消散黑血。

【主治】黑眼疔，黑眼珠上有小米大小黑点，疼痛剧烈，不能睁眼，流泪，伴头痛头昏。

黑眼疔方 2《土家族医药学》

【组成】散血草 10g　黄瓜草 10g　五叉叶 10g　破铜钱 10g　梨头草 10g　钓鱼草 10g　大克马草 10g

【用法】每日一剂，水煎三次内服。

【功效】消散黑疔。

【主治】黑眼疔。

螃蟹戏珠方《土家族医药学》

【组成】菊叶三七 10g　野碗豆藤 10g　吊杆草 10g　梨头尖 15g　土人参 15g　黄珠子 15g

【用法】每日一剂，水煎二次服。

【功效】散血止痛。

【主治】螃蟹戏珠。

【附方】钓鱼草、观音莲、六月雪、小血藤、铁蒿子各 5g、活螃蟹 3 只。捣烂，外敷太阳穴，每日一次。

白云堆山方《土家族医药学》

【组成】翳子草 15g　节骨草 15g　香叶子 15g　野菊花 20g　蜂窝球 15g　桑叶泡叶 15g

【用法】每日一剂，水煎三次服。

【功效】赶寒退云。

【主治】白云堆山，眼黑珠上见几点白云状高出物，刺痛，看东西模糊，伴咯，怕冷。

【附方】野千年矮、短笔筒草各适量。捣烂外敷太阳穴处，每日一次。

白云穿河方《土家族医药学》

【组成】刺黄连 12g　水黄连 10g　百部 15g　大鹅儿肠 15g　铁马鞭 15g　笔筒草 15g　黄花 10g　决明子 10g

【用法】每日一剂，水煎二次服。

【功效】赶火散云。

【主治】眼白云穿河。

【附方】野千年矮、短克马草、刺黄连叶各适量。捣烂外敷太阳穴处，每日一次。

一窝疔方《土家族医药学》

【组成】水黄连10g　铁马鞭15g　笔筒草15g　斑鸡窝20g　刺黄连10g　鸡爪连10g　九里光10g

【用法】每日一剂，水煎二次服。

【功效】赶火消疔。

【主治】眼一窝疔，黑眼珠上有一圆圈，刺痛，流泪，口干，小便黄。

鱼疔方《土家族医药学》

【组成】梅片5g　鸭舌1g　麝香0.6g　卤砂1.2g　炉甘石0.9g　香油10毫升

【用法】前五药烘干研极细末，后加入香油，用鸡毛蘸上药，轻涂患处，每日二至三次。

【功效】败毒散疔。

【主治】眼鱼疔，在眼珠中间凸出一黑色象小鱼眼珠东西，剧痛，眼花，有重影或眼珠开裂如花，失明。

第二节　耳窍类

利耳剂适用于耳朵及耳孔内各种疾病如耳聋、耳鸣、灌蚕耳等病证。

利耳剂多由通窍止鸣、败毒消肿，燥湿化脓之响铃草、震天雪、石菖蒲、皂角刺、地散珠、手指甲、虎耳草等为主组成。由于耳在人体头部与脑血相通，故耳病多耳聋、耳鸣、头晕、头昏。耳在外，常年无保护物掩盖，易进水、虫等异物，而发生脓耳、旋耳。故组方时根据病在外耳及内耳不同，在肉在经络、窍孔不同，组成不同的方剂。耳病治疗有外用和内服之法，病在外耳多外用，在内耳多内服。

耳聋、耳鸣有体虚及耳窍不通病因病机不同。虚者宜补，气血精亏当详辨；实者宜通，孔窍、经络宜细分，认真选方用药。常用方有响铃通耳汤、灌蚕耳散等。

1. 响铃通耳汤《单验方选编》

【组成】响铃草 30g　震天雷 3 粒

【用法】水煎服，每日一剂，一日三次。

【功效】开耳窍，通闭塞。

【主治】耳聋，耳朵开始听声不清，后失听伴耳鸣。

【解析】耳聋病之病因多由洗澡进水、暴声震伤、耳内经脉不通、病久体虚等都可致耳聋。本方治耳聋、伴耳鸣，多由经脉不通所致。方中响铃草通经脉、开耳窍，为主药；震天雷用子，有开闭之功，为帮药。两药合用，共奏通经脉、开耳窍闭塞之功。

【加减】少数土家医加猪耳朵同煮食耳及汤。有耳鸣加水菖蒲、叫牙虫。

【应用】本方为经脉不通之耳聋伴耳鸣而设，可试用神经性耳聋治疗。

【注意事项】体虚耳聋非本方所宜。

【备注】震天雷药用其加工炮制后种子。

【备考】耳聋，土家医又称耳背。

2. 常用单验方

肺草菖蒲饮《单验方选编》

【组成】肺心草根 15g　石菖蒲根 10g

【用法】水煎服，一日三次，每日一剂。

【功效】益肺气，通耳窍

【主治】耳聋。

耳聋天笔汤《单验方选编》

【组成】牙猪蹄1只　皂角刺数颗　笔壳草3根

【用法】炖服，每日一剂，分二次。

【功效】通窍止聋。

【主治】耳聋。

二皂响铃汤《单验方选编》

【组成】响铃草30g　笔筒草15g　水灯草15g　水皂角15g　皂角刺15g

【用法】用猪蹄500g（男用雌，女用雄）入上药，加水适量，砂罐炖服，每日一剂，分二次服。

【功效】通窍清热，化瘀开闭。

【主治】耳聋。

3. 灌蚕耳散《土家医方剂理论整理研究》

【组成】地散珠适量（10g）　麝香0.3g

【用法】将地散珠捣烂成粉，加入麝香，拌匀，用一小棉花珠蘸上药粉，放入患耳内，一日一次。

【禁忌】忌辛辣、化物。

【功效】败毒排脓，消肿止痛。

【主治】灌蚕耳。一侧或双侧耳朵内流脓，有腥臭味，耳内痒，微痛，重者耳部肿痛，听力减退，甚至耳聋。

【解析】由于洗澡或淋雨，水入或虫蚁入耳内，毒气内侵致耳内气血壅结，久而化腐为脓，故见耳内流脓、腥臭、耳痒、微痒。毒气重则耳肿痛，脓血阻滞耳道，故听力减退或消失。本方主药地散珠，败毒消肿，活血行瘀；麝香通窍，消肿止痛，帮引兼用。二药共奏败耳内毒气、排脓、消耳肿痛之功，使耳道通畅，听力正常。

【加减】急性加黄皮粉，痛加水片。

【应用】现代用于治疗中耳炎，以耳内疼痛、痒，流脓特臭或耳聋为治疗要点。

【注意事项】1. 麝香有坠胎作用，故孕妇忌用。2. 上药前要清洗耳内脓液。

【注解】地散珠又名地牯牛。

【备考】灌蚕耳为土家医古病名，相当于化脓性中耳炎。

【附方】脓耳汤：野菊花 15g，蛇泡草 10g，汁儿根（鱼腥草）20g，蜂窝球 15g，枇杷树根 15g，黄瓜香 15g，刺黄连 10g。水煎，日一剂，分二次内服。

4. 常用单验方

指冰散《单验方选编》

【组成】手指甲 2g　冰片 0.5g

【用法】指甲焙焦与冰片共研细末，吹入耳内，一日二至三次。

【功效】败毒排脓。

【主治】灌耳心。

虎耳灯草油《单验方选编》

【组成】灯草灰　虎耳草（取汁）　麻油各适量（菜油亦可）

【用法】调匀滴耳中。

【功效】清热燥湿。

【主治】脓耳（灌耳心）。

枯黛散《单验方选编》

【组成】枯矾　青黛　冰片　炉甘石各适量

【用法】共研细末，先用淡盐水洗净患处，再将药粉散于疮面。

【功效】燥湿收水。

【主治】旋耳疮。

第三节　鼻窍类

利鼻窍剂适用于鼻窍疾病如鼻塞、鼻血、脓鼻、鼻痛、鼻假肉、鼻渊等。

利鼻剂由利鼻通窍药隔山香、土藿香、鸡屎藤、苍耳、岩菖蒲、通草等，配伍止血，败毒化脓，化腐如柏叶炭、丝毛根、人发、婆婆针、败酱草、山银花、天丁、涕虫、明矾等组成方剂。

鼻在头面正中，与喉、眼、耳相通，和脑髓相近，故临床应用时注意鉴别诊断，必要时加减应用。

鼻病种类多，土家医方也多，本节选常用方 6 首，供临床使用。

1. **鼻齆汤**《土家族医药学》

【组成】土荆条 10g　猫儿头 10g　风球 10g　苏叶 15g　苍耳子 10g　小杆子 10g　野茄子 15g　生姜 3 片

【用法】每日一剂，水煎二次服。

【禁忌】忌腥臭。

【功效】赶寒通窍。

【主治】鼻塞病，鼻塞不通，流清涕，气从口中出，头胀痛，怕冷，伴咯。

【解析】风寒病气入于鼻窍，阻塞鼻通气血运行，故见鼻塞不通，流清涕，气从口中出。风寒入肌肤，故怕冷，头痛，四肢不舒。方中土荆条、小杆子散寒气，苏叶、生姜赶寒疏风，为主药；猫儿头、野茄子通窍利鼻，为帮药；风球、苍耳入窍，引药入鼻，为信药。诸药合用，共奏赶寒通窍之功。

【加减】头不闷胀去猫儿头，伴耳鸣加水菖蒲。流脓涕多去苏叶、生姜、小杆子，加山银花、蛇泡草、铁灯台、婆婆针。

【应用】本方为鼻塞证而设，以鼻塞不通、流清涕、头胀痛、伴咯为治疗要点，现用于治疗鼻炎、副鼻炎。

【注意事项】注意与单纯感冒鼻塞流清涕、打喷嚏区别。

【备注】土荆条又名六月雪，猫儿头为贯众，风球为枫树球。

【备考】鼻塞症，为土家医病名，相当于过敏性鼻炎、单纯性鼻炎、副鼻炎无化脓性感染者。

2. 银鸡汤《单验方选编》

【组成】山银花 15g　鸡屎藤 15g　空桐苞 12g　丝瓜根 15g

【用法】水煎服，每日一剂，一日三次。

【禁忌】忌热饮、辛辣。

【功效】清热止血。

【主治】鼻衄，口鼻干燥或发热鼻血，血出鲜红，成线或点滴状。

【解析】鼻血病因较多，有热病、燥邪、外伤、血气亏虚等。一般热病鼻衄色鲜红，有热感；燥邪伤膜，鼻中干燥，色暗；外伤出血，鼻中痛，血出如注；血气亏虚之鼻血色淡。本方所治鼻衄为热邪灼伤经脉所致，方中山银花清热退火，为主药；空桐苞、丝瓜根凉血止血，为帮药；鸡屎藤泄伏火、修鼻膜，为客药。全方共奏清热止血之功，使热退鼻血止。

【加减】火甚加生地、鲜茅根；有瘀热加四棱草。

【应用】本方主治鼻血，以发热、鼻中燥热、血鲜红为治疗要点。

【注意事项】1. 非热邪所伤鼻血不宜使用本方。2. 出血多可配合外用散剂吹鼻用。3. 必要时用艾绒或白蒿捣烂塞鼻。

【备注】空桐苞为空心苞，药用其根。

【备考】鼻衄，又名鼻血。

【附方1】发梅散（《单验方选编》 胎发烧灰，乌梅炭一个。共研细末，吹鼻孔，男左女右，血止停用。功效收塞止血。主治鼻衄。

【附方2】人发散（《群方集》） 头发灰适量。碾末，用草筒吹鼻内。功效收塞止血。主治鼻血。

【附方3】棕板鼻衄散（《中国民族药炮制集成》） 棕板(制炭)、刺蓟、桦皮、龙骨等分。刺蓟、桦皮、龙骨研细末与炭制棕板炭粉合均匀，每服5g，米饮调下。功效收敛止血。主治久鼻衄不止。

3. 治虫、假肉方涎涕汁《单验方选编》

【组成】鼻蠡虫三条。

【用法】将鼻蠡虫加入糖融化后，用药液涂搽患处。

【功效】杀虫灭蚁。

【主治】鼻蠡。

4. 鼻假肉散《单验方选编》

【组成】明矾 杏仁各等分

【用法】研末用脱脂棉少许撕成小薄块包药塞于鼻内，其大小以不碍呼吸为度，息肉消散后停药。

【功效】祛腐生新。

【主治】鼻息肉。

第四节　口窍类

利口窍剂适用于口内疾病包括舌、牙等如口疮、舌疮、舌肿、舌菌、舌岩、牙疮等。

利口窍剂多由赶火、败毒、消肿、敛疮、化岩为主组成如黄瓜香、苦荞头、天青地白、鱼鳅串、黄柏、地牯牛、儿茶、枯矾等。

口窍病目见明白，主要注意辨证，分清虚实。实者宜清宜泄，虚者宜补宜调。本节选常用方有鱼辣爪龙散及常用单验方儿枯散、棕菌汁治疗牙痛诸方。

1. 鱼辣爪龙散《土家族医药学》

【组成】细鱼辣叶　麻柳叶　五爪龙　大路边黄叶　铁马鞭　白蒿三月泡叶　韭菜蔸各 5g 梅片 3g

【用法】共研细末，取药粉适量吹入口中患处，每日三次。

【功效】赶寒败毒，敛疮生口。

【主治】白口疮，口中或舌上生粟样白色小疮，溃烂流涎水，不吸奶，疼痛，烦躁干呕。

【解析】白口疮多见于小儿，因正气不足，寒气入口，与口中浊腐相杂而出现口中白疮；或扩展融合成片，出现溃烂、疼痛，流涎长；口内溃烂故不能吸奶，烦躁，哭闹；寒气入肚故吃奶时干呕。治宜赶寒败毒。方中鱼辣叶、五爪龙败毒敛疮，为主药；麻柳叶、韭菜蔸赶寒，为帮药；路边黄、铁马鞭去浊气，为客药；白蒿、三月泡叶、梅片敛疮生口，为信药。诸药合用，共奏赶寒败毒、敛疮生口之功。

【加减】大便干去白蒿、三月泡叶。

【应用】本方主治白口疮，以口中或舌上生白疮，溃烂流涎水，烦闹干呕为治疗要点。

【注意事项】白口疮多见于小儿，口疮多见于成人；白口疮高出表面，口疮多凹陷溃疡。

【备注】细鱼辣叶又名小鱼腊叶，大路边黄又名仙鹤草。

【备考】白口疮为土家医病名，相当于口腔炎。

【附方1】天星虱婆散　满天星5g，地虱婆10个。共研细末，吹口中，每日二至四次。

【附方2】马草水蒿散　克马草、水蒿、三月泡叶各10g。上药鲜品捣烂贴敷后颈窝里，一日一次。

2. 常用单验方

儿枯散《中国民族药炮制集成》

【组成】儿茶膏3g　枯矾6g

【用法】共研细末，用菜油调成糊状擦患处。

【功效】清热敛疮。

【主治】口疮。

棕菌汁《单验方选编》

【组成】棕树上生的菌子适量

【用法】研细布包在淘米水内浸泡两个小时，取水涂患处。

【功效】败毒敛疮。

【主治】口疮。

牯牛荞头散《单验方选编》

【组成】地古牛3个　苦荞头3个　枯矾6g

【用法】将前二味烘干，合枯矾共研细末，用竹筒吹于疮面。

【功效】清热败毒，敛疮收口。

【主治】口疮。

口疮洗汁《单验方选编》

【组成】鱼秋串15g　天青地白15g　银花15g　雨点芋2g

【用法】捣烂兑淘米水布包浸润取汁洗疮面，每日二至三次。

【功效】清热败毒。

【主治】鹅口疮。

地白蜜《单验方选编》

【组成】天青地白　蜂密适量

【用法】捣烂取汁加蜂蜜调匀搽疮面，每日二至三次。

【功效】收敛生肌。

【主治】口疮。

舌乌汤《单验方选编》

【组成】野菊花根15g　洋藿根12g

【用法】捣绒兑淘米水内服，每日一剂，分二次服。

【功效】败火散瘀。

【主治】舌根上生乌泡。

青黄散《单验方选编》

【组成】青黛6g　黄柏3g

【用法】研细末撒在口中疮面上，每日三次。

【功效】败火收口。

【主治】舌疮。

蚂蚁散《单验方选编》

【组成】蚂蚁适量

【用法】烘干研末，先将舌针刺出血，后吹末入喉中。

【功效】赶毒消肿。

【主治】舌肿伸出不收。

3. 牙病诸方

风牙痛方《土家族医药学》

【组成】猪腰子树 12g　续断 10g　棉皮 10g　铁绒蕨 10g　桂鱼风 15g　花椒 10g　回头青 10g　马蹄香 4g　小杆子 10g　败酱草 15g

【用法】每日一剂，水煎二次服。

【功效】赶风赶寒。

【主治】风牙痛，牙齿痛，不红肿，吸气时牙出现酸痛，食酸冷食物即发，伴腰痛腿软。

【附方】枯矾 5g，四两麻 6g，乌莸 6g。

后二种水煎服液加入枯矾粉，每日六至八次涂牙痛处。

火牙痛方《土家族医药学》

【组成】铁马鞭 15g　半边连 10g　河风草 10g　十大功劳 20g　黄草 10g　马蹄香 5g　石膏 50g　梨头尖 20g

【用法】每日一剂，水煎二次服。

【功效】赶火止痛。

【主治】火牙痛，牙根红肿疼痛，重者面部肿胀，引偏头痛。牙根易出血，大便干硬。

【附方】黄瓜香 10g，梨头尖 15g，鸡爪连 10g，竹叶菜 15g，石膏 30g。水煎取汁含漱口，每日二至三次。

虫牙痛方《土家族医药学》

【组成】苦参 15g　野花椒 10g　毛耳朵 10g　柿子树皮 10g　苦楝树皮 15g　粘身草 10g　锯子草 10g　黄珠子 10g

【用法】每日一剂，水煎二次服。

【功效】杀虫止痛。

【主治】虫牙痛。

【附方】烟屎、花椒、雄黄、打火草、倍子各适量。研细末，闷燃后用喇叭纸筒罩着，尖口端对准病牙，进行熏烧，每次半小时，每日 1~2 次。

第五节　喉窍类

利喉窍剂适用于咽喉部位病证如锁喉风、鸭姑劳、蛾子、喉蚁等。

利喉窍剂由凉爽润喉之山荷、灰包菌、开喉箭、三两银等配伍赶火、败毒、杀虫，开音、散结如地胆、野菊、水黄连、蜘蛛、人指甲灰等组成。

喉为气道、食道之门户，易受外邪侵犯，也可内脏疾病影响，在治疗上以祛邪为主，或配合内伤病治疗。在方法上以外治和内服同用或单用某一法，随证选用。本节选常用方 5 首，单验方 3 首，供临床使用。

咽喉内膜嫩、肉薄，过冷、过热刺激会加重病情，故选药时避免大寒大热之品，饮食上注意禁忌。

1. 锁喉风散《土家族医药学》

【组成】开喉箭 12g　灰包菌 10g　上搜山虎 10g　润喉草 15g　见风消 10g　四两麻 5g　三棵针 10g　黄珠子 10g　山豆根 10g

【用法】每日一剂，水煎，三次服。

【功效】赶火败毒，消肿开喉。

【主治】锁喉风，喉咙红肿疼痛，吞咽或呼吸困难，流涎，言语不出。

【解析】锁喉风系痰热火毒或瘟毒炽盛结聚咽喉，使气血凝滞，挡阻筋脉，出现气道不畅，故见喉咙红肿疼痛，吞咽、呼吸困难，流涎，讲话不出，病情发展快，急需败毒消肿。方中开喉箭、上搜山虎、见风消败毒消肿，为主药；三颗针、黄珠子、山豆根赶火败毒，为帮药；灰包菌、润喉草润喉开音，四两麻止痛，共为客药；甘草清热又调合诸药，为信药。全方共奏赶火败毒、消肿开喉之功效。

【加减】无发热去三棵针、黄珠子；痛不明显去四两麻。

【应用】本方为锁喉风而设，以喉咙红肿疼痛、吞咽困难、呼吸不畅、流涎、发音不出为治疗要点。

【注意事项】应用此方要以单纯乳蛾肿大鉴别，不能与白喉混淆，治法有别。

【备注】开喉箭又名三两金，灰包菌又名马勃，润喉草为山薄荷。

【备考】锁喉风为土家医古病名。

【附方】蛇皮天星散：蛇皮 5g、满天星 8g、梅片 1g。共为细末，吹入咽喉中，每日三至四次。

2. 鸭姑劳饮《土家医方剂理论整理研究》

【组成】野菊花 15g　灰包菌 10g　土人参 10g　山薄荷 10g　马蹄香 6g　地苦胆 5g

【用法】水煎，日一剂，分三次内服。

【功效】退虚火，利咽喉。

【主治】鸭姑劳，声音嘶哑如鸭子叫，喉咙痒，形体消瘦，干咯，经常反复发作，口干心烦。

【解析】本方症因肺虚或虚火上冲于喉咙，影响声门，故声音嘶哑，声如鸭姑叫喊，喉咙痒。肺虚津伤，故见干咯。精气亏损，筋脉失养，故见形体瘦弱、口干燥、心烦等表现。久病连绵，故经常反复发作。本方症因虚火而起，故用性凉味苦的野菊花为主药，退肺中虚火；土人参补养肺精，筋脉得养，诸证得除；地苦胆、马蹄香、山薄荷败毒利喉，使喉痒鸭姑叫声得愈，上四味为帮药；灰包菌质轻走上败毒，为信药。六味共奏退虚火、利咽喉之功，使鸭姑劳可愈。

【加减】口干咽干加黑参、绿水子、沙参。

【应用】本方为鸭姑劳而设，以声音嘶哑如鸭叫声，喉痒、消瘦、干咯为治疗要点。

【注意事项】急性声嘶哑非本方所宜。

【备注】灰包菌又名马勃，土人参又名小人参。

【备考】鸭姑劳为土家医古病名，相当于慢性咽喉炎、喉结核等。

【附方】喉劳汤　开喉箭 10g，鸡呀嘶 5g，八角莲 5g，田三七 10g，岩丸子 10g，马蹄香 10g，双蝴蝶 10g，黄珠子 15g。

【用法】上药水煎，日一剂，分三次内服。

3. 白喉散《土家族医药学》

【组成】刺黄连　蜂窝球　地牯牛各 10g　梅片 2g

【用法】前三药烘干研末，加梅片研粉调匀，用稻草筒装药粉吹入咽喉部，每日三至四次。

【功效】赶潮败毒。

【主治】白喉，喉咙周围长一层白膜较厚，伴肿痛，声音嘶哑，流涎不止，小儿不吸奶，大人吞咽困难，烦躁不安，气促。

【解析】白喉为瘟毒寒气从外而入，有一定的传染性。瘟毒积于喉咙，与寒相结，故见长一层厚白膜，不易刮脱，白膜压迫阻塞声门，故见声音嘶哑；喉咙肿胀痛，故小儿不能吸奶，哭啼，气促，大人吞咽困难，出气不匀。如不及时治疗，一昼夜可封喉，阻塞气道，可致死亡。方中黄连应为山黄连，败瘟毒功能强，为主药；蜂窝败毒去膜，宽喉，为帮药；地牯牛消肿止痛，为客药；梅片散潮气，又清凉润喉，为客信药。四药共奏赶潮败毒之功。

【加减】气促明显加锦灯笼。

【应用】本方为白喉而设，以喉咙处长白膜不易刮脱，流涎，吞咽呼吸困难为治疗要点，现代医学白喉病可试用本方。

【注意事项】吹药不见效，病情危重者应到有条件医院切开气管抢救。

【备注】刺黄连应为山黄连，蜂窝球又名蜂房。

【附方】二香散　马蹄香5g，青靛粉3g。共研细末，吹喉咙中，每日三至四次。

4. 喉痛救驾汤《单验方选编》

【组成】大救驾 12g　叁两银 12g

【用法】水煎服，每日一剂，一日三次。

【功效】败毒利喉、消肿止痛。

【主治】蛾子，乳蛾肿大，喉生块蛾，咽喉两侧乳蛾红肿，疼痛，吞咽困难，可伴发热。

【解析】正常人咽喉两侧各生一个乳蛾，不出面，隐于内，专吃病邪毒气。一旦正气下降，乳蛾功能减低，恶毒邪气伤害乳蛾立即肿大伸出，如指头大，红肿，甚至化脓，出现发热、咽喉痛、吞咽困难。治宜败毒利喉，消肿止痛。方中大救驾清热败毒，消肿止痛，为主药；三两银散消肿，发散开喉，为帮药。两药合用，共奏败毒利喉、消肿止痛之功，使毒去热清肿消咽开。

【加减】伴高热者加山黄连、梨头草，肿大不消加冲天炮。

【应用】本方为急性咽喉长蛾子而设，以喉生块蛾，红肿疼痛，吞咽困难，可有发热为治疗要点。

【注意事项】1. 慢性长期肿大或化脓者，可用本方加减治疗。2. 脓肿形成须切开引脓。

【备注】大救驾用其根或用鲜叶捣烂取汁含服。三两银又名开喉箭。

【备考】蛾子为土家医古病名，相当于现代医学急性化脓性扁桃体炎。

5. 常用单验方

消蛾散《单验方选编》

【组成】开喉箭（八爪金龙）15g　蜘蛛2个

【用法】用蜘蛛焙干研末，以开喉箭煎水冲服，一日三次。

【功效】杀蛾败毒。

【主治】乳蛾肿大。

茧黄散《土家族医药学》

【组成】蚕茧10g　雄黄3g　枯矾10g

【用法】蚕茧焙干与雄黄、枯矾共研细末吹患处，每日二至三次。

【功效】退火败毒。

【主治】蛾子肿大。

壁虎开喉散《单验方选编》

【组成】开喉箭10g　爬壁虎5g　人指甲1g

【用法】分别焙炭存性研末合匀吹喉，每日三次。

【功效】开喉锁，消肿块。

【主治】蛾子（慢性长期不愈）。

野菊地胆汤《土家族医药学》

【组成】野菊花15g　地苦胆10g　火炭母10g　土牛膝10g　梨头尖2g　一支箭10g　河风草15g

【用法】每日一剂，水煎服一半，另一半嗽口用。

【功效】退火败毒。

【主治】蛾子症。

蜂尾散《单验方选编》

【组成】牛角蜂尾刺适量

【用法】焙灰吹喉，每日三次。

【功效】消肿散结。

【主治】乳蛾肿大。

6. 喉蚁散《土家族医药学》

【组成】花椒根皮或籽 10g　大蒜块 15g　五倍子 4g　红藤 10g　梨头草 12g　上搜山虎 10g　开喉箭 10g

【用法】每日一剂，水煎二次服。

【功效】杀蚁败毒。

【主治】喉蚁病，初起喉咙痒，有小坑点，吞咽时有阻塞感，声音嘶哑，牙齿淡红，喉咙肿胀，溃烂后出现小麻点，乳蛾明显肿大，久之可浸涎至鼻孔，入鼻孔内叫马夹风。

【解析】蚁虫病为吃不洁食物，或手拿飞蛾虫后未洗手，使蚁虫入口停于喉咙处，侵蚀喉壁肌肉。初期虫不多时出现喉痒，起小点，喉咙肿胀溃烂，起小麻点，声嘶，吞咽困难；向鼻腔发展成马夹风，伴气道阻塞，心跳块，气急，病情危重，治宜杀蚁败毒。方中花椒、大蒜、五倍子杀蚁虫，为主药；红藤活血消肿，上搜山虎、梨头草败毒，为帮药；开喉箭开喉止痛，为客药。全方共奏杀蚁败毒之功。

【加减】喉不红肿去红藤，病情不重去大蒜。

【应用】本方主治喉蚁。以喉痒，有小坑点，吞咽有梗阻感，声嘶，牙齿淡红色，喉咙肿胀为治疗要点。

【注意事项】喉议虫病不能与喉火混同，非喉蚁忌用本方。

【备注】上搜山虎又名射干。开喉箭又名万年青、包谷七。

【备考】喉蚁为土家医古病名，与慢性咽喉炎相似，不能等同。

【附方1】核梅二黄散　雄黄5g，梅片2g，核桃叶8g，炮磺5g。核桃叶焙干，与另三药共研细成粉，用纸筒装少许药粉吹入喉中，每日三至四次。

【附方2】三白杀虫散（《单验方选编》）　白菊花6g，白部根9g，火药少许。研末和匀，红布包火烧烟熏，每日一至二次。功效杀虫止痛。主治喉蚁虫病。备注：火药为土枪用自制的土炮药。喉蚁虫为土家医古病名。

【附方3】天青鱼腊散（《单验方选编》）　天青地白、白蜡树叶各30g。研末吹入鼻或喉中，一日三至四次。功效清热杀虫，利喉止痛。主治喉蚁虫病。备注：白蜡树叶又名冬青叶，喉蚁病为土家医古病名。

第六节　乳窍类

利乳窍剂适用于妇女产后乳汁不通或乳汁少病证。至于乳痈、乳岩在相关章节已收载。

乳房生在两胸上，内有许多乳管，其乳汁来自体内肚肠消化吸收五谷精华，经命火熏化而成，贮于乳房内，经小儿吸吮经乳头流出，供养小儿。乳汁是小儿重要的营养，由于乳汁生成减少或乳管阻塞不能，则出现少乳或无乳。

利乳窍剂由通管及发奶药如奶奶草、一点白、黄萱根、草乳根、配合天丁、甲珠、留行子、通草等配伍而成，可适当配伍血肉有情之品如猪前蹄、鸡蛋。常用方有萱草通乳饮、通乳蛋。

1. 萱草通乳饮《鄂西药物志》

【组成】萱草根30g　羊乳根30g　八月扎根30

【用法】炖猪脾服汤吃肉，每日一剂，分二次服。

【功效】生乳汁，通乳络。

【主治】缺奶，乳汁量少清淡，产后乳房不胀，乳汁不通畅。

【解析】在土家族医学中部分土家医把乳汁不通、缺乳病证纳入窍病范畴，认为乳汁分泌与人体窍气有关。乳窍在乳房中，窍气旺盛，乳量多，汁浓，分泌通畅；窍气低下，乳汁少，清淡，乳管不畅。方中萱草根补乳窍气，促进乳汁生，排泄畅，为主药；羊乳根生乳精，泌乳汁，与萱草根相配，使乳汁分泌旺盛，养育婴儿，为帮药；八月扎根走乳房，通乳络，为信药。三药合用，共奏生乳排乳之功。

【加减】伴气虚加对叶参、刺芪。伴乳络不通加甲珠、天丁。

【应用】本方为产后乳少而设，以乳汁量少清淡或不通为治疗要点。

【注意事项】单纯乳络不通非本方所宜，乳汁少伴不通畅可加减使用。

【备注】萱草根又名黄花菜根，羊乳根为羊奶植物干燥块根。

【备考】缺奶为乳汁分泌不足。

【附方】通乳蛋（《群方集》）　一点白15g，鸡蛋3个。一点白研粉5g，与鸡蛋1个调糊后，蒸煮内服。功效通乳络，催乳汁。主治缺乳。妇女生产后乳汁少或不通。

第七节　后窍类

利后窍剂适用于后窍（后阴）部位之肛痒、痔疮、、老鼠挖后门、肛裂等疾病。

后窍为人体排泄糟粕之门户，内与大肠相连接，故易受肠道硬物、辣物刺伤或肠毒致病，也可因外伤、久坐等外因所致。

利后窍剂多由通便、消肿散结、止血润肤药如牛耳大黄、玉簪花根、仙鹤草、牛奶根、苦参、九里光、麻油等组成。常用方有肛痒汤、松毛臭丹洗肛汤、百奶汤、玉花痔疮汤等。

应用利后窍剂应注意饮食调理，禁食干燥硬物及辛辣之品，每天用清水多洗后阴皮肤，养成良好的卫生习惯。

1. 肛痒汤《单验方选编》

【组成】木槿花根 30g　马鞭稍根 30g

【用法】水煎内服，每日一剂，一日三次。

【功效】清热燥湿，杀虫止痒。

【主治】肛痒。

2. 松毛臭丹洗肛汤《单验方选编》

【组成】马尾松毛 50g　臭牡丹 50g

【用法】每日一剂，水煎外洗患处，每日二次。

【功效】燥湿止痒。

【主治】肛痒。

3. 百奶汤《单验方选编》

【组成】百部 15g　牛奶根 20g

【用法】每日一剂，水煎服，一日三次。

【功效】杀虫收肛。

【主治】外痔翻肛肠。

4. 玉花痔疮汤《单验方选编》

【组成】玉簪花根 20g

【用法】每日一剂，水煎内服，一日三次。另取鲜品适量和桐油打烂热敷肛门。

【功效】消痔平疮。

【主治】痔疮（外痔）。

［利窍剂小结］

利窍剂适用于“七窍”病，共有“七十二窍病方”。本章方剂从上向下共分七大类，即利眼窍、利耳窍、利鼻窍、利口窍、利喉窍、利乳窍、利后窍剂七大类，故又称七窍剂。本章共选正方15首，附方22首，单验方41首。

1. 眼窍剂　适用于各种常见眼病如火眼、风眼、沙眼、占翳、刷翳、筒翳、水翳、萝卜花、鸡目眼、白衣包珠、螃蟹戏珠等。其中火眼贴敷剂有赶火败毒、消肿明目功能，用于治疗火眼病；萝卜花熏洗方有赶火败毒功效，用于治疗萝卜花病；愈翳散有散翳收口功效，用于治疗眼云翳；夜盲复明饮有补眼复明功效，用于治疗鸡目眼病；眼窍怪病选黑眼疔方、螃蟹戏珠方、白云堆山方、白云穿河方、一窝疔方、鱼疔方以治眼疔、白翳。

2. 耳窍剂　适用于治疗耳朵及耳孔内各种疾病，如耳聋、耳鸣、蚕耳等。其中响铃通耳汤有开耳窍、通闭塞之功，用于治疗耳聋；蚕耳散有败毒排脓、消肿止痛功效，用于治疗灌蚕耳。

3. 鼻窍剂　适量治疗鼻窍病如鼻塞、鼻血、鼻息肉等。其中鼻鼽汤有赶寒通窍之功效，主治风寒引起的鼻塞；银鸡汤有清热止血功效，用于鼻中燥热引起的鼻衄；涎涕汁有杀虫灭蚁功效，用于治疗鼻蚁；鼻假肉散，有祛腐生新功效，用于治疗鼻息肉。

4. 口窍剂　适用于口内疾病如口疮、舌疮、舌肿、舌菌、舌岩、牙璜、虫牙等。其中鱼辣爪龙散有赶寒败毒，敛疮生口功能，用于治疗白口疮；舌乌汤有败火散瘀功效，用于治疗舌上生乌疮病；蚂蚁散有赶毒消肿功效，用于治疗舌肿伸出不收；风牙痛方有赶风赶寒功效，用于治疗风牙痛；火牙痛方有赶火止痛功能，用于治疗火牙痛；虫牙痛方有杀虫止痛功效，用于治疗虫牙痛。

5. 喉窍剂　适用于咽喉部病证如锁喉风、鸭菇劳、蛾子、喉蚁等。其中锁喉风散有赶火败毒，消肿开喉功效，用于治疗锁喉风；鸭茹劳饮有退虚火利咽喉功效，用于治疗鸭菇劳病；白喉散有赶潮败毒功效，用于治疗白喉病；喉痈救驾汤有败毒利喉、消肿止痛功效，用于治疗喉部长蛾子症；喉蚁散有杀蚁败毒功效，用于治疗喉蚁病。

6. 乳窍剂　适用于妇女产后乳汁缺少或不通病证。其中萱草通乳汤有生乳汁，通乳络功效，用于治疗缺奶证，通乳蛋有通乳络，催乳汁功效，用于治疗产后乳少或不通病证。

7. 后窍剂　适用于后窍之肛痒、痔疮、老鼠挖后门、肛裂病证。其中，肛痒汤、松毛臭丹洗肛汤有燥湿止痒功效，用于治疗肛痒证；百奶汤有杀虫收肛功效，用于治疗外痔翻肛证；玉花痔汤有消痔平疮功效，用于治疗外痔。

主要参考书目

1. 田华咏，潘永华，唐永佳．土家族医药学［M］．北京，中医古籍出版社（1994 年版）

2. 田华咏，瞿显友，熊鹏辉．中国民族药炮制集成［M］．北京，中医古籍出版社（2002 年版）

3. 田华咏．土家族医学史［M］．北京，中医古籍出版社（2005 年版）

4. 湖北省鄂西自治州卫生局，民委编．鄂西药物志（内部资料）1～6 册，1988 年

5. 田华咏，瞿显友．土家族民间奇效良方（内部资料），1997 年

6. 杨德泉，邓瑛，张皓．土家医方剂理论整理研究（内部资料），1998 年

7. 田华咏，彭芳胜，潘永华．土家族医药研究（内部资料）2001 年

8. 周通群. 土家医七十二症卷（内部资料·手抄本），年代不详

9. 全国土家族医药学术研讨会论文集，2001 年（湖南湘西）

10. 秀山县卫生局编．单验方选编（内部资料），1989 年

11. 汪定万藏．寿世得效方（内部资料·手抄本），年代不详

12. 永顺县卫生局编．群方集（内部资料），1968 年

13. 保靖县中药资源普查办．保靖单验方选（内部资料），1988 年

14. 湘西自治州中草药普查办公室．湘西自治州中草药资源报告集（内部资料），1988 年

方名索引

一画

一点血散 …………… (207)
一窝疔方 …………… (463)
一碗炮火水 ………… (329)

二画

二香散 ……………… (477)
二车送尿汤 ………… (190)
二尖天星方 ………… (283)
二竹山红汤 ………… (256)
二壳止泻饮 ………… (388)
二连补血汤 ………… (418)
二皂响铃汤 ………… (465)
二泽三五汤 …………… (97)
二黄生肌散 ………… (313)
二梨安蛔汤 ………… (173)
二猫搬正汤 ………… (116)
二蒂催吐方 ………… (262)
二腰止痛汤 ………… (126)
二香理气止痛汤 …… (206)
十八症汤 …………… (98)
十八症散 …………… (140)
七味丹毒坎 ………… (69)
人发散 ……………… (469)
九子疡汤 …………… (246)
九牛起痿丸 ………… (426)
九牛造块汤 ………… (243)
九龙消丸泥 ………… (289)
九龙腰带汤 …………… (96)
九里松柏肝 ………… (461)
儿枯散 ……………… (471)

三画

三参补虚汤 ………… (409)
三子益母汤 ………… (381)
三爪杠板泥 ………… (259)
三风复位方 ………… (444)
三白杀虫散 ………… (480)
三加除风汤 …………… (96)
三百二丸汤 ………… (349)
三百三七酒 ………… (216)
三尖退弹方 ………… (294)
三步生姜汁 ………… (288)
三果惩狐汤 ………… (307)
三虎止血汤 ………… (348)
三草莲花汤 ………… (395)
三草通淋汤 …………… (88)

三血消肿收肛方 …… (304)
土牡塞精汤 ………… (391)
土苓梨头汤 ………… (281)
土家补肺汤 ………… (412)
土藿止呕汤 ………… (364)
土茯搜山败毒汤 …… (249)
下元湿热汤 …………… (87)
大削止血汤 ………… (349)
大黄石灰糊 ………… (275)
大黄通便汤 ………… (185)
万年春汤 …………… (271)
口疮洗汁 …………… (472)
寸耳癀饮 …………… (275)
千年热带汤 ………… (399)
千里苦参汤 ………… (305)
千里马接骨散血方 …… (450)
子座汤 ……………… (383)
子桐消痢汤 ………… (109)
山茅夏枯方 ………… (285)
山消木香散 ………… (204)
山撬通胃汤 ………… (167)
山药鸡藤苦荞汤 …… (365)
小杆子汤 …………… (44)
马灵牛王水 ………… (318)
马卦壮肉酒 ………… (444)
马草水蒿散 ………… (471)
马桑牙痛方 ………… (343)
马桑皮叶方 ………… (283)
马蹄山青汤 ………… (232)
马鞭鱼鳅串 ………… (367)
马齿八月大蒜饮 …… (108)
马蹄夏枯蜂房汤 …… (220)

四画

天珠散 ……………… (430)
天蚌散 ……………… (280)
天葵饮 ……………… (128)
天青地白汤 ………… (174)
天青鱼腊散 ………… (480)
天星虱婆散 ………… (471)
天葵化石汤 ………… (290)
天葵化疡散 ………… (289)
天王金龙跌打酒 …… (439)
云实走黄汤 ………… (236)
木鳖猪肝方 ………… (461)
木油通便汤 ………… (189)
木香气痛汁 ………… (204)
木槿四棱汤 ………… (401)
五藤汤 ……………… (94)
五仁稳心粉 ………… (419)
五爪止痛汤 ………… (338)
五爪酸米汤 ………… (83)
五白止带汤 ………… (400)
五加接骨方 ………… (448)
五灵麝丑散 ………… (245)
五虎消气汤 ………… (205)
五根止白方 ………… (119)

五虫祛腐生肌散 …… (312)
车前苦竹汤 …………… (90)
长蛇症汤 …………… (172)
止惊阴阳水 ………… (229)
止痢收肠汤 ………… (304)
中风纠偏丸 ………… (137)
内伤挡血酒 ………… (124)
内疡肚痛散 ………… (310)
内金赶石止血汤 …… (291)
见肿消水汤 ………… (155)
见血飞伤痛酒 ……… (441)
牛王通淋汤 …………… (89)
牛角清血汤 …………… (71)
牛茜先期汤 ………… (379)
牛绳止血水 ………… (345)
手香二核汤 ………… (306)
气结汤 ……………… (200)
气虚丸 ……………… (407)
气瘤汤 ……………… (207)
升举汤 ……………… (300)
升浮汤 ………………… (52)
毛腊鸡 ……………… (334)
毛葵止呃汤 ………… (211)
毛薯双补汤 ………… (411)
化物汁 ……………… (295)
化血连汤 …………… (131)
化浊清尿汤 ………… (117)
化毒宽肠汤 ………… (251)
化气散结通淋汤 ……… (88)
爪莲黑参泻心汤 ……… (79)
化湿败毒止带汤 …… (401)
化痰熄风止痫散 …… (222)
公英芙蓉方 ………… (280)
风坨水 ……………… (218)
风疹汤 ………………… (54)
风癞汤 ……………… (370)
风牙痛方 …………… (473)
风火蛇毒 …………… (258)
风热止泻汤 ………… (369)
风热呕吐方 ………… (365)
风湿骨痛酒 …………… (98)
风寒表证方 …………… (47)
风湿关节痛方 ………… (95)
风湿止痛散瘀汤 ……… (97)
月月红汤 …………… (379)
月月见红汤 ………… (380)
月瓜固升汤 ………… (308)
月瓜珠子汤 ………… (291)
月家龙船汤 ………… (251)
月家赶毒活血汤 …… (249)
丹凤丸 ……………… (402)
丹毒清 ……………… (237)
乌苞莲汤 …………… (325)
乌鸦症汤 …………… (100)
乌鸦风汤 ……………… (63)
乌泡马鞭汤 ………… (110)

乌蹄风药汤 …………（368）
乌苞倒生关门汤 ……（353）
勾叶喇叭方 …………（284）
文王止痛散 …………（202）
六月夏枯方 …………（283）
六月落雪方 …………（268）
六合久痢汤 …………（390）
六花化瘀止带汤 ……（400）
火气汤 ………………（85）
火伤汁 ………………（318）
火疔散 ………………（286）
火痢汁 ………………（109）
火牙痛方 ……………（473）
火流外敷方 …………（273）
火眼败毒方 …………（457）
火眼贴敷剂 …………（456）
火眼散血方 …………（457）
心痛散 ………………（341）
心惊猪心汤 …………（419）
巴骨流痰散 …………（268）
巴骨瘤痈方 …………（270）
双白止血散 …………（345）
双红血崩方 …………（396）
双花石榴汤 …………（354）
双连和气散 …………（374）
双草化痰止眩汤 ……（219）
水呛方 ………………（323）
水火烫伤散 …………（319）
水枣化浊汤 …………（119）
水罗桃皮汤 …………（132）

五画

去痰醒神开窍汤 ……（371）
玉花痔疮汤 …………（482）
艾叶三泡汤 …………（401）
功劳骨蒸汤 …………（331）
功劳珠子汤 ……………（67）
功劳赶火汤 ……………（82）
术米健肚止带汤 ……（401）
左转汤 ………………（117）
左转地丁汤 …………（191）
左转肠痈汤 ……………（76）
石竹麦冬汤 …………（332）
石南镇痛汤 …………（214）
石蒜消肿外用散 ……（161）
龙牙草汤 ……………（175）
打劳酒 ………………（127）
四方伤筋散 …………（444）
四水豆腐汤 …………（162）
四白止带汤 …………（401）
四味止崩汤 …………（397）
四炭铁便饮 …………（345）
四根一草汤 …………（350）
四楞菊花汤 …………（457）
田螺红粉散 …………（240）
田螺麝香饼 …………（109）
四藤通经汤 …………（130）

四块瓦止漏汤 ……… (396)
四块瓦托肠汤 ……… (303)
叶下红汤 …………… (132)
叶珠翻白地锦汤 …… (107)
帅气饮 ……………… (308)
归术补虚汤 ………… (408)
白喉散 ……………… (476)
白头霉汤 …………… (177)
白云穿河方 ………… (462)
白云堆山方 ………… (462)
白花左转汤 ………… (279)
白绿齿苋浆 ………… (238)
白改消胆散 ………… (112)
白果定喘汤 ………… (209)
白药瓜金消臌汤 …… (153)
仙血棕炭饮 ………… (398)
仙桃跌打酒 ………… (441)
仙桃三七咳血方 …… (350)
仙桃还阳咳血汤 …… (348)
仔鸡补血汤 ………… (417)
瓜苏散寒方 …………… (47)
瓜香地白汁 ………… (311)
瓜香猪蹄汤 ………… (417)
瓜根刀豆汤 ………… (221)
包金泻肺汤 …………… (80)
兰花藤箭汤 ………… (259)
头风汤 ……………… (213)
发梅散 ……………… (469)
发雄烟熏方 ………… (316)

六画

老鼠风饮 …………… (227)
老鸦酸止泻汤 ……… (389)
耳虫散 ……………… (295)
耳聋天笔汤 ………… (465)
百奶汤 ……………… (482)
百合乌药汤 ………… (341)
百部杀虫液 ………… (180)
地白蜜 ……………… (472)
地椒汤 ……………… (329)
地蟹饮 ……………… (437)
地枇杷汤 …………… (326)
地升托宫汤 ………… (302)
地加串边方 ………… (282)
地加脚叉方 ………… (282)
地耳一支箭 ………… (280)
地虎骨碎汁 ………… (269)
地牯化石散 ………… (291)
地胆气藤散 ………… (206)
地椒活血丸 ………… (441)
地椒全刀泥 ………… (178)
地蜂消痔汤 ………… (168)
地锦治痢汤 ………… (108)
地枇杷白果饮 ……… (331)
地兰条参益肾汤 …… (423)
地牯牛毛平喘散 …… (335)
压劳汤 ……………… (413)

灰黄散 ………………… (313)
灰条补虚汤 ………… (423)
扫雷汤 ………………… (193)
托乳汤 ………………… (303)
奶痈透脓汤 ………… (278)
托毒汤 …………………… (56)
吊玲收水方 ………… (315)
虫牙痛方 ……………… (473)
阳雀草丸 ……………… (256)
阳合桐根汤 ………… (307)
阴蛇症汤 ……………… (140)
阴阳过岗汤 ………… (427)
舌乌汤 ………………… (472)
竹钩汤 ………………… (230)
竹罗气痛汤 ………… (199)
竹根牛角七方 ……… (449)
伤寒症汤 ………………… (44)
伤科止痛散 ………… (342)
闭毛眼汤 ………………… (45)
闯红排浊汤 ………… (251)
羊角凉血方 …………… (72)
灯龙照胃汤 …………… (86)
血劳药蛋 ……………… (416)
血尿积饮 ……………… (351)
血芦止血汤 ………… (353)
血连红崩散 ………… (397)
血虚头痛汤 ………… (416)
血崩山症汤 ………… (394)
血藤四棱汤 ………… (134)
血藤金铃饮 ………… (131)
血余乌泡治漏饮 …… (394)
血藤月月调经汤 …… (376)
朵云肺痨汤 ………… (330)
衣边止血汤 ………… (352)
产后血通汤 ………… (133)
产后腰痛汤 ………… (134)
产后腹痛方 ………… (134)
羊癫汤 ………………… (372)
羊草猪尾汤 ………… (305)
关门止汗汤 ………… (387)
关门吊茄汤 ………… (303)
壮阳鸡 ………………… (427)
壮阳起阴汤 ………… (145)
决明目盲方 ………… (169)
安蛔排虫水 ………… (174)
收肠通气汤 ………… (309)
红筷子汤 ……………… (223)
红活荞莲汤 ………… (216)
红烟星散方 ………… (286)
红藤苦楝汤 ………… (173)
红老鱼鳅串骨饮 …… (446)

七画

走丝消疡丸 ………… (288)
赤　灼痛汤 ………… (340)
芙蓉龙角方 ………… (279)
芙蓉猪娘泥 ………… (273)

克马风汤 ………………… (62)
豆矾汤 ………………… (418)
豆豉葱白饼 ………… (.195)
花胎汤 ………………… (164)
花冰生肌散 ………… (313)
攻毒二黑汤 ………… (255)
两血转白汤 ………… (352)
扶软汤 ………………… (421)
护肺百咳煎 ………… (327)
求嗣汤 ………………… (383)
吴麦饼 ………………… (387)
旱烟油 ………………… (260)
串边对口方 ………… (282)
利尿排污汤 ………… (191)
倍矾蕉姜汤 ………… (305)
兵髓止滑汤 ………… (392)
岔气外擦汁 ………… (203)
肚痒汤 ………………… (482)
肚胀惊汤 …………… (233)
肚肠气药汁 ………… (205)
肚肠腑实汤 ………… (184)
肚虚冷积汤 ………… (187)
肚脱涂贴方 ………… (305)
肚热麦解汤 ………… (87)
层塔泥 ………………… (319)
肥疮散 ………………… (177)
身痛透寒汤 ………… (147)
谷穗助孕汤 ………… (380)
龟龙汤 ………………… (110)
辛栀散 ………………… (438)
疔疮走癀汤 ………… (236)
补血解表汤 ………… (57)
冷气饮 ………………… (139)
冷痢煎 ………………… (143)
冷骨风汤 …………… (148)
净癞散 ………………… (177)
补中开胃汤 ………… (411)
补中运水汤 ………… (411)
补中响玲汤 ………… (411)
补火回阳汤 ………… (145)
沙虫脚擦剂 ………… (180)
补肾润肺丸 ………… (326)
补脑扶神汤 ………… (429)
补虚理劳汤 ………… (422)
补脾虚劳汤 ………… (410)
补腰固带汤 ………… (303)
补血润燥亚麻丸 …… (417)
鸡脚散寒止疝汤 …… (308)
灵光散 ………………… (315)

八画

青矾蛋 ………………… (417)
青黄散 ………………… (472)
青矾山消饼 ………… (418)
青菜挖耳止惊散 …… (229)
表热方 ………………… (49)
苦龙收水剂 ………… (314)

茗辛鸽子丸 …………（142）
取虫止痛方 …………（343）
刺芪还原汤 …………（136）
枣树舒筋汤 …………（102）
枣根锈珠止遗汤 ……（392）
松毛臭丹洗肛汤 ……（482）
枞苓丹花降逆汤 ……（378）
枫香白蒿汤 …………（216）
刺苍救兵方 …………（283）
虎耳灯草油 …………（466）
虎耳筋骨治痨汤 ……（331）
顶痛贴 ………………（338）
拦救风汤 ……………（103）
拦路爪龙方 …………（448）
姐妹茜草汤 …………（397）
齿苋地瓜汤 …………（109）
怄气伤神汤 …………（373）
易浮汤 …………………（55）
固胎汤 ………………（404）
固带化湿饮 …………（399）
固带提胞汤 …………（302）
固崩止带汤 …………（397）
固崩阴阳水 …………（395）
咳血方 ………………（350）
罗汉通心散 …………（129）
败火透脓汤 …………（281）
败毒止痢汤 …………（110）
败毒排脓丸 ……………（76）
败毒熄风汤 ……………（66）
刮金消蛊汤 …………（156）
和肚止痛丸 …………（366）
和肚愈疡丸 …………（310）
和肚镇痛汤 …………（340）
和肝理中汤 …………（359）
金尾散 ………………（311）
金果汤 ………………（402）
金巴消肿汤 …………（160）
金挖大风汤 …………（367）
金钱吊狗眼汤 ………（255）
乳痈退火止痛汤 ……（276）
刷翳败毒汤 …………（459）
肺心二花饮 …………（326）
肺胀降气汤 …………（208）
肺草菖蒲饮 …………（464）
肺痨咳血汤 …………（351）
肺疱汤 …………………（74）
肺心草止咳汤 ………（328）
肠得清汤 ……………（111）
肠风下血汤 …………（353）
肠痈解毒汤 ……………（77）
尾笋固带汤 …………（398）
兔耳肺心草汤 ………（326）
鱼疔方 ………………（463）
鱼腥野烟方 …………（287）
鱼辣爪龙散 …………（470）
鱼鳅串狐汤 …………（307）

狗肾五味汤 …………（427）
夜盲复明饮 …………（460）
夜关荆叶汤 …………（369）
河柳大青汤 ……………（55）
油麻风湿汤 ……………（98）
油麻刺芪汤 …………（414）
泥鳅惊汤 ……………（232）
泡桐茵陈汤 …………（106）
泽兰山鞭汤 …………（438）
泽苎救伤糊 …………（443）
泽漆化饮煎 …………（158）
泽漆消水丸 …………（154）
房事着凉汤 ……………（51）
衬敷散 ………………（274）
岩七木香顺气汤 ……（205）
参白消水汤 …………（156）
参陆消臌汤 …………（157）
绊丸散 ………………（287）
驹罗散 ………………（436）

九画

韭菜参护心汤 ………（410）
真月劳汤 ……………（415）
南天蝎僵汤 …………（255）
荆荷汤 ………………（48）
荆杏牛王汤 …………（325）
草毒皮疹方 …………（261）
茴香二浆化浊汤 ……（117）
茧黄散 ………………（478）
茯神鸡黄饮 …………（430）
茶姜阴阳水 …………（232）
荞麦五炭汤 …………（346）
胡椒树油散 …………（207）
胡豆止呃散 …………（210）
枯黛散 ………………（466）
柏香救兵汤 …………（238）
柏脂地龙散 …………（436）
背花叫叫方 …………（285）
背花洗敷方 …………（285）
背蛇止血饮 …………（346）
指冰散 ………………（466）
转节劳酒 ……………（128）
转筋舒络汤 …………（102）
眩晕汤 ………………（431）
贯头地加方 …………（282）
响玲蛋 ………………（169）
响玲通耳汤 …………（464）
哑巴疝汤 ……………（369）
胃痛散 ………………（339）
蚂蚁散 ………………（472）
蚁蛋童便冲剂 ………（437）
除疳消胀散 …………（169）
香枫纠偏泥 …………（215）
香虫陈皮散 …………（203）
牯牛荞头散 …………（471）
胆石赶排汤 …………（291）

胞脱关门汤 ············ (301)
鬼摸脸汤 ··············· (214)
急痧阴阳水 ············ (114)
疥疮散 ················· (176)
姜沥饮 ················· (364)
姜胡散 ················· (142)
姜粱汤 ····················· (43)
首乌天星散 ············ (314)
活血止血饮 ············ (350)
活血收肠饮 ············ (308)
活血败毒汤 ············ (248)
活络心痛饮 ············ (129)
活血通气收肠汤 ······ (309)
活筋消肿串骨方 ······ (442)
洋藿汤 ················· (368)
祛风止痛糊 ············ (338)
祛腐生肌背花散 ······ (284)
祛风活络汤 ············ (215)
追芎酒 ················· (437)
追魂汤 ················· (420)
追魂龙须汤 ············ (372)
退异物汁 ··············· (295)
退火通便汤 ············ (185)
退火瘤瘫方 ············ (274)

十画

珠胆退黄汤 ············ (105)
赶气止痛散 ············ (205)
赶火泻肺汤 ············· (81)
赶血暖宫汤 ············ (135)
赶食消积汤 ············ (166)
赶浊化毒汤 ············ (248)
赶痰醒神汤 ············ (221)
赶寒行气汤 ············ (140)
赶寒健腰汤 ············ (148)
桂芒硝汤 ··············· (292)
核梅二黄散 ············ (480)
核桃皮止咳汤 ········· (328)
破伤搜风煎 ············ (254)
破骨流敷剂 ············ (269)
破瘀消积散 ············ (244)
娣妹攻毒汤 ············ (243)
热吐汁 ················· (364)
热吼汤 ················· (332)
热淋方 ················· (352)
鸭姑劳饮 ··············· (475)
鸭归防本汤 ············ (372)
香樟穿心连汤 ········· (366)
铁板痨汤 ··············· (245)
铁马三月汤 ············ (368)
铁马赶赤汤 ·············· (89)
倒经汤 ················· (377)
倒生根种子汤 ········· (382)
倍茯止泻丸 ············ (390)
脑呆偏颤饮 ············ (220)
胎漏蛋 ················· (403)
健肚壮腰消肿汤 ······ (114)

胸痛扇子汤 …………（338）
脓耳汤 ………………（466）
臭乌开口汤 …………（370）
臭檀化肝顺气汤 ……（199）
饿蚂蟥散 ……………（269）
饿蚂消胀散 …………（169）
饿蚕惊药汁 ……………（72）
饿梅生肌散 …………（313）
挛儿汤 ………………（307）
疱敷方 ………………（281）
宽胸散痹汤 …………（201）
润肠通便丸 …………（189）
消痈泥 ………………（277）
浮梨汤 ………………（301）
消娥散 ………………（478）
消疮搽剂 ……………（316）
消风平疹汤 …………（217）
消食皂角汤 …………（167）
消积化痞饮 …………（242）
益气健脾汤 …………（408）
益气解表汤 ……………（56）
益火壮阳汤 …………（425）
益脑止昏汤 …………（429）
益脑安神汤 …………（428）
养血调经汤 …………（376）
凉肺止血汤 …………（349）
退黄黑豆丸 …………（418）
调宫反背汤 …………（382）
调肚止呕阴阳水 ……（363）
通乳蛋 ………………（481）
通下窍汤 ……………（192）
通畅怀子汤 …………（381）
通络祛痛汁 …………（337）
通窍止痛外吹散 ……（338）

十一画

韭麦蛋花痛经汤 ……（342）
菁银解毒汤 …………（260）
黄水散 ………………（317）
黄竺汤 …………………（50）
黄散七粉 ……………（438）
黄花血关方 …………（451）
黄连消衬汤 …………（275）
黄柏消痔散 …………（354）
黄萱肺痈汤 ……………（75）
黄薄收水散 …………（316）
黄鳝七术汤 …………（410）
萝卜石榴汤 …………（389）
萝卜花熏洗方 ………（458）
菜七地龙平喘汤 ……（334）
梦尿汤 ………………（393）
梦遗固精汤 …………（392）
棕麻安胎汤 …………（403）
梅毒烟熏方 ……………（68）
豉草平喘汤 …………（335）
豉草杠炭汤 ……………（47）
雪丝汤 ………………（112）

棕根消水汤 …………（160）
梅毒奇效方 …………（240）
救驾火炮散血汤 ……（441）
排垢温茎汤 …………（252）
排毒护宫汤 …………（250）
排菊消疮方 …………（280）
接骨三百方 …………（450）
接骨止痛汤 …………（445）
接骨散血方 …………（449）
接骨散瘀方 …………（450）
蛇伤药 ………………（257）
蛇惊散 ………………（231）
蛇丹败毒方 …………（238）
蛇皮天星散 …………（475）
蛇鱼止痛汤 …………（341）
蚯蚓木虫散 …………（193）
野鸡尾散 ……………（320）
野青瓜香方 …………（284）
野油金龙方 …………（287）
野菊地胆汤 …………（478）
野鸡金刀苦竹饮 ……（347）
铜癣散 ………………（179）
铜钱牛角七汤 ………（191）
铜钱癣外擦剂 ………（178）
脚气散 ………………（162）
脚黄乌苋攻积汤 ……（187）
铧口血莲消肿方 ……（277）
银鸡汤 ………………（468）
梨惊方 ………………（287）
梨皮消肿方 …………（449）
脱节手叉方 …………（281）
麻兰糊 ………………（442）
麻皮水 ………………（453）
麻药汁 ………………（452）
麻蒲方 ………………（311）
麻栗木香饮 …………（108）
麻疹葛贯汤 ……………（55）
麻鹿平喘汤 …………（333）
商陆止血蛋 …………（345）
寒痢饼 ………………（143）
寒湿抽风汤 …………（231）
鹿胎膏 ………………（383）
剪刀草方 ……………（281）
清库回阳汤 …………（427）
清热止吼汤 …………（335）
清热止惊汤 …………（228）
清热通胆汤 …………（106）
涎涕汁 ………………（469）
透疹汤 …………………（53）
透疹散热汤 ……………（55）
猫儿腰带气痛汤 ……（339）
猪痫汤 ………………（371）
猪肝草汤 ……………（461）
续榴汤 ………………（382）
续断疗骨方 …………（448）

十二画

斑兰汤 ……………… (332)
斑地散 ……………… (316)
斑娘汤 ……………… (256)
斑桂散 ……………… (235)
斑蒜油 ……………… (234)
斑螯散 ……………… (235)
斑鸡铁骨汤 ………… (271)
斑香脉泻方 ………… (257)
散寒饮 ……………… (142)
散结消肿汤 ………… (277)
散热开咽汤 ………… (65)
散热解表汤 ………… (51)
散寒止咳汤 ………… (325)
散寒发表汤 ………… (42)
散瘀消臌汤 ………… (155)
散热活血调经汤 …… (378)
散瘀化浊通经汤 …… (132)
散瘀活筋挺伤劳汤 … (124)
葫芦消满汤 ………… (158)
落地霉油 …………… (179)
萱草通乳饮 ………… (480)
葱白通淋汤 ………… (195)
棕菌汁 ……………… (471)
棕子猪头汤 ………… (337)
棕板鼻衄散 ………… (469)
椒黄散 ……………… (316)
雄辛野烟酒 ………… (258)
硫磺胡椒散 ………… (144)
紫马斑鹜汤 ………… (257)
紫檀心痛汤 ………… (130)
跌打风湿汤 ………… (99)
跌打健骨方 ………… (447)
跌打散血方 ………… (438)
喉劳汤 ……………… (476)
喉蚁散 ……………… (479)
喉痈救驾汤 ………… (477)
隔山消满汤 ………… (154)
睡得香 ……………… (429)
蛤蟆症汤 …………… (84)
黑眼疔方1 ………… (461)
黑眼疔方2 ………… (461)
锁喉风散 ……… (66, 474)
舒筋活络酒 ………… (443)
粪毒方 ……………… (180)
痛经散 ……………… (133)
痛经三血方 ………… (341)
遂茴散 ……………… (163)
温阳止白方 ………… (118)
温肾化毒汤 ………… (252)
温肺定喘汤 ………… (335)
湿疹外擦剂 ………… (314)
寒咳饮 ……………… (324)
寒疝理气汤 ………… (307)
寒热下利汤 ………… (367)
寒热调解汤 ………… (358)

寒热痞满汤 …………（362）
窝咀油 ……………（311）
疏肝行气散 …………（200）
猴胎散 ……………（165）

十三画

蒜雄方 ……………（284）
蓖麻茅花退弹方 ……（293）
蒿剪糊 ……………（259）
蒿针胆热汤 …………（360）
蒿桐清胆汤 ……………（82）
蓉棕止崩汤 …………（394）
蒲马汁 ……………（319）
蒲蓉方 ……………（277）
蒲鱼加皮汤 …………（276）
榆腊九灵方 …………（438）
榴豆汤 ……………（388）
雷风散 ……………（337）
雷震子汤 …………（389）
碗豆栗穗汤 …………（367）
摆红散 ……………（393）
摆白猪腰花 …………（116）
暖宫助孕汤 …………（382）
暖宫调经汤 …………（380）
蜂尾散 ……………（479）
蜓龙糊 ……………（259）
蜣巴方 ……………（294）
黑竹饮 ……………（256）
矮茶兔耳黄荆汤 ……（326）
腰杆痛饮 …………（125）
腰带疮磨剂 …………（238）
腰带理劳汤 …………（413）
腰痛岗龙汤 …………（126）
愈翳散 ……………（458）
解毒凉血方 …………（295）
解热生津汤 …………（424）
辣蓼洗液 …………（181）
粱车百咳汤 …………（329）
粱泡纠偏汤 …………（138）
鼠尾散 ……………（228）

十四画

酸枣安虫汤 …………（171）
酸酢红籽汤 …………（389）
碧血仙桃酒 …………（442）
慢痢益 ……………（110）
慢痧饮 ……………（104）
慢痢停散 …………（111）
慢惊化痰散 …………（229）
舞鹤止血汤 …………（344）
算盘山红汤 …………（223）
鼻塞汤 ……………（46）
鼻衄汤 ……………（467）
鼻假肉散 …………（469）
瘤瘫通治方 …………（272）
漆疮草水 …………（218）
缩囊酒 ……………（162）

十五画

震天雷扫方 ………… (343)
樟木发语汤 ………… (221)
蝙蝠平喘方 ………… (334)
镇狂汤 ………………… (80)
镇痛散 ……………… (336)
箍流浆 ……………… (273)
鲤鱼风汤 …………… (63)

十六画

霍乱缓筋汤 ………… (101)
霍香三月汤 ………… (102)
霍香姜土汤 ………… (101)
螃蟹泥 ……………… (218)
螃蟹粉 ……………… (437)
螃蟹戏珠方 ………… (461)
螃蟹筋骨方 ………… (450)
壁虎开喉散 ………… (478)
獭肝散 ……………… (324)

十七画

螺冰散 ……………… (305)
蟑烟泥 ……………… (258)

十八画

翳障汤 ……………… (459)
翳障饼 ……………… (460)
癞泥接骨方 ………… (448)

十九画

蟹鳖青麻膏 ………… (451)

二十画

糯米狗崽消肿汤 …… (161)
灌蚕耳散 …………… (465)

二十一画

麝灸粒 ……………… (194)

后　记

《土家医方剂学》为国家中医药管理局2004年度民族医药文献整理项目，由湖南省湘西土家族苗族自治州民族医药研究所承担，彭芳胜同志为课题负责人，主要研究人员有田华咏、滕建卓同志。项目启动后，课题组调研了国内现有的土家族医药书籍、医话、医案及民间，手抄本，还深入到武陵土家民间，走访知名老药匠和民间医生，获得了丰富的“口碑”文献资料。这些“口碑”和“文传”资料的收集整理，为《土家医方剂学》项目研究、著作编写提供了翔实的素材和奠定了基础。

《土家医方剂学》的编写，根据国家中医药管理局民族医药文献整理的要求，为确定编写体例和内容，课题组反复研究，并征求部分专家学者、名老土家医、老药匠的意见，最后形成目前这个编写体例和书稿内容。本书力求在内容上既要保持土家族医学方药文化原生态特色，又想为读者在临床、科研、教学中提供参考，更期盼成为土家族医学师承和教学的参考教材，同时努力体现《土家医方剂学》的科学性、实用性和民族性，不断丰富和完善土家族医药学术体系。

《土家医方剂学》的编写，实行主编负责制。书中绪言、上篇总论中的第一章“土家医方剂学发展概况”由田华咏执笔；目录、索引及文稿编排由滕建卓负责；其余部分均由彭芳胜执笔。李治国、杨新、杨崇仪协助誉抄部分组方和校对部分书稿，最后由彭芳胜、田华咏统纂。

本书在调研和编写过程中，得到国家中医药管理局、中国民族医药学会、湖南省中医管理局、湘西土家族苗族自治州人民政府、湘西自治州卫生局、湘西自治州民族中医院等单位的大力支持；中国民族医药学会会长诸国本教授为本书作序；还得到有关专家学者和名老土家医、老药匠的鼎力相助，他们是汪定万、周大成、潘永华、杨德泉、瞿显友……他们在临床应用经验、方剂方名、方中药物、主治病证等方面以严谨的学风对本书内容进行研究和补正。在文献调研中，田华咏把个人收藏多年的有关土家族方药文化资料等藏本贡献出来，使土家族医药方剂学内容更加丰富。在付梓之际，对土家医方剂学形成和发展作出极大贡献的土家医先辈们表示深切的怀念；对关心和支持《土家医方剂学》课题研究和著作出版的有关领导、专家、学者、名老土家医、老药匠，谨致深切感谢。

编　者

2006年8月